고객만족을 위한

병원코디네이터 실무

HOSPITAL COORDINATOR

| 저자 최영진 |

DAIHAK PUBLISHING COMPANY

PREFACE 머리말

병원은 점점 고객중심, 서비스중심으로 변화하고 있다. 주도권이 고객에게 넘어가고, 병원은 고객 유치를 위해 의료의 질을 향상할 뿐만 아니라 서비스 경쟁력도 갖춰야 하는 시대가 되었다.

고객은 항생제 덜 쓰는 병원, 과잉진료 안하는 병원, 그리고 이용하는 데 편리한 병원을 찾고 있다. 코로나19 팬데믹으로 급격하게 증가된 원격진료 사례를 보면, 환자는 편하게 집에서 치료 받기 원하며, 가벼운 증상은 의료의 질보다 편의성을 추구한다는 가설은 검증되었다.
세심하게 케어 받고 싶고, 치료보다는 건강관리를 하고 싶은 고객의 니즈(needs)는 병원치료의 페러다임도 변화시켰다.
아픈 환자를 치료하기 보다는 미리 질병을 예방해서 병에 걸리지 않고, 건강수명을 연장하는 방향으로 진료의 방향도 전환되고 있다. 질병에 걸리지 않도록 예방하고, 만약 질병에 걸리더라도 악화되지 않도록 관리를 원하는 환자의 수요는 노령인구 증가와 함께 증가될 것이다.

오늘 날 고객은 의술에 감동하지 않는다. 고객은 가치에 감동하고 소비한다.
2000년대 들어오면서 병원에서도 고객중심이라는 말은 대중적으로 사용하게 되었다. 하지만 고객중심이라는 개념은 수익에 빠르게 직결되는 것은 아니기 때문에 그 정착이 다소 더디게 진행되고 있다.
하지만 이제는 시간이 그렇게 여유롭지 않다. 의료기관인증 평가를 위한 수동적인 자세가 아닌, 경쟁우위를 위해 필수적으로 변화해야 하는 시기이다. 고객중심 의료서비스를 위해서는 의료제공자 입장에 있는 모두가 적극적으로 변화하여 진실되고 실체적인 서비스를 제공할 수 있어야 한다.

디지털 기술과 4차 산업혁명 시대의 격량 속에서 의료서비스 환경도 빨리 진화하고 있다. 개인은 자신이 가진 역량과 전문성을 창의적으로 활용하고, 조직은 각 분야의 전문지식을 균형 있게 접목하고, 협업하는 것이 필요하다. 그 어느 때보다 능동적이고 적극적인 자세가 요구된다.

사회적 변화와 요구에 의료서비스 대응에 대한 고민을 하는 이들에게 조금이라도 도움이 되었으면 하는 마음을 담아 이 책을 계획하고, 원고를 썼다. 우리 모두 조급해하지 않고 천천히 길게 호흡하면서 과정이 모두 편안했으면 하는 마음으로 함께 걸어갔으면 한다.

끝으로 출판을 맡아주신 대학서림 윤진영 회장님, 관계자 모든분께 감사의 마음을 전한다.

2022년 6월 최영진

CONTENTS 목차

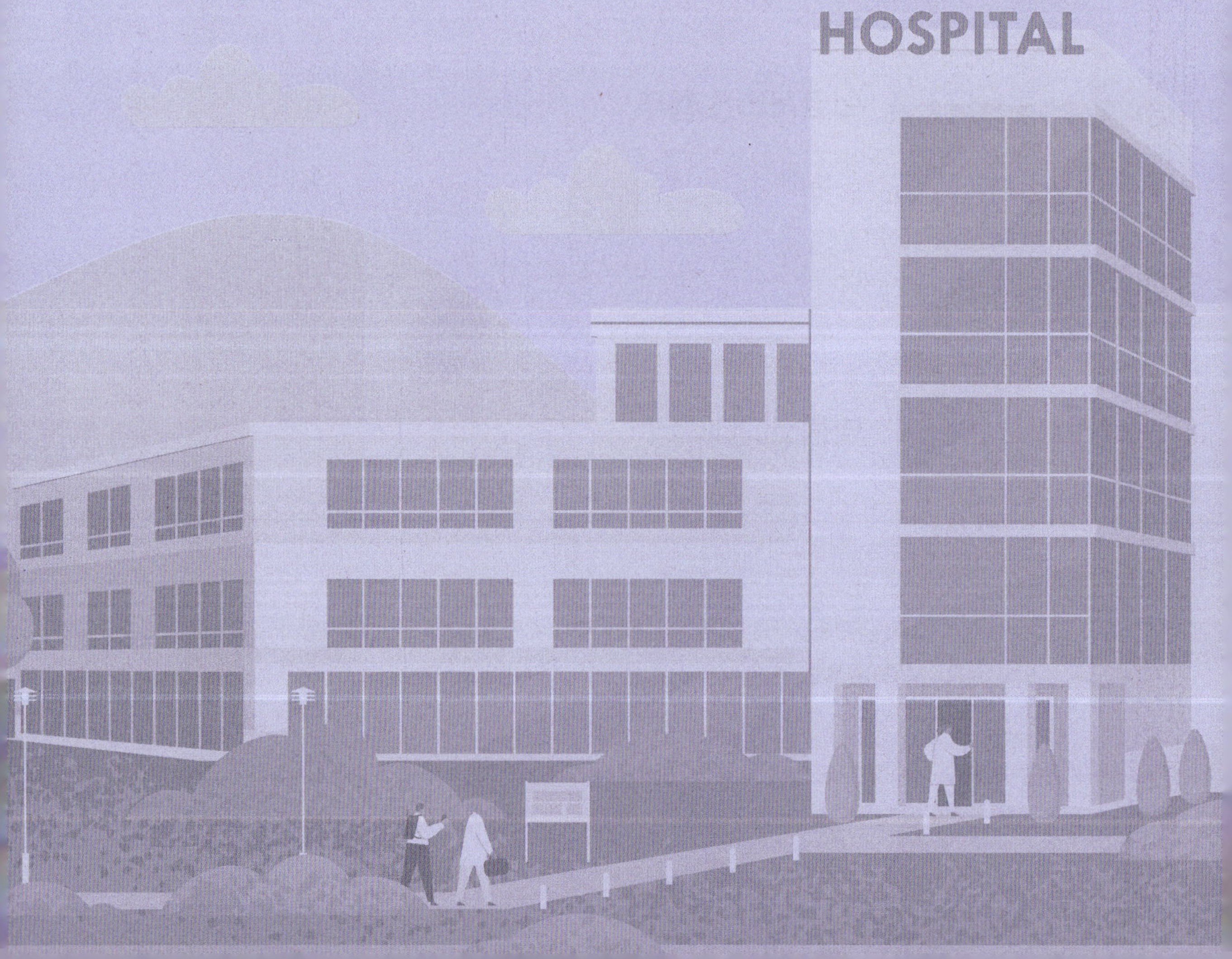
HOSPITAL

PART Ⅰ
의료기관의 이해

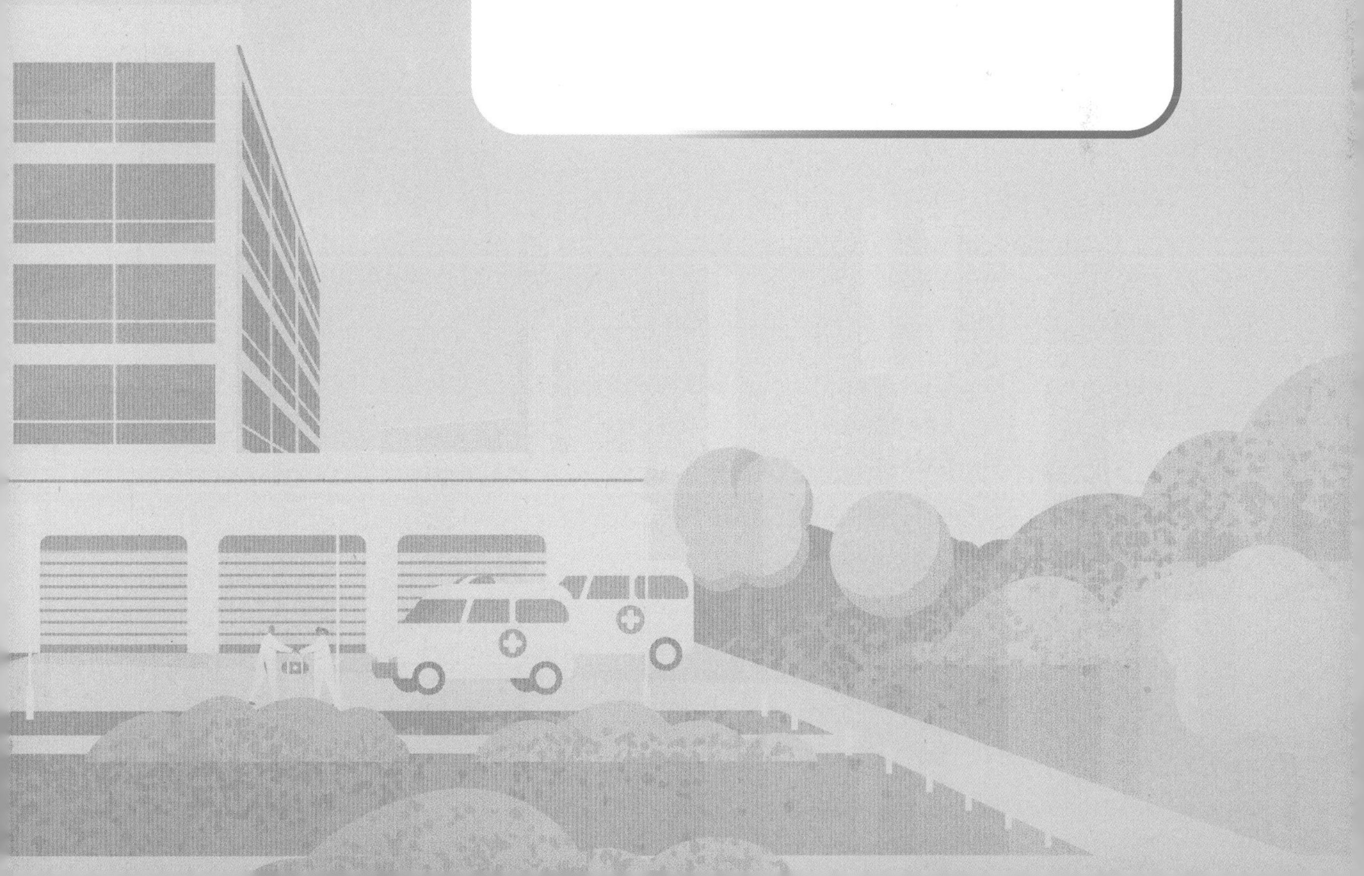

1장 병원의 개념

병원(hospital)은 질병이 걸리거나 외상을 입은 사람들을 치료해 주는 시설이다. 명칭의 차이는 있으나 오랜 인류 역사 속에서 계속 이어져온 시설로 여행자에게 음식과 잠자리를 제공해주는 호텔(hotel)과 그 어원이 같다. 순례자 · 참배자를 위한 숙소라는 의미의 라틴어 호스피탈레(Hospitale)가 그 어원으로 여행자와 환자는 환대해야 하는 대상, 즉 환대라는 공통된 의미를 담고 있다.

호스피탈레(Hospitale)가 시간이 지나면서 여행자를 위한 숙소와 환자를 위한 간호시설로 나누어졌으며, 여행자 숙소는 호스텔(Hostel)을 거쳐 호텔(Hotel)로, 간호시설은 병원(Hospital)으로 사용되게 되었다.

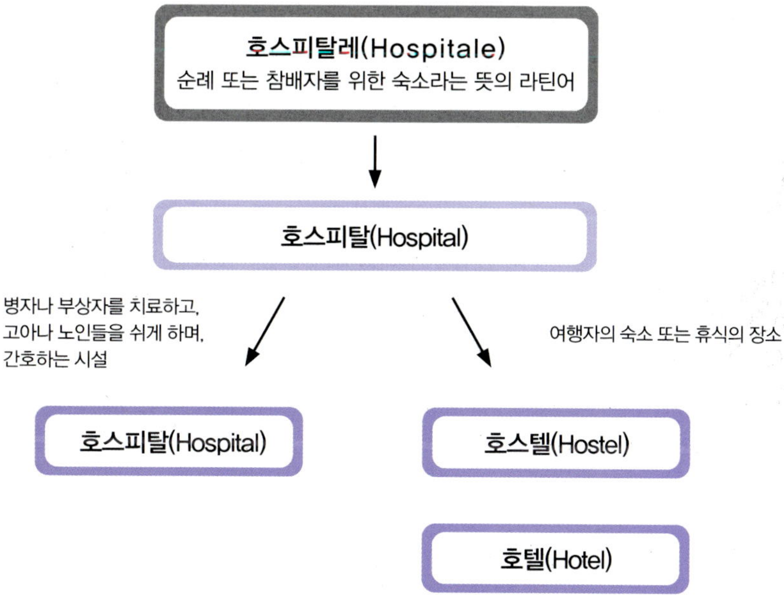

그림 1-1 Hospital의 유래

1 정의

병원의 정의는 국가나 시대, 기관에 따라 차이가 있다.

1) 세계보건기구(WHO) 정의

최소 1명 이상의 의사가 지속적으로 근무하면서 입원환자를 위한 시설을 구비하고 진료와 간호를 하는 곳이라고 정의하였다.

과거에는 병원은 사회적인 기능과 의료적인 기능을 통합한 역학을 수행하는 기관으로서, 지역사회 주민에게 치료와 예방을 포함한 총괄적인 의료를 서비스하고 외래 진료 활동에 있어서는 가족과 건강증진 뿐만 아니라 가정의 환경 개선까지도 담당하고, 아울러 의료 종사자들의 훈련과 생물학적 · 사회학적 연구에 있어서 중심적인 역할을 수행하는 기관으로 사회적 기능을 포함하여 정의하였다.

2) 미국병원협회(American Hospital Association ' s, AHA) 정의

조직화된 의료 및 전문요원, 병상을 포함한 연구시설, 의료서비스, 그리고 지속적인 간호서비스를 통하여 환자의 진단과 치료를 하는 시설이라고 정의하였다.

미국병원협회(American Hospital Association's, AHA) 병원의 정의는 의료의 기능을 위주로 한 개념이라고 할 수 있고, 구체적인 내용은 다음과 같다.

① 24시간 이상 입원하는 환자용병상(최소한 6병상)

② 환자진료와 안전을 보장하는 시설과 의료기기

③ 의사(doctors of medicine), 치과의사(doctors of dentistry)와 조직화된 의료진(organised medical staff)

④ 의무기록(evidence of regula care: records of clinical work)

⑤ 항시 가능한 간호서비스와 간호사(registered nurse)

⑥ 최소한의 수술, 분만시설(minimal surgical or obstetrical facilities)

⑦ 항시 이용 가능한 방사선진단서비스(diagnostic X-ray services)와 임상검사서비스(clinical laboratory services)

3) 우리나라 정의[의료법 제3조 제1항]

의료법에서 의료기관은 의료인이 공중(公衆)또는 특정 다수인(多數人)을 위하여 의료 · 조산의 업(業)을 하는 곳으로 정의하고 있으며, 의원급 의료기관, 조산원, 병원급 의료기관으로 구분하고 있다.

제3조(의료기관)

① 이 법에서 "의료기관"이란 의료인이 공중(公衆) 또는 특정 다수인을 위하여 의료 · 조산의 업(이하 "의료업"이라 한다)을 하는 곳을 말한다.

② 의료기관은 다음 각 호와 같이 구분한다.

1. 의원급 의료기관: 의사, 치과의사 또는 한의사가 주로 외래환자를 대상으로 각각 그 의료행위를 하는 의료기관으로서 그 종류는 다음 각 목과 같다.
   가. 의원 나. 치과의원 다. 한의원
2. 조산원: 조산사가 조산과 임산부 및 신생아를 대상으로 보건활동과 교육 · 상담을 하는 의료기관을 말한다.
3. 병원급 의료기관: 의사, 치과의사 또는 한의사가 주로 입원환자를 대상으로 의료행위를 하는 의료기관으로서 그 종류는 다음 각 목과 같다.
   가. 병원 나. 치과병원 다. 한방병원
   라. 요양병원 마. 정신병원 바. 종합병원

우리나라 의료법에서는 의료기관을 의료인이 공중 또는 특정 다수인을 위하여 의료 · 조산의 업(의료업)을 행하는 곳이라고 정의하였다. 그리고 의료기관을 종합병원, 병원 · 치과병원 · 한방병원, 요양병원, 의원 · 치과의원 · 한의원, 조산원으로 분류하고 있다.

2 기능

과거에는 병원이 질병과 재해로 인한 구급의료(emergency medical)를 주로 담당하였으나 오늘날은 사회적 변화와 국가적 요구로 환자치료 이외의 교육, 연구, 보건의료 시스템 지원, 고용 등 사회적 역할이 확대되어 포괄의료(comprehensive medical)를 지향하고 있다.

1) 의료적 기능

의사나 간호사 등 의료인에 의해서 이루어지는 진료행위를 말한다. 병원의 필수적 기능인 외래 및 입원진료, 응급의료, 수요가 증가되고 있는 재활의료 등이 있다.

2) 기업적 기능

병원은 노동집약적인 조직으로 고용자로서 큰 역할을 담당하고 있다. 보건의료는 공공영역 취업에서 중요한 요소를 차지하며, 병원은 이윤 극대화를 위해 기업으로서의 기능을 수행한다.

3) 지역적 기능(교육, 연구)

의료인 교육과 의학연구의 핵심적 역할 수행을 통해 병원은 의학발전에 공헌해야 한다. 병원은 교육과 연구에 필요한 시설을 갖추고, 자원을 공급하는 공간이면서 의료시스템을 지원하는 지역에서의 기능을 수행한다.

4) 사회적 기능

보건의료는 국가의 정책, 특징이 반영되는 정치적 이념 척도이다. 보험제도, 의료정책, 의료시스템은 국가발전지표로 활용되며, 사회복지와 국민의 자부심이 되기도 한다.

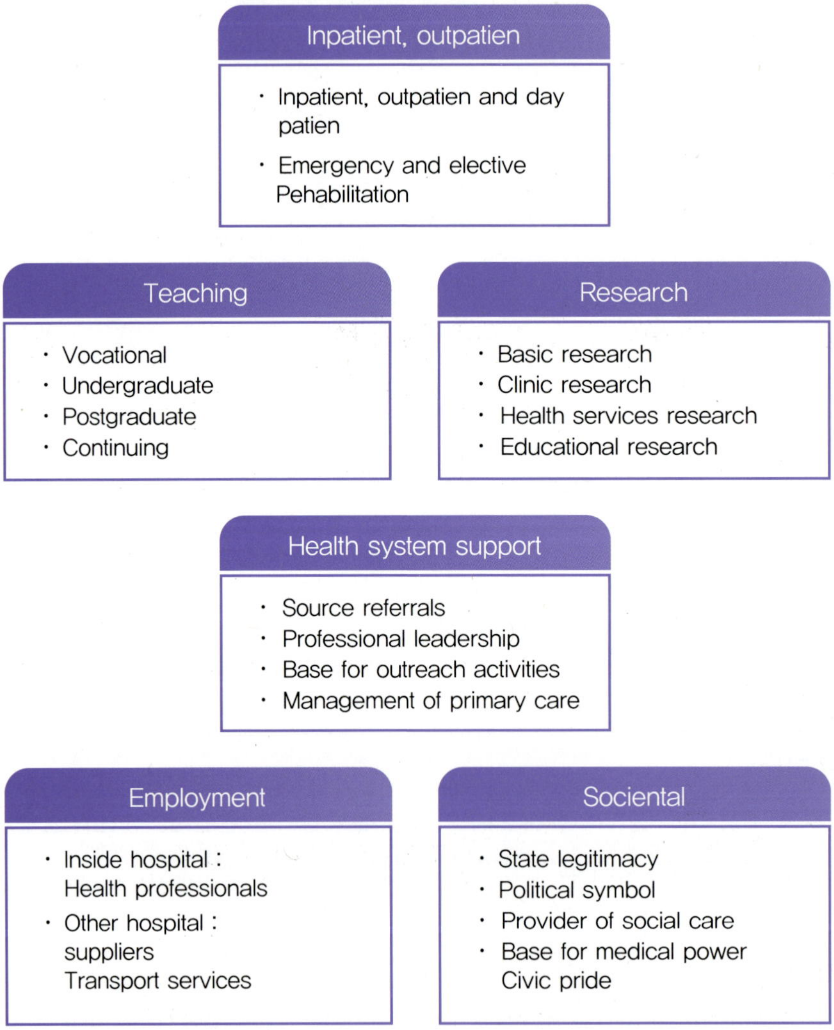

그림 1-2 Functions of an acute care hospital

3 시설 및 진료과

1) 진료과

의료법에서 인정하는 전문의 진료과목은 내과, 신경과, 정신건강의학과, 외과, 정형외과, 신경외과, 흉부외과, 성형외과, 마취통증의학과, 산부인과, 소아청소년과, 안과, 이비인후과, 피부과, 비뇨의학과, 영상의학과, 방사선종양학과, 병리과, 진단검사의학과, 결핵과, 재활의학과, 예방의학과, 가정의학과, 응급의학과, 핵의학과, 직업환경의학과 총 26가지이다.

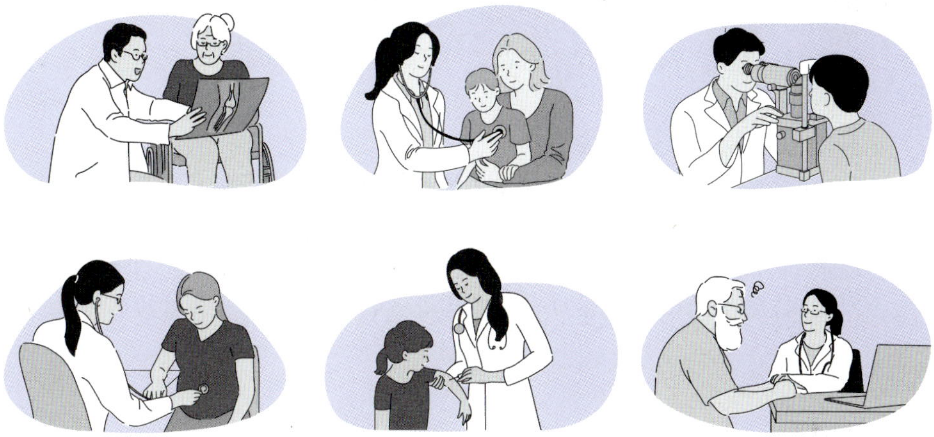

이 중 내과와 외과, 그리고 소아과는 그 안에서 다시 세부 전공을 나누기도 한다. 하지만 이 분류는 공식적인 분류는 아니기 때문에 병원마다 차이가 있을 수 있다.

• 내과 Internal Medicine, IM

몸속에 있는 장기에 이상으로 발생하는 질환을 다루는 진료과로 15세 이상인 사람의 질병을 진단하고 수술적 요법을 사용하지 않고 약물치료를 하는 부문의 과를 통틀어 내과라고 한다.

내과라는 진료과목 내에서 공식적으로 나누어져있지는 않지만, 영역이 넓다보니 장기나 질병으로 세분화해서 분야를 나누어 진료를 보기도 한다.

· **순환기내과(심장내과) Cardiology, C**
심장 진료를 보는 과로 심근경색, 협심증, 심부전, 부정맥, 심장의 순환, 이상증상을 다루는 진료과이다.

- **호흡기내과 Chest Medicine/Pulmonolgy, CM/PM**
  기관지, 폐, 폐를 두르고 있는 흉막에 대한 진료를 보는 진료과이다.
- **소화기내과 Gastrointestinal, GI**
  위암, 위염, 대장암 등 소화기계 진료와 간염, 간경화, 간암, 췌장염, 담관암, 담석 등의 질환을 다루는 진료과이다.
- **내분비내과 Endocrinology, ED**
  내분비 기관의 이상으로 발생하는 각종 호르몬 이상을 다루는 진료과로 당뇨병, 갑상선, 뇌하수체, 부신 질환, 그리고 비만 및 각종 대사계 이상 질환을 다루는 진료과이다.
- **류마티스내과 Rheumatology, RH**
  자가면역 질환의 기전과 인체에 발생하는 질환에 초점을 맞추어 질병의 원인을 탐구하고, 진단과 치료를 하는 진료과이다.
- **알레르기내과 Allergy, A**
  알레르기 반응을 포함한 면역반응의 기전을 기반하여 알레르기 및 면역 질환을 다루는 진료과이다.
- **신장내과 Nephrology, NH**
  신우신염, 신장염, 급성신부전, 만성신부전 등 신장에 관한 질환을 다루는 진료과이다.
- **감염내과 Infectious Diseases, Infectology IF**
  세균, 바이러스, 곰팡이, 리케치아, 기생충 등 다양한 미생물에 의한 감염질환의 진단, 치료, 예방을 담당하며, 병원 내 감염 예방과 관리를 담당하는 진료과이다.

• 신경과 Neurology, NR

중추신경계와 말초신경계에 발생하는 질환에 대해 비수술적인 내과적 접근을 하는 진료과다. 예전에는 정신과와 합해서 신경정신과라고 했으나 현재 신경과와 정신건강의학과로 분리되었다.

• 정신건강의학과 Neuro Psychiatry, NP

정신질환을 비롯한 다양한 정신(혹은 행동)의 문제들과 건강 및 병적 상태에서의 개인의 행동을 연구하고 치료하는 진료과이다.

• 외과 General Surgery, GS

일반외과에서 외과로 개칭되었으며, 외상, 염증, 종양 등에 대해 주로 수술적 접근을 하는 진료과이다. 신경외과, 흉부외과, 산부인과, 정형외과, 성형외과 등의 독립한 분야를 제외한 소화기, 내분비, 혈관, 이식, 외상 등의 분야를 외과에서 다룬다.

• 정형외과 Orthopedic Ssurgery, OS

뼈 및 관절의 염증, 영양장애로 인한 변화나 신경장애로 인한 변화 외에도 선천성 기형이나 변형에 대해 형태의 교정이나 기능회복 등을 목적으로 수술적 또는 비수술적 치료를 하는 진료과이다.

• 성형외과 Plastic Surgery, PS

몸에 나타난 선천적, 후천적 기형이나 변형을 원래의 모양대로 고치는 plastic은 모양形을 만든다成는 뜻이고 surgery는 수술입니다. 단순히 미용상의 성형만을 뜻하는 것이 아니라 신체 전반의 구조적인 변형이나 기형을 수정하는 진료과이다.

• 신경외과 Neuro Surgery, NS

뇌, 척수, 뇌신경과 척수신경, 말초신경 등 신경계에 발생하는 질환에 대해 수술적인 접근을 하는 진료과이다.

• 흉부외과 Chest Surgery, Thoracic & Cardiovascular Surgery, CS

가슴 부위에 있는 심장, 폐, 대동맥, 식도, 기관지, 흉선, 종격, 횡격막 등 생명 유지에 기본이 되는 중요 장기의 질환과 흉벽, 종격등, 횡경막, 늑막 등에서 발생한 질환을 진단하고, 주로 수술적 방법으로 치료하는 진료과이다.

• 산부인과 Obsterics & Gynecology, OB & GY

산과와 부인과를 보는 과로 여성의 생식 기능과 연관된 성상 생리 및 질병을 다루는 진료과이다.

• 비뇨의학과 Urology, UR

비뇨기과에서 비뇨의학과로 개정되었으며, 요로계(신장, 요관, 방광, 요도), 남성 생식기관, 성선(전립선, 정낭, 구요도선), 부신에 생기는 질환을 다룬다.

• 안과 Ophthalmology, OPH(OT, EYE)

눈과 눈꺼풀, 눈물기관, 안와, 결막, 각막, 공막, 수정체 등 시신경 및 시각 경로의 질병과 관련한 질환을 다룬다.

• 소아청소년과 PeDiatrics, PD(PED)

임신중인 태아부터 청소년을 대상으로 관련한 질환을 다룬다.

• 피부과 Dermatology, DER(DR)

피부 및 피부 부속기, 외부로 노출된 점막의 질병을 다룬다.

• 이비인후과 Ear & Nose & Throat /Otorhinolaryngology, ENT/ORL

귀(Ear), 코(Nose), 그리고 인후(Throat)에 생기는 질환을 다룬다.

• 마취통증의학과 Anesthesiology, AN

수술을 하는 동안 환자의 의식, 감각, 운동, 반사를 차단하고, 환자에게 일어나는 생리적 변화를 관찰하는 업무를 하며, 환자의 급성, 만성 통증을 관리하는 진료과이다.

• 재활의학과 Rehabilitatioin Medicine, RM

질병이나 사고로 장애가 생긴 사람이 최대한 자신의 능력을 발달시켜 가능한 자립적인 생활을 할 수 있도록 재활치료를 담당하는 진료과이다.

• 가정의학과 Familiy Medicine, FM

연령, 성별, 질병의 종류와 상관없이 가족을 대상으로 포괄적이고 지속적인 건강관리를 제공하는 진료과이다.

• 응급의학과 Emergency Medicine, EM

응급환자의 처치와 분류, 대량 재해 등을 관장하는 진료과이다.

• 핵의학과 Nuclear Medicine, NM

방사성 동위원소를 이용하여 질병을 진단하고 치료하는 진료과로, 에너지 준위가 낮고 반감기(원래의 수의 반으로 줄어드는 데 걸리는 시간)가 짧은 방사성동위원소를 사용하여 검사 및 치료를 하는 진료과이다.

방사선의학에는 영상의학과(진단방사선과), 핵의학과, 방사선종양학과(치료방사선과)가 있다.

• 영상의학과 Radiology, RAD

방사선과 또는 진단방사선과에서 영상의학과로 개칭되었다. 엑스레이(X-ray), 초음파, 전산화단층촬영(CT), 자기공명영상(MRI) 등을 활용하여 질병을 진단하고 치료하는 진료과이다.

• 방사선종양학과 Radiation Oncology, RO

치료방사선과에서 방사선종양학과로 개칭되었다. 방사선 발생장치를 이용하여 높은 에너지를 가진 방사선을 발생시켜 병소에 집중해서 방사선을 쐬어주어 암 등의 병을 치료하는 진료과이다.

• 병리과 Pathology, PA, PATH

해부병리학과에서 병리과로 개칭되었다. 진단을 위해 조직검사와 세포검사를 주로 하는 진료과이다.

• 진단검사의학과 Laboratory medicine, LM (CP)

임상병리과에서 진단검사의학과로 개칭되었다. 인체에서 나오는 각종 검체에 대한 검사를 시행하여 진단하는 진료과이다.

• 결핵과 Tuberculosis, TB

결핵에 관한 진료를 담당하는 과로 결핵환자가 감소함에 따라 지금은 결핵만을 전공하는 사람은 거의 없으며, 호흡기 내과 전문의가 결핵을 담당하기도 하는 추세이다.

• 예방의학과 Preventive medicine, PM

질병의 발생 원인을 규명하고 질병예방과 건강 증진을 목적으로 하는 진료과이다.

• 직업환경의학과 Occupational & Environmental medicine, OEM

산업의학과에서 직업환경의학과로 개칭되었다. 근로자의 직업 및 환경과 관련한 질환을 다루는 진료과이다.

2) 진료부서

- 상담실 Central Supply Service, CSS
- 외래진료실 Outpatient Department, OPD
- 일반병동 General Ward, GW/WD
- 수술실 Operating Room, OR
- 회복실 Post Anesthesia Care Unit, PACU / Recovery Room, RR
- 신생아실 Nursery Room, NR
- 응급실 Emergency Room, ER
- 분만실 Delivery Room, DR
- 중환자실 Intensive Care Unit, ICU

- 내과 중환자실 Medical Intensive Care Unit, MICU
- 심장(심혈관)내과 중환자실 Coronary Care Unit, CCU
- 외과 중환자실 Surgical intensive Care Unit , SICU
- 흉부외과 중환자실 Chest Surgery Intensive Care Unit, CSICU
- 외상 중환자실 Trauma Intensive Care Unit, TICU
- 신경외과 중환자실 Neurosurgical Intensive Care Unit, NSICU
- 신생아 중환자실 Neonatal Intensive Care Unit, NICU
- 소아 중환자실 Pediatric Intensive Care Unit, PICU
- 응급센터 중환자실 Emergency Intensive Care Unit, EICU

- 치료실 Treatment Room, TR
- 인공신장실 Artificial Kidney Unit, AKU
- 중앙공급실 Central Supply Room, CSR
- 물리치료실 Physical Therapy Room, PT
- 검사실 Laboratory, Lab

PART Ⅰ
의료기관의 이해

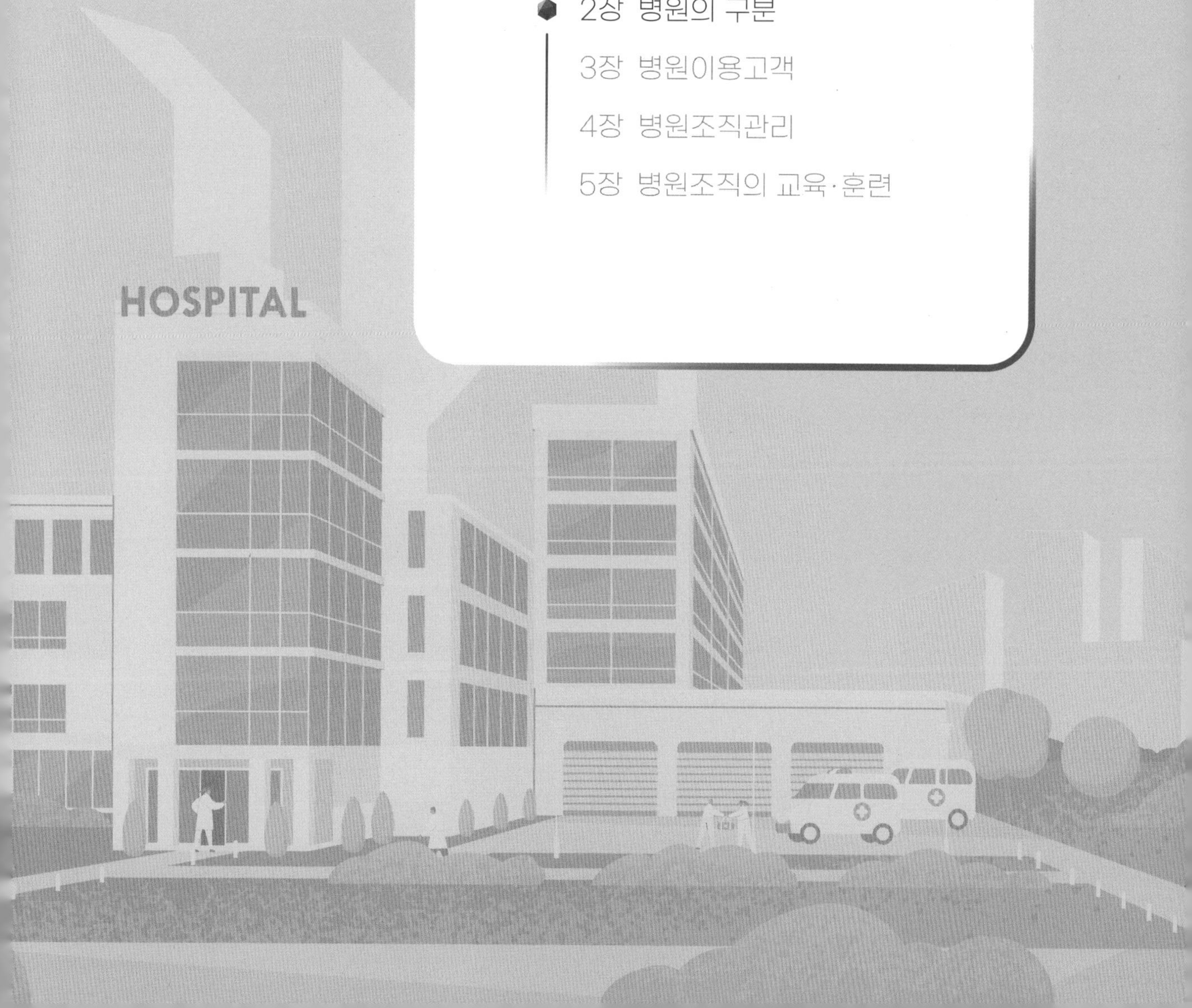

2장 병원의 구분

의료기관은 다양한 기준으로 분류할 수 있다. 본 교재에서는 의료법, 의료전달체계(시스템), 개설주체, 병원 운영방식, 자원 활용 방식, 수련 교육 여부에 따라 분류하여 그 내용을 정리하였다.

1 의료법에 따른 구분

우리나라 의료법에서는 의원급 의료기관, 조산원, 병원급 의료기관으로 구분하고 있다.

1) 의원급 의료기관

의사, 치과의사 또는 한의사가 30개 미만의 병상을 갖추고, 주로 외래환자를 대상으로 각각 그 의료행위를 하는 의료기관이다. 일반적으로 건강에 이상증상이 있을 때 가장 먼저 접근하며, 명칭을 ㅇㅇ의원으로 표기하기도 하고, ㅇㅇ내과, ㅇㅇ신경외과 등과 같이 전문 진료과목명으로 표기하기도 한다.
종류로는 의원, 치과의원, 한의원이 있다.

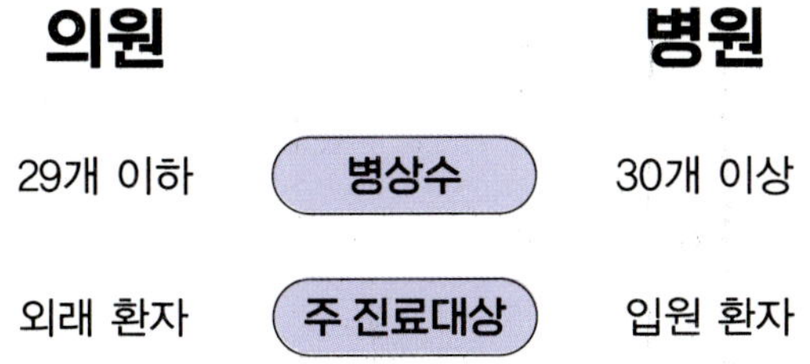

그림 2-1 의원, 병원의 차이

2) 병원급 의료기관

의원에서 진료를 받고 증상이 호전되지 않거나 보다 정밀한 검사가 필요한 경우, 수술, 입원치료 등을 주로 하는 의료기관이다. 병원은 30개 이상, 종합병원은 100개 이상의 병상을 갖추고, 법으로 정해진 진료과목 요건을 충족해야 한다. 단, 치과 병원은 병상 제한이 없다.
병원, 치과병원, 한방병원, 요양병원, 정신병원, 그리고 종합병원이 해당된다.

(1) 요양병원

장기요양을 필요로 하는 입원환자에게 의료 서비스 제공을 목적으로 개설된 30인 이상의 수용시설, 의료기관을 말한다. 의사 및 간호사의 법정 배치기준 완화와 사회복지사나 물리치료사를 추가 배치토록 한 것이 일반병원과 차이점이다.

(2) 전문병원

병원급 의료기관 중에서 특정 진료과목이나 특정 질환 등에 대하여 난이도가 높은 의료행위를 하는 병원으로, 보건복지부 장관이 지정한다. 전문병원제도는 역량 있는 중소병원을 육성하고 양질의 의료서비스를 제공하여 대형병원으로의 환자쏠림을 완화시키기 위한 목적으로 도입되었으며, 시범사업을 거쳐 2011년부터 시작되었다.

전문병원으로 지정되면 3년간 보건복지부 지정 전문병원 명칭을 사용할 수 있고, 전문병원, 전문을 사용하여 광고를 할 수 있다.

표 2-1. 지정현황(제3기, 제2기)

구분		기관 수		구분		기관 수	
		3기	4기			3기	4기
질환	관절	18	20	진료과목	산부인과	12	10
	뇌혈관	3	4		소아청소년과	–	2
	대장항문	4	5		신경과	1	–
	수지접합	4	4		안과	9	10
	심장	1	1		외과	2	2
	알코올	9	9		이비인후과	2	2
	유방	1	1		재활의학과	10	폐지
	척추	16	16		한방부인과	1	–
	화상	5	5				
	주산기(모자)	1	1				
	한방중풍	–	1				
	한방척추	8	8				
	계	107	101				

환자구성비율, 의료질 평가 등 7개 지정기준에 대해 평가를 하여 제4기(2021년~2023년) 전문병원 101개가 선정되었다.

• 지정기준

환자구성비율, 진료량, 병상수, 필수진료과목, 의료인력, 의료질 평가, 의료기관 인증

(3) 종합병원

종합병원은 100병상 이상을 갖추어야 하며, 300병상을 기준으로 진료과목에 대한 법적기준이 달라진다.

• 100병상 이상 300병상 이하인 경우(A)

내과 · 외과 · 소아청소년과 · 산부인과 중 3개 진료과목, 영상의학과, 마취통증의학과와 진단검사의학과 또는 병리과를 포함한 7개 이상의 진료과목을 갖추고, 각 진료과목마다 전속하는 전문의가 있어야 한다.

• 300병상을 초과하는 경우(B)

내과, 외과, 소아청소년과, 산부인과, 영상의학과, 마취통증의학과, 진단검사의학과 또는 병리과, 정신건강의학과 및 치과를 포함한 9개 이상의 진료과목을 갖추고 각 진료과목마다 전속하는 전문의가 있어야 한다.

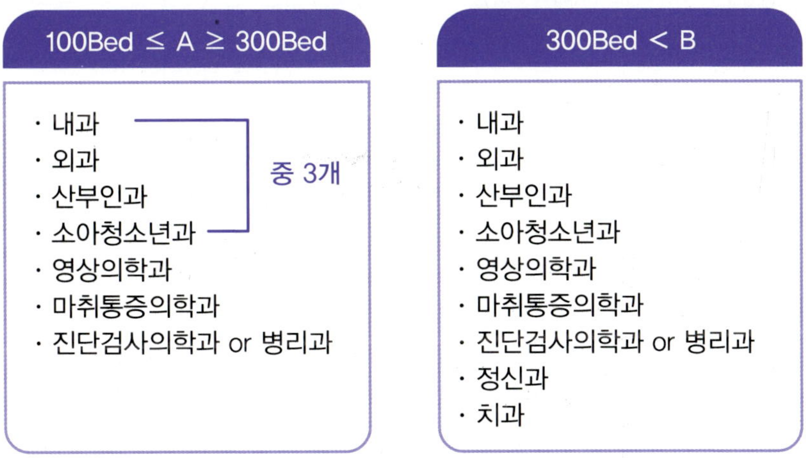

그림 2-2 종합병원 진료과목 구분(300병상 기준)

(4) 상급종합병원

중증질환에 대하여 난이도가 높은 의료행위를 전문적으로 행하는 종합병원으로, 보건복지부 장관이 지정한다. 상급종합병원은 전문과목별 진료능력과 교육연구 기능을 갖춘 일정규모 이상의 대형의료기관으로서, 보건복지부 평가과정을 거쳐 3년마다 지정 · 운영할 수 있다. 2021년부터 제4기 상급종합병원(2021~2023), 45곳이 지정되었다.

• 지정기준

상급종합병원은 필수진료과목을 포함한 20개 이상의 진료과목을 갖추고 진료과목마다 전속 전문의 1명 이상이 있어야 한다.
레지던트 수련병원으로 지정되어 있어야하며, 연평균 1일 입원환자 10명당 1명 이상의 의사, 연평균 1일 입원환자 2.3명당 1명 이상의 간호사 비율을 준수해야 한다. 특수의료장비 (CT, MRI, Mammagraphy)는 품질검사에서 '적합'을 받아야 한다. 또 희귀성질병, 합병증 가능성이 높은 질병, 치사율이 높은 질병, 진단난이도가 높은 질병, 진단을 위한 연구가 필요한 질병을 묶은 전문진료질병군 환자가 전체 입원환자의 30% 이상이어야 하는 점 등 환자구성에 대한 평가 기준도 있다.

표 2-2. **제4기 상급종합병원 지정현황**

진료권역	지정기관명
서울권(14)	강북삼성병원, 건국대학교병원, 경희대학교병원, 고려대학교의과대학부속구로병원, 삼성서울병원, 서울대학교병원, 연세대학교의과대학강남세브란스병원, 이화여자대학교의과대학부속목동병원, 재단법인아산사회복지재단서울아산병원, 중앙대학교병원, 학교법인고려중앙학원고려대학교의과대학부속병원(안암병원), 학교법인가톨릭학원가톨릭대학교서울성모병원, 학교법인연세대학교의과대학세브란스병원, 한양대학교병원
경기서북부권(4)	가톨릭대학교인천성모병원, 순천향대학교부속부천병원, 의료법인길의료재단길병원, 인하대학교의과대학부속병원
경기남부권(4)	고려대학교의과대학부속안산병원, 분당서울대학교병원, 아주대학교병원, 한림대학교성심병원
강원권(2)	강릉아산병원, 연세대학교원주세브란스기독병원
충북권(1)	충북대학교병원
충남권(3)	단국대학교의과대학부속병원, 순천향대학교부속천안병원, 충남대학교병원
전북권(2)	원광대학교병원, 전북대학교병원
전남권(3)	전남대학교병원, 조선대학교병원, 화순전남대학교병원
경북권(5)	경북대학교병원, 계명대학교동산병원, 대구가톨릭대학교병원, 영남대학교병원, 칠곡경북대학교병원
경남권(7)	동아대학교병원, 부산대학교병원, 양산부산대학교병원, 인제대학교부산백병원, 학교법인울산공업학원울산대학교병원, 경상대학교병원, 학교법인성균관대학삼성창원병원
전국	총 45기관 * 제3기 비교, 3개 기관 증가(밑줄)

2024년부터 시작될 5기 상급종합병원 지정 평가에서는 암 등 중증질환과 희귀질환 등 고난도 질환 진료 여부, 외래환자 수와 입원재원일 수 관리, 1~2차 기관 환자 회송 등 협력체계 운영 및 구축 등의 평가 비중이 높아질 것으로 예상되며, 특히 코로나19로 인한 권역별 전담센터 참여 실적 등의 반영도 검토되고 있다.

3) 조산원

조산사가 조산과 임부 · 해산부 · 산욕부 및 신생아에 대한 보건과 양호지도를 하는 곳으로서, 조산에 지장이 없는 시설을 갖춘 의료기관을 말한다.

표 2-4. 조산원 현황(2022년 2월 기준)

지역	서울	부산	대구	인천	광주	대전	울산	세종	경기	강원	충북	충남	전북	전남	경북	경남	제주	계
기관 수	3	1	0	1	0	1	0	0	6	0	1	0	0	0	1	1	1	16

2 의료전달체계(시스템)에 따른 구분

의료전달체계는 1, 2단계로 의료기관을 구분하여 2단계 요양급여를 위해서는 1단계를 거치게 하는 시스템이다. 이는 제한된 의료자원을 효율적으로 활용하여 지역과 의료기관간의 균형적인 발전을 유도할 목적으로 도입되었다.

1) 절차

2단계에서 건강보험 급여 적용을 위해서는 1단계 기관에서 발급한 진료의뢰서가 필요하다.

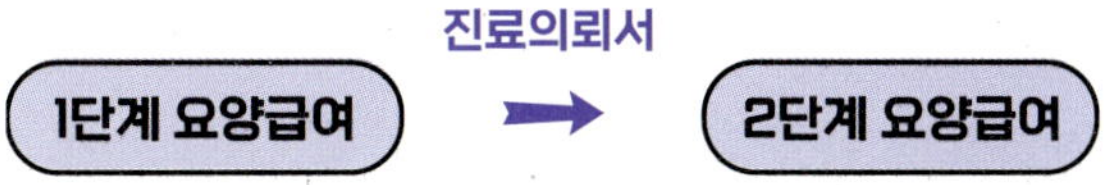

진료의뢰서가 없을 경우에는 상급병원에서의 요양 급여가 필요하다는 의사소견이 기재된 (건강진단, 건강검진) 결과서를 제출해야 한다. 절차에 따르지 않고 2단계 요양급여를 이용한 경우, 건강보험 급여적용을 받지 못한다.(본인부담률이 요양급여비용의 100분의 100)

다만, 다음 경우는 예외 사항으로 1단계를 거치지 않고 2단계 요양급여를 받을 수 있다.

1.「응급의료에 관한 법률」 제2조제1호에 해당하는 응급환자인 경우
2. 분만의 경우
3. 치과에서 요양급여를 받는 경우
4.「장애인복지법」 제32조에 따른 등록 장애인 또는 단순 물리치료가 아닌 작업치료 · 운동치료 등의 재활치료가 필요하다고 인정되는 자가 재활의학과에서 요양급여를 받는 경우
5. 가정의학과에서 요양급여를 받는 경우
6. 당해 요양기관에서 근무하는 가입자가 요양급여를 받는 경우
7. 혈우병환자가 요양급여를 받는 경우

2) 1단계 요양급여

외래진료, 1~2일 정도의 단기입원진료, 난이도가 비교적 낮은 경증의 경우에 1차적으로 받는 진료를 말한다.

2단계 요양급여 기관인 상급종합병원을 제외한 모든 의원급, 병원급 의료기관에서 1단계 요양급여를 받을 수 있다. 1단계 요양급여 중에서도 건강보험수가가 요양기관종별 가산율이 다르기 때문에 동일한 질병에 대해서도 진료비는 달라질 수 있다.

표 2-5. 요양기관종별 가산율(건강보험)

기관	의원	병원	종합병원	상급종합병원
가산율	15%	20%	25%	30%

* 건강보험 요양급여비용에 의하여 기본진료료를 제외하고 검사료, 영상진단 및 방사선치료료, 마취료, 처치 및 수술료, 캐스트료, 이학요법료, 정신요법료 등에 대하여는 진료행위별 금액에 종별에 따라 해당비률을 가산한다.

3) 2단계 요양급여

1단계 진료결과 의료기술 및 전문적인 진료가 필요하다는 의사의 소견에 따라 보다 전문적으로 상급종합병원에서 진료를 받는 것을 말한다. 2단계 진료는 전반적으로 높은 의료기술 수준과 고도의 전문화된 진료를 제공할 수 있도록 보건복지부장관이 지정한 상급종합병원에서 진료를 받는 경우에 해당한다.

단계별 의료전달체계를 시행함에도 불구하고 상급종합병원으로의 외래 환자 집중화가 가속되고 있어 이를 해결하기 위해 상급종합병원 예외 경로를 축소할 여러 가지 방법이 모색되고 있다. 그 중 하나가 2011년 10월부터 시행된 경증질환 외래 약제비 본인부담을 인상으로

경증질환(100)개에 해당되는 환자의 경우 상급종합병원 및 종합병원 외래 진료 시 원외처방을 받을 경우 외부약국 본인부담율이 50%, 40%로 일반질환에 비해 높다. 또한 2020년 10월 8일부터 상급종합병원에서 경증질환(100개)으로 진료 볼 경우 환자에게는 진료비 전액본인부담, 병원측에는 의료질평가지원금 산정불가로 양측 모두 불이익이 가도록 변경되었다.

3 개설주체에 따른 구분

의료기관은 개설주체가 공공인지, 민간인지에 따라 공공의료기관과 민간의료기관으로 구분할 수 있다.
공공의료기관은 개설주체가 공공인 의료기관으로 국립, 공립, 시 · 도립, 군(軍)립, 특수법인 등이 해당되며, 출연주체는 각각 국가, 지자체, 특수법인 등이다. 민간의료기관은 개설주체가 민간으로 학교법인, 종교법인, 사회복지법인 등 민간에서 설립한 법인이나 개인이 운영하는 의료기관이 해당된다.

우리나라는 의료법상 병원을 개설할 수 있는 자격을 다음과 같이 제한하고 있다.

가. 의사, 치과의사, 한의사 또는 조산사
나. 국가나 지방자치단체
다. 의료업을 목적으로 설립된 법인(의료법인)
라. 민법이나 특별법에 따라 설립된 비영리법인
마. 준정부기관, 지방의료원, 한국보훈복지의료공단

가, 다, 라는 민간의료기관으로 우리나라 의료기관은 95% 이상이 여기에 해당된다.

표 2-6. **개설주체에 따른 분류**

분류	내용	의료기관	출연주체
공공의료기관	개설주체가 공공인 의료기관	국립, 군(軍)	국가출연
		공립	지자체출연
		특수법인	특수법인출연
민간의료기관	개설주체가 민간인 의료기관	학교법인	
		종교법인	
		사회복지법인	
		사단법인	민간출연

분류	내용	의료기관	출연주체
민간의료기관	개설주체가 민간인 의료기관	재단법인	민간출연
		회사법인	민간출연
		의료법인	
		개인	개인

4 병원 운영방식에 따른 구분

운영방식에 따라서는 영리병원, 비영리병원으로 구분할 수 있다. 이는 영리를 추구하느냐, 추구하지 않느냐라는 뜻이 아니다.

영리법인이 설립하면 영리병원, 국가단체 또는 비영리법인이 설립하면 비영리병원이 된다. 영리법인은 특정한 사업에 뜻을 같이 한 다수의 투자자들이 모여 법인을 설립하고, 사업을 통해 얻은 이윤을 투자자들에게 분배하는 형태로 운영한다.

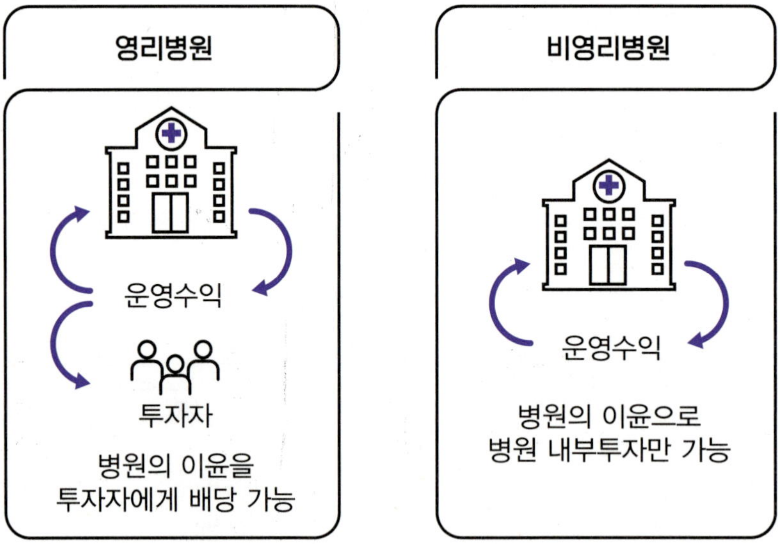

그림 2-3 영리병원, 비영리병원 운영체계

1) 우리나라 운영방식

우리나라는 영리법인이 병원개설을 할 수 없다. 의료법에서 의료기관 개설주체를 의료인과 국가 · 지방자치단체 또는 비영리법인으로 제한하고 있다.

삼성의료원이나 아산병원처럼 기업과 관련된 병원은 각각 아산사회복지재단기업이 별도의 사회복지재단을 설립하여 병원을 운영하는 것이다.

2) 영리병원 도입의 문제점

투자활성화, 경영합리화 등의 이유로 영리병원을 도입하자는 의견도 있으나 의료의 공공성 훼손 등으로 이루어지지 않았다. 특히 코로나19를 겪으면서 공공의료 강화에 대한 중요성은 더욱 높아졌다. 하지만 영리병원 도입에 대해서 찬반 논쟁은 계속될 것으로 보인다.

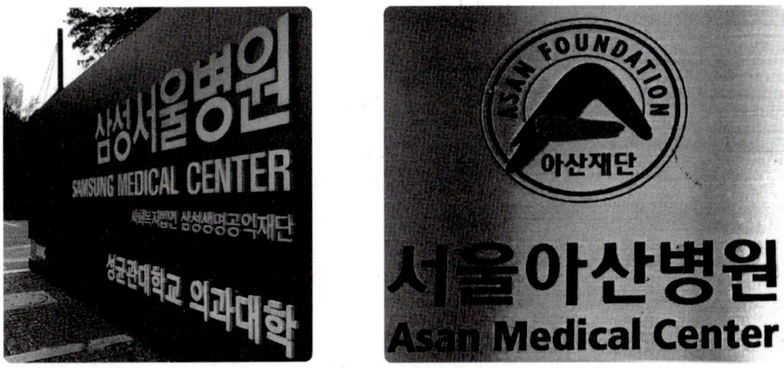

그림 2-4

표 2-7. 영리병원 도입에 대한 찬반 의견

의견	이유
영리병원은 도입되면 안 된다.	· 공공의료체계가 무너지면서 의료민영화가 가속화된다. · 건강보험제도가 무력화되면서 국민의 건강권이 훼손된다. · 수익성 추구로 과잉 경쟁이 유발되고, 의료비 상승을 초래한다. · 의료기관 및 진료과목별 양극화가 심화된다. · 의료수요자간 불균형으로 빈익빈부익부현상이 심화된다.
영리병원은 도입돼야 한다.	· 의료비 전액을 본인이 부담함으로서 건강보험 재정 절감에 기여한다. · 전문적인 병원경영으로 회계, 경영의 효율성을 높일 수 있다. · 투자확대로 다양한 방법으로 자본조달이 가능하다. · 시장경쟁 촉진으로 소비자 선택권이 확대되고 서비스 질이 높아진다. · 의료산업체제 개편과 경쟁력 강화로 해외환자 유치가 활성화되고, 일자리가 확대된다.

5 자원 활용 방식에 따른 구분

인력 및 장비의 운영방식에 따라 개방(open)병원, 폐쇄(closed)병원으로 구분할 수 있다. 개방병원제는 2 · 3차 의료기관의 유휴시설(병상)과 장비 및 인력을 개원의에게 개방하고, 개원의는 자신의 환자와 함께 개방병원을 방문하여 장비와 인력을 이용하는 제도다. 즉 병원의 자원을 폐쇄(closed)하여 자원 활용이 원내에서만 가능하던 것을 대외적으로 개방(open)하여 외부에서도 자원 즉, 인력, 시설, 장비을 활용할 수 있게 하는 방식이다.

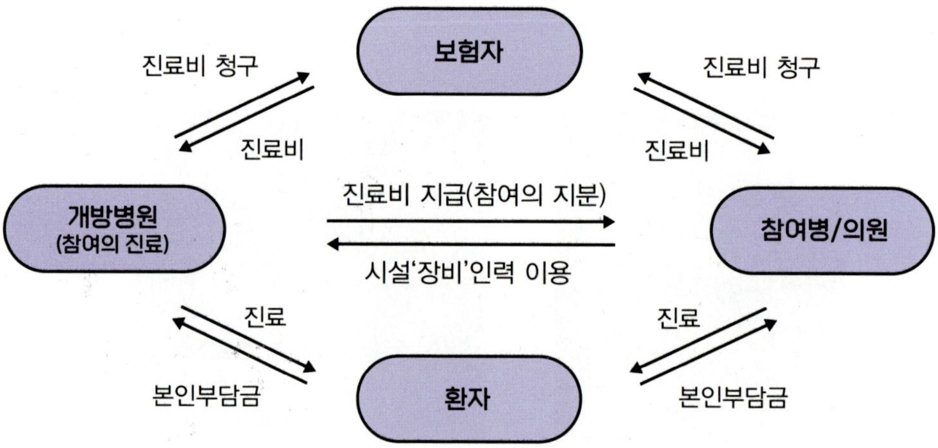

그림 2-5 개방병원 운영체계

1) 우리나라 운영방식

우리나라 개방병원제도는 2000년 1월 입법화되어 30여 개 종합병원이 시범 개방병원으로 지정되어 시범 운영되었다. 2003년 9월 개방병원제도가 전면 실시되어 100병상 이상 병원 가운데 신청하면 참여가 가능하다.

2) 개방병원제 운영의 장단점

개방병원제 도입은 병원, 환자 모두에게 장점이 있다.

- 개원의: 장비 · 시설에 대한 투자부담 감소, 환자 확보와 유지의 용이함
- 개방병원: 자원(인력, 시설, 장비 등)의 활용률이 높아짐, 병원경영에 도움이 됨
- 환자: 진료를 지속적으로 받을 수 있어 치료연속성을 보장받을 수 있음

하지만 병원은 관련 행정 업무의 부담이 가중될 수 있다. 특히 의료분쟁이 발생하는 경우, 개방병원과 환자, 개원의와 환자간의 문제로 복잡해질 수 있고, 의료기간 간 소송이 발생할 수도 있다. 또 책임전가로 개방병원에서 환자에 대한 관심이 저하될 우려도 있다.

6 수련교육 여부에 따른 구분

수련교육 제공을 기준으로 대학병원, 수련병원, 비수련병원으로 구분할 수 있다. 대학병원은 의과대학의 소속 병원으로 학부생 실습 및 수련의 수련을 수행한다.

수련병원은 대학과 별개로 수련이 가능한 병원으로 인턴 수행만 가능한 일반 수련병원과 레지던트 수련까지 가능한 전문수련병원이 있다. 일반 수련병원에서 1년간 수련할 경우, 일반의 수료를 할 수 있다. 이후 전문수련병원에서 진료 과목별 레지던트 수련을 수료하게 되면 진료과목에 대한 전문의 자격시험 응시 자격이 주어진다.

비수련병원은 수련교육 제공을 하지 않는 의료기관으로 대부분의 민간병원이 여기에 해당된다.

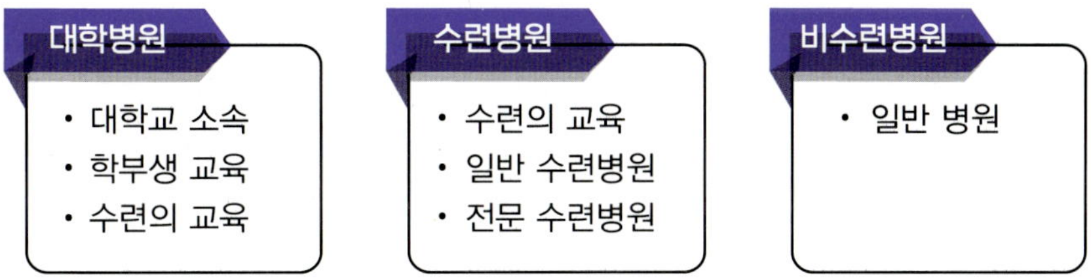

그림 2-6 수련교육 여부에 따른 구분

1) 의사 구분

의사는 근무하는 기관과 업무에 따라 임상의, 연구의 등으로 구분할 수 있다. 또 전공의 면허 여부에 따라 일반의와 전문의로 구분할 수 있으며, 전문의는 진료과목별로 따로 구분할 수 있다.

(1) 일반의

일반의란 의과대학 또는 의학전문대학원을 졸업한 후 한국보건의료인국가시험원(국시원)에서 시행하는 의사 국가시험에 합격한 후, 의사 면허를 받은 사람을 말한다.

(2) 전공의

의사면허를 받은 사람으로서 전문의 자격을 취득하기 위해 수련 교육을 받는 의사를 말한다. 수련기간은 인턴 1년, 레지던트 4년으로 정해져 있다.(전문 과목에 따라 예외도 있음)

- 인턴: 일정한 수련기관에 전속되어 임상 각 진료과목의 실기를 수련하는 의사
- 레지던트: 인턴과정을 이수한 사람(가정의학과의 경우에는 의사 면허를 받은 사람) 또는 보건복지부장관이 이와 동등하다고 인정한 사람으로서 일정한 수련기관에 전속되어 전문 진료과목 중 1과목을 전공으로 수련받는 의사

(3) 전문의

전공의 수련 과정을 모두 마치고, 의학의 일정한 분과를 전문으로 하는 전문의 시험에 합격한 의사를 말한다.

(4) 전임의

전문의 취득 후 수련기관에 남아서 진료 및 연구를 하는 의사로 임상강사, 펠로우(fellow)를 말한다.

PART Ⅰ
의료기관의 이해

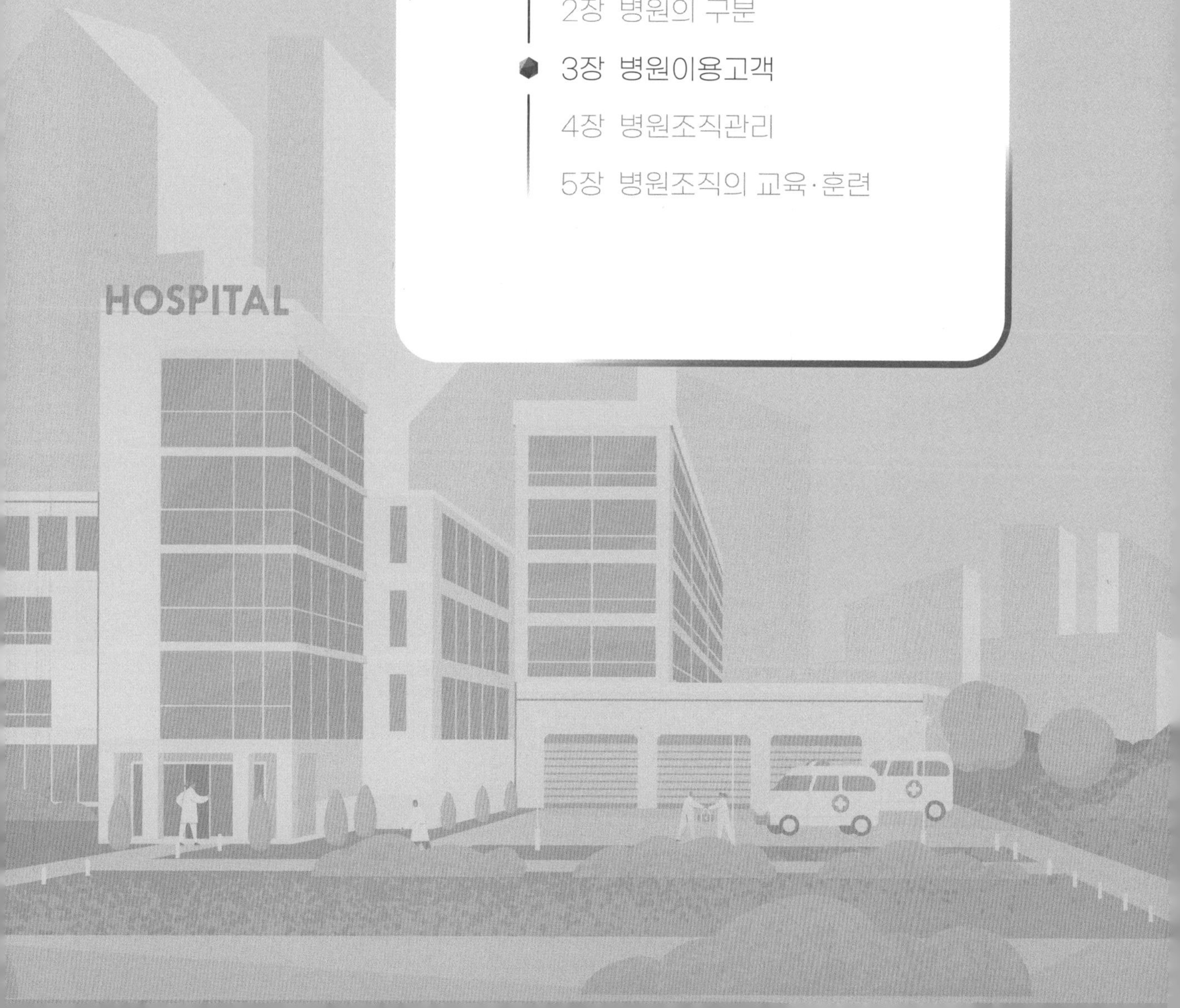

3장 병원이용고객

1 병원이용고객(의료소비자)의 분류

1) 의료기관 이용방법에 따른 분류

(1) 외래

외래는 병원에 입원하지 않고 당일에 검사나 치료 등 모든 의료서비스를 제공받는 것을 말한다. 상대적으로 질병이나 부상 정도가 경미하거나 재활이나 물리치료, 고혈압, 당뇨병 같은 만성질환 치료와 경증의 급성질환 등으로 의원급 의료기관에서 주로 이루어진다. 보다 전문적이고 집중적인 의료서비스 진행을 위한 1차적 처치로도 이용된다.

외래진료는 접수, 대기, 진료, 그리고 촬영, 검사 등 모두 당일에 이루어져서 많은 시간이 소요될 수 있다. 대기시간을 줄이고, 양질의 외래 진료를 제공하기 위해 자동진료접수기, 무인수납기 등을 활용하고, 평일 외래진료시간 연장, 진료예약제도 시행 등을 도입하여 활용하고 있다.

(2) 입원

입원은 병원에서 24시간 수용되어 지속적으로 검사나 치료를 받는 것으로 병원의 규모가 클수록 입원중심의 진료를 담당하고 있다. 입원은 외래나 응급실로 방문하여 진료를 받고 담당의사가 입원진료가 필요하다고 판단되는 경우와 만성질환증 수술을 요하거나 그 증상이 위중한 경우에 진행한다.

입원환자는 담당의사의 병실회진, 급식, 특수검사 등 보다 다양하고 집중적인 의료서비스가 가능하다.

(3) 낮병동(Day care center)

입원과 외래의 혼합된 중간 형태로 입원하여 6시간 이상 병원에서 진료를 받고 당일 퇴원하는 제도이다. 일반 입원료를 산정하지 않고, 별도로 낮병동 입원료가 산정된다. 정신건강의학과나 함암제 투여, 백내장 등 비교적 간단한 수술이나 비수술적 심혈관계 중재적 시술, 혈관조영술 검사 등을 진행할 때 주로 이용된다.

이용자는 6시간 이상 지속적으로 진료를 받을 수 있고, 병원은 검사, 투약 등 시간에 제약 없이 진료를 진행할 수 있다. 입원에 비해서 병원비, 일상생활 지장에 대한 부담이 낮아 효율적이다.

(4) 응급

즉시 응급처치를 받지 않으면 생명을 보존할 수 없거나 심신의 중대한 위해가 발생할 가능성이 있는 환자 또는 이에 준하는 경우를 응급환자라고 하며, 응급환자는 즉시 필요한 응급처치를 받아야 한다.

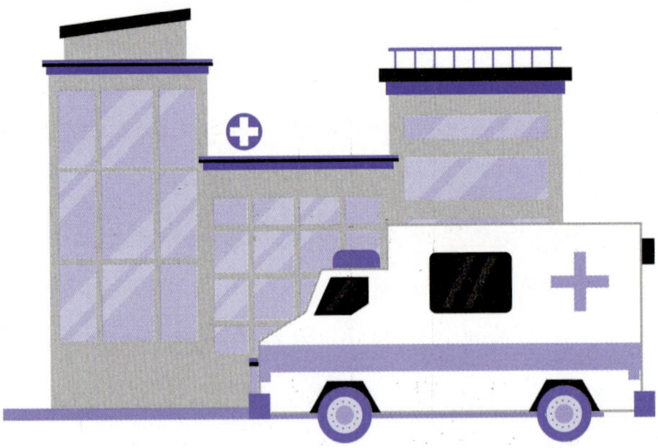

응급의료기관은 중앙응급의료센터, 권역응급의료센터, 전문응급의료센터, 지역응급의료센터 및 지역응급의료기관으로 구분되며, 3년마다 평가를 실시하여 재지정 또는 지정취소가 될 수 있다.

표 3-1. 응급의료기관 분류

구분	내용	지정권자
중앙응급의료센터	· 응급의료기관 평가 및 질 향상 활동 · 응급의료 종사자의 교육훈련 · 권역응급의료센터 간의 업무조정 및 지원 · 응급의료 관련 연구 · 응급의료 통신망 및 전산관리 등 · 국립의료원이 업무수행 중	보건복지부장관

권역응급의료센터	• 중증응급환자 중심으로 대비 및 대응을 위한 거점병원 • 권역 내 응급의료종사자 교육훈련 • 권역별 상급종합병원 또는 종합병원 중 선정	보건복지부장관
전문응급의료센터	• 소아, 화상, 독극물중독환자 등의 응급의료 • 권역응급의료센터, 지역응급의료센터, 지역응급의료센터 중에서 분야별로 선정	보건복지부장관
지역응급의료센터	• 응급환자의 진료 • 시 · 도의 응급의료 수요와 공급을 고려하여 해당지역 종합병원 중에서 지정	시 · 도지사
지역응급의료기관	• 응급환자의 진료 • 시 · 군 · 구의 응급의료 수요와 공급을 고려하여 해당지역 종합병원 중에서 지정 • 시 · 군은 병원중에서도 지정 가능	시장 · 군수 · 구청장

2) 의료기관 이용경험에 따른 분류

의료기관 이용경험에 따라서 신환, 구환으로 구분하며, 진찰료는 초진료, 재진료로 구분한다. 흔히 신환은 초진료, 구환은 재진료가 부과되는 것으로 생각할 수 있으나 이것은 아니다. 진찰료는 재진까지의 기간, 과거 상병과의 인과관계 등의 산정기준에 따라 분류한다.

(1) 신환

한 번도 특정한 의료기관을 이용한 경험이 없는 경우를 말한다. 즉 병원입장에서는 처음 진료접수를 하는 경우로 새로운 등록번호를 부여하여 접수를 진행하게 된다. 진료 등 의무기록도 처음으로 작성하게 된다.

(2) 구환

특정한 의료기관을 한번이라도 이용한 경험이 있는 경우로, 이런 경우는 등록번호와 의무기록이 이미 존재한다. 의무기록은 보존연한이 있지만 진료의 연계성 등을 고려해서 대부분 의료기관에서 영구보존하고 있으며, 부득이 폐기된 경우에는 새로 등록을 하더라도 실질적으로는 구환으로 분류된다.

2 병원이용고객의 변화

우리나라는 1989년 전국민의 건강보험실시 이후 의료수요가 급격하게 증가하였다. 증가된 의료수요에 따라 의료공급도 함께 성장하여 의료기관 병상수가 해마다 1만여 개씩 증가하였다. 양적 성장과 함께 질적 성장도 함께 이루어져 최첨단 의료정보시스템을 갖추고, 의료기술도 세계적인 수준이 되었다. 단순히 의료수요자 증가가 의료기관을 성장시킨 것은 아니다. 이면에는 의료수요자의 높아진 경제수준과 교육수준, 의료정보의 대중화, 권리의식 강화 등 여러 복합적인 원인이 존재한다.
한편 의료기관의 양적 성장은 의료기관간 경쟁은 심각한 수준으로 만들었다. 의료접근성이 향상되면서 의료수요자, 의료 인력은 대도시, 대형병원으로 쏠림현상이 발생해서 지역간, 진료 과목간 불균형은 더 심해지고 있다.

의료서비스 제공은 의료기관이 하지만, 그 중심에는 의료수요자인 고객이 있으며, 이들은 의료서비스 환경을 변화시키고 있다.

1) 의료서비스 제공자(의료공급자) 측면에서의 변화

(1) 경쟁 심화

의료기관 시설은 고급화되고, 고가의 의료장비가 도입되면서 의료서비스 수준은 평준화되었다. 대학병원은 의료진의 명성, 역사만으로 서울삼성병원, 서울아산병원 등 기업 경영 마인드와 전략을 도입한 대형 병원과의 경쟁에서 우위를 선점할 수 없게 되었으며, 의원에서는 경쟁력을 갖추기 위해 MRI, PET-CT 등 고가의 진단, 치료 장비를 도입하게 되었다.

표 3-2. 의료기관현황

구 분	2006년	2010년	2015년	2020년
전 체	75,081	81,715	88,220	96,742
상급종합병원	43	44	43	42
종합병원	253	275	295	319
병원	960	1,316	1,500	1,515
요양병원	360	868	1,372	1,582
의원	25,780	27,479	29,500	33,115
치과병원	136	191	215	235
치과의원	12,994	14,689	16,638	18,261
한방병원	145	168	262	410
한의원	10,293	12,073	13,612	14,464
조산원	51	46	31	18
약국	20,630	21,096	21,274	23,305

(2) 대형화

서울아산병원, 세브란스병원, 서울삼성병원, 서울대학교 병원을 필두로 병원이 대형화되고 있다. 이는 기존 의료계의 자본 확대, 기업의 의료계 진입, 높아진 의료소비자의 욕구에서 비롯된 현상이다.

전국에 60,965개의 의료기관, 총 566,102개의 병상이 있으며, 상급종합병원이 평균 병상이 1,165개 (병원 수 42, 병상 수 48,940)로 평균 병상 수가 가장 많다. 이 중 서울아산병원이 병상 2,937개로 가장 많고, 다음은 세브란스 병원 2,615병상, 삼성서울병원 2,165병상 순이었다. 참고로 전국에 1,000병상이 넘는 병원이 총 23개이다. (2020년 9월 기준)

표 3-3. 의료기관 병상 현황(2020년 09월 기준)

의료기관 구분	의료기관 수	의료기관비율	병상수	병상수 비율	평균병상수
상급종합병원	42	0.1%	48,940	8.6%	1,165
종합병원	319	0.5%	123,415	21.8%	386
요양병원	1,515	0.1%	20,717	3.7%	309
의원	29,137	47.8%	150,722	26.6%	5
병원	1,509	2.5%	185,530	32.8%	123
한방병원	381	0.6%	28,048	5.0%	74
한의원	11,474	18.8%	5,579	1.0%	0
치과병원	216	0.4%	224	0.0%	1
치과의원	14,327	23.5%	197	0.0%	0

(3) 의료제도 개혁

의료기관 인증제 도입, 상급종합병원 및 전문병원 지정 제도 도입, 응급의료센터 지정 및 지정병원의 주기적 평가, 요양급여 적정성 평가 등 의료제도는 급격하고 지속적으로 개혁되고 있다. 또 선택진료제도 폐지, 희귀난치성 질환의 산정특례 확대시행, 경증질환자 상급종합병원 및 종합병원 이용 시 외부약국 본인부담 상향, 본인부담 상한제 실시, 비급여의 급여로의 전환(예비급여, 선별급여) 등도 도입되거나 확대되어 병원 진료수가에 가감산되고 있다.

2004년 보건복지부 시행평가에 이어 2010년에 시행된 국내의료기관인증제도는 소비자 중심의 의료환경으로의 변화를 촉진하였다.

최근 몇 년간 최저임금이 큰 폭으로 인상되었으며, 2017년 12월 시행된 전공의 수련환경개선 및 지위향상을 위한 법률 시행은 전공의 근로시간 단축으로 병원진료에 영향을 주고 있다.

의료제도는 병원경영에 기회가 되기도 하지만, 제약이 되기도 한다. 또 병원경영에 즉각적인 영향을 주게 되며, 전략수립에 참고할 주요자료가 된다.

(4) 병원정보시스템(Hospital Information System) 발달

병원정보시스템은 병원의 효율적 관리를 위해 필요하다. 병원 내의 진료와 진료 지원 업무의 생산성을 향상하게 하고, 의료서비스의 질을 증가시키며, 인사, 물자, 자금의 배치를 최적화하며, 데이터에 근거해 합리적 병원 운영계획을 수립하는 데 활용된다.

병원정보시스템은 진료부분, 전략경영부분, 행정지원부분으로 구분할 수 있다.

진료부분: 전자의무기록(EMR), 처방전달시스템(OCS) 및 영상정보시스템(PACS) 등

전략경영부분: 전사적데이터웨어하우스(EDW), 재무정보시스템(FIS) 등

행정지원부분: 원무행정시스템, 물류관리시스템 및 워크플로우 시스템 등

- **처방전달시스템(Order Communication System: OCS)**
  처방을 중심으로 진료와 진료 지원 및 원무행정부서 간에 정보를 전달하는 일련의 과정을 전산화한 시스템으로 의료진이 처방에 관한 정보를 입력 및 수정하여, 당사자에게 빠르게 전달해 조처할 수 있다.
- **전자의무기록(Electronic Medical Record: EMR)**
  디지털 형태로 저장된 환자의 총체적 건강정보기록을 말하며, 전자의무기록을 위해 만들어진 전산시스템을 전자의무기록시스템이다.

  일반적으로 EMR은 의무기록뿐만 아니라, 전산시스템을 포함한 개념으로 진료과정에서 발생되는 환자의 진료 관련 정보를 기록, 저장, 조회 및 보고하는 진료 정보시스템이다.
- **영상정보전송시스템(Picture Archining Communication System: PACS)**
  X선 컴퓨터 단층 촬영(CT), 핵자기 공명 장치(MRI) 등을 통해 촬영한 영상을 디지털 상태로 획득 · 저장하고, 그 판독과 진료기록을 함께 각 단말기로 전송 · 검색하는 데 필요한 기능을 통합적으로 처리하는 디지털 의료 영상 저장 전송 시스템이다. .이 시스템을 통하여 필름, 인건비, 보관 비용 절감이 되었으며, 미판독 이미지 감소, 특수검사 판독 지연 감소, 반복검사 감소가 되었다.

(5) 의료서비스 시장의 글로벌화

우리나라 보건의료서비스는 세계적 수준으로 의료관광은 고부가가치 산업으로 코로나19 이전에는 급성장하였다.

2019년에는 중국, 일본, 미국, 러시아, 몽골 등에서 우리나라에 방문한 외국인 환자 수가 약 50만명에 달하였으며, 이에 대한 경제적 파급효과는 생산 유발액 5조 5,000억원, 취업유발 인원은 4망 4,000명으로 추산된다.

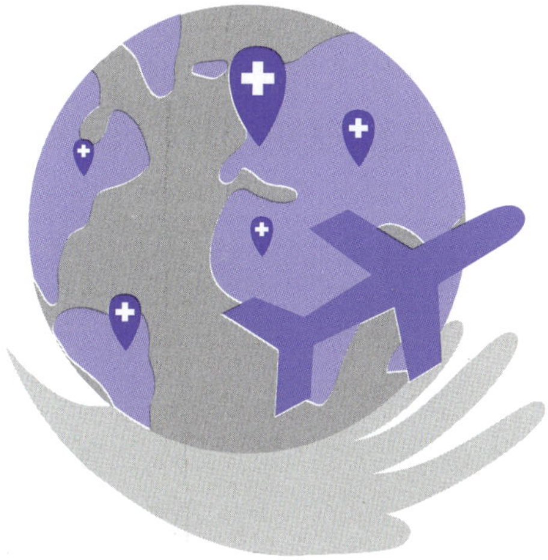

주요 진료과목은 국가별로 차이는 있지만, 내과, 성형외과, 피부과, 검진센터, 산부인과로 산부인과, 검진센터, 안과, 치과 서비스 이용률이 증가 추세였다.

또한 2010년부터 의료 해외진출을 정부 차원에서 주도적으로 지원하고 있다. 우리나라 병원이 다른나라에서 의료기관을 개설 · 운영하는 경우로 2020년 기준 총 91건, 진출국가는 20개국에 이른다.

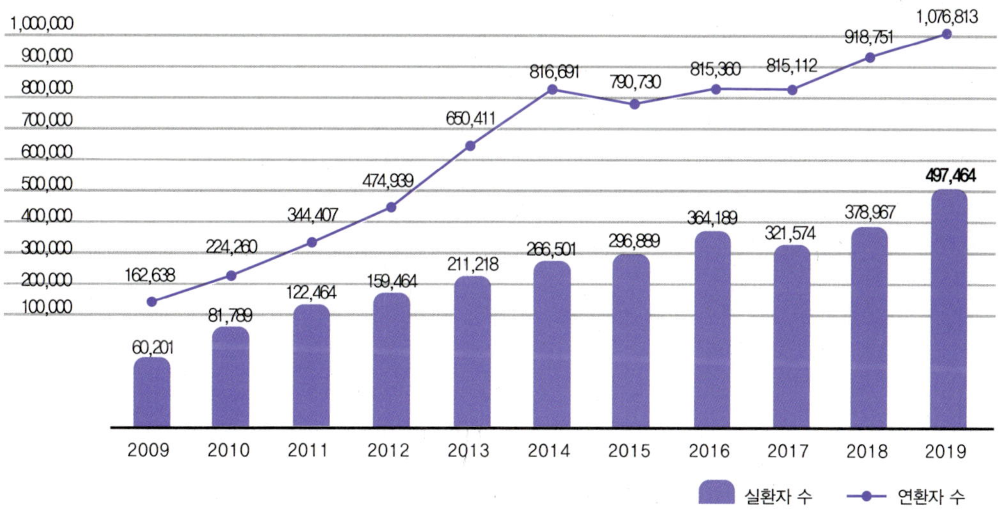

그림 3-1 우리나라 외국인 환자 유치 현황(단위: 명)

미래신성장 동력산업으로 각광받던 의료관광산업은 외국인 환자 유치로 의료산업을 진흥시키고 관광, 쇼핑, 식당, 숙박 등 지역산업 전반에 도움이 되었다.

세계적으로 의료 시장에서 주도권을 선점하기 위해 보건의료분야 정부 간 국제교류협력, 국제의료 해외 네트워크 강화, 보건의료 정책 및 기술교류 등이 활발하게 진행되고 있었으나 코로나19로 인해 한국은 물론 글로벌 관광시장이 큰 영향을 받게 되었다.

2022년 3월 정부는 2026년 외국인 환자를 코로나19 이전 수준인 50만명 유치를 목표로 세웠다. 한국형 미래의료 확산을 위해서는 스마트 병원과 같은 한국의 보건의료 모델 진출을 적극 지원하면서 정보통신기술(ICT) 기반 사전 · 사후관리도 강화한다. 연관 산업 동반 성장을 위해 의료기기 · 제약 · 화장품 등 우리 보건산업의 진출을 적극 지원하고, 관광과 의료를 연계하는 등 비의료서비스도 함께 지원하며, 한의약 홍보도 주력한다.

코로나19로 인해 높아진 K-방역을 화간하고, 디지털 헬스케어 확대 등 변화한 환경과 패러다임을 기반으로 우리 의료의 진출 및 외국인 환자 유치 기반의 질적 성장이 기대된다.

표 3-4. 2015-2019년 우리나라 외국인환자 유치 현황 (단위: 명)

순위	국가	연도					전년대비 증가율	연평균 증가율
		2015	2016	2017	2018	2019		
1	중국	99,059	127,648	99,837	118,310	162,868	37.7	42.5
2	일본	18,884	26,702	27,283	42,563	68,411	60.7	18.1
3	미국	40,986	48,788	44,440	45,213	58,358	29.1	15.4
4	러시아	20,856	25,533	24,859	27,185	29,897	10.0	32.8
5	몽골	12,522	14,798	13,877	14,042	17,918	27.6	35.6
6	베트남	5,316	8,746	7,477	7,532	15,133	100.9	46.7
7	태국	2,286	3,933	6,137	8,998	14,162	57.4	59.5
8	카자흐스탄	12,567	15,010	12,566	12,987	13,424	3.4	59.2
9	인도네시아	1,751	2,338	2,385	3,270	5,716	74.8	41.1
10	캐나다	3,206	4,123	3,966	4,098	4,996	21.9	17.6
11	우즈베키스탄	2,634	4,103	3,253	3,915	4,194	7.1	43.5
12	UAE	2,946	3,562	3,384	3,034	4,089	34.8	73.0
13	싱가포르	1,652	2,452	2,544	2,566	2,971	15.8	33.3
14	기타	72,224	76,453	69,596	85,254	95,327	11.8	14.9
합계		**296,889**	**364,189**	**321,574**	**378,967**	**497,464**	**31.3**	**23.5**

* 2019년 외국인환자 유치 순위

표 3-5. 2015-2019년 진료과목별 외국인환자(실환자) 현황 (단위: 명)

	구분	연도					전년대비 증가율	연평균 증가율
		2015	2016	2017	2018	2019		
1	내과통합	79,091	85,075	80,507	89,975	113,442	26.1	20.0
2	성형외과	41,263	47,811	48,849	66,969	90,494	35.1	41.3
3	피부과	31,900	47,340	43,327	63,671	85,494	33.8	30.4
4	검진센터	34,284	39,743	39,156	41,230	54,194	31.4	19.7
5	산부인과	18,986	23,081	20,145	24,472	41,007	67.6	36.3
6	정형외과	22,468	24,121	22,730	23,864	26,068	9.2	23.4
7	신경외과	11,013	12,513	13,068	14,052	15,476	10.1	24.9
8	일반외과	13,415	13,595	11,238	12,810	15,087	17.8	23.0
9	치과	11,309	12,984	13,307	12,483	15,398	23.4	22.4
10	안과	11,230	12,335	11,402	10,938	13,149	20.2	21.2
11	한방통합	13,218	18,011	20,343	22,063	23,273	5.5	28.5
12	그 외	82,316	88,701	73,810	81,925	98,093	19.7	23.8
합계		370,493	370,493	397,882	464,424	590,886	27.2	24.8

2) 의료수요자 측면에서의 변화

(1) 권리의식 향상

의료소비자의 생활수준과 교육수준이 향상되면서 의료보장을 권리로 인식하고 건강권에 대한 의식이 더욱 확고해졌다. 또 의료정보에 대한 접근이 쉬워지고 의료지식이 대중화되면서 소비자가 필요로 하는 의료기술이 더 세분화되고, 원하는 서비스나 기술 수준이 높아졌다.

의료소비자 스스로 고객이라는 의식이 뚜렷해졌고, 진료내역에 대한 확인요청, 병원 이용이나 의료진에 대한 불만을 소셜 네트워크 서비스(Social Network Service, SNS) 등을 통해 표현하게 되었다. 자기표현(불만)의 기회가 많아지고, 채널도 다양해짐에 따라 의료사고가 분쟁화 되는 경향이 뚜렷해지고 있다. 이에 의료분쟁을 전담하는 법조인이 증가하고 의료분쟁 전담재판부가 설치되고 있다.

의료기관은 의료분쟁을 방지하기 위해 무엇보다 고객의 안전과 의료의 질관리에 더 집중해야 한다.

(2) 질병구조의 변화

생활수준의 향상과 의학의 발전으로 급성감염병은 크게 감소하였다. 하지만 평균수명 연장, 식습관 등 생활방식이 변화하면서 악성신생물, 고혈압, 당뇨 등 만성퇴행성질환이 크게 증가하고 있다.

즉 급성질환 치료중심에서 더욱 다양한 의료서비스 공급체계의 필요성 높아지고 있다.

사회구조의 복잡성과 급속한 변화로 정신질환자 수도 증가하고, 과거에는 비교적 관심을 두지 않았거나 알려지지 않았던 정신질화 치료 및 의료시설 수요도 계속 늘어나고 있다.

도시의 인구 과밀화, 생활방식의 복잡성 등으로 2020년 발생한 코로나19 펜데믹은 전세계 모든 국가의 재앙이 되었다. 앞으로도 새로운 급성감염병의 발생할 가능성이 있다.

만성질환에 대해서는 예방교육, 건강증진프로그램 등을 운영하고 장기요양시설을 갖추어야 하며, 급성감염병에 대해서는 대응 매뉴얼을 마련하고, 인력과 시설 확충이 필요하다. 국가차원에서 질병 구조의 변화에 대응할 수 있는 의료시스템을 마련하고, 의료기관은 다양한 의료서비스를 공급할 수 있도록 시설이나 기반을 갖추어야 한다.

(3) 인구의 노령화

건강수준 향상과 저출산의 영향으로 우리나라는 외국과 비교하여 고령화가 비교적 최근에 시작되었으나 고령화의 속도가 유례없이 빠르게 진행되고 있다.

2025년경에는 65세 이상 고령인구가 20% 이상이 되는 초고령 사회로 진입하고, 2050년경에는 고령인구가39.8%에 달하여 세계적인 최고령국가가 될 것으로 전망되고 있다. 고령화 속도의 가속화와 기대수명의 연장 등으로 인해 돌봄 수요가 늘어나는 75세 이상후기 고령인구도 지속적으로 증가할 전망이다.

이러한 노인인구 증가는 의료서비스 수요에도 직접적인 영향을 미치고 있다. 노인성질환이나 만성퇴행성질환에 대한 의료수요가 증가하여 노인병원이나 요양병원의 수요가 크게 증가하였다.

노인의료비를 해결하기 위해 2008년 7월에 노인요양보험제도가 도입되었다. 노인장기요양보험 지출은 2008년 도입 당시 5,549억원이었으나 2020년에는 약 9.5조원으로 매년 급속히 증가하고 있다.

병원에서는 증가하는 노인 심리와 그 질병에 대한 이해와 준비를 해야 하며, 질병치료에서 예방, 건강증진 역량을 일차 강화하여 건강수명을 연장할 수 있는 방법을 의료, 사회가 함께 찾아가야 할 문제이다.

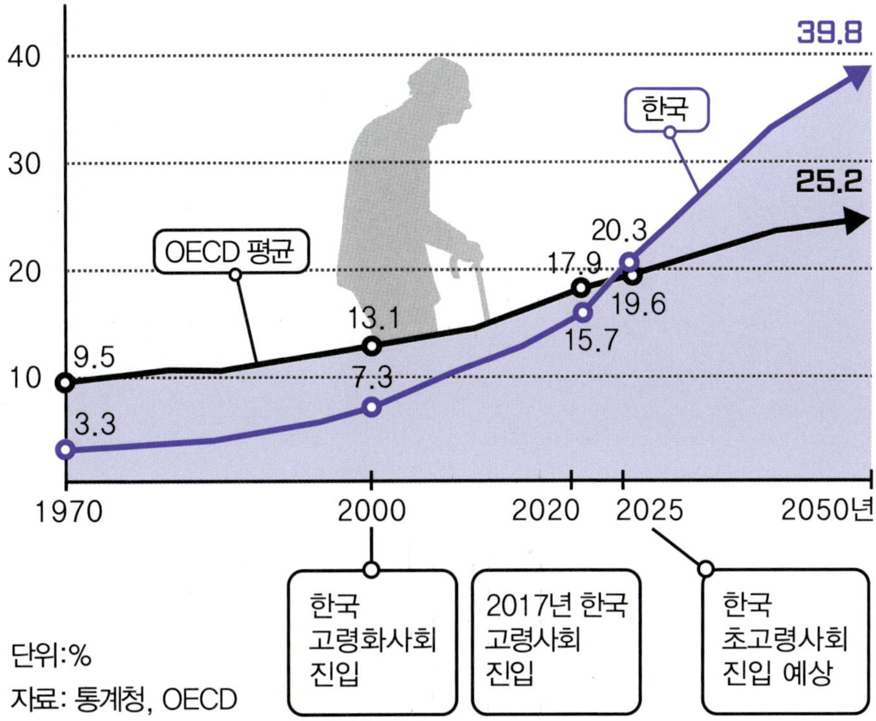

그림 3-2 65세 이상 고령인구 비중 추이

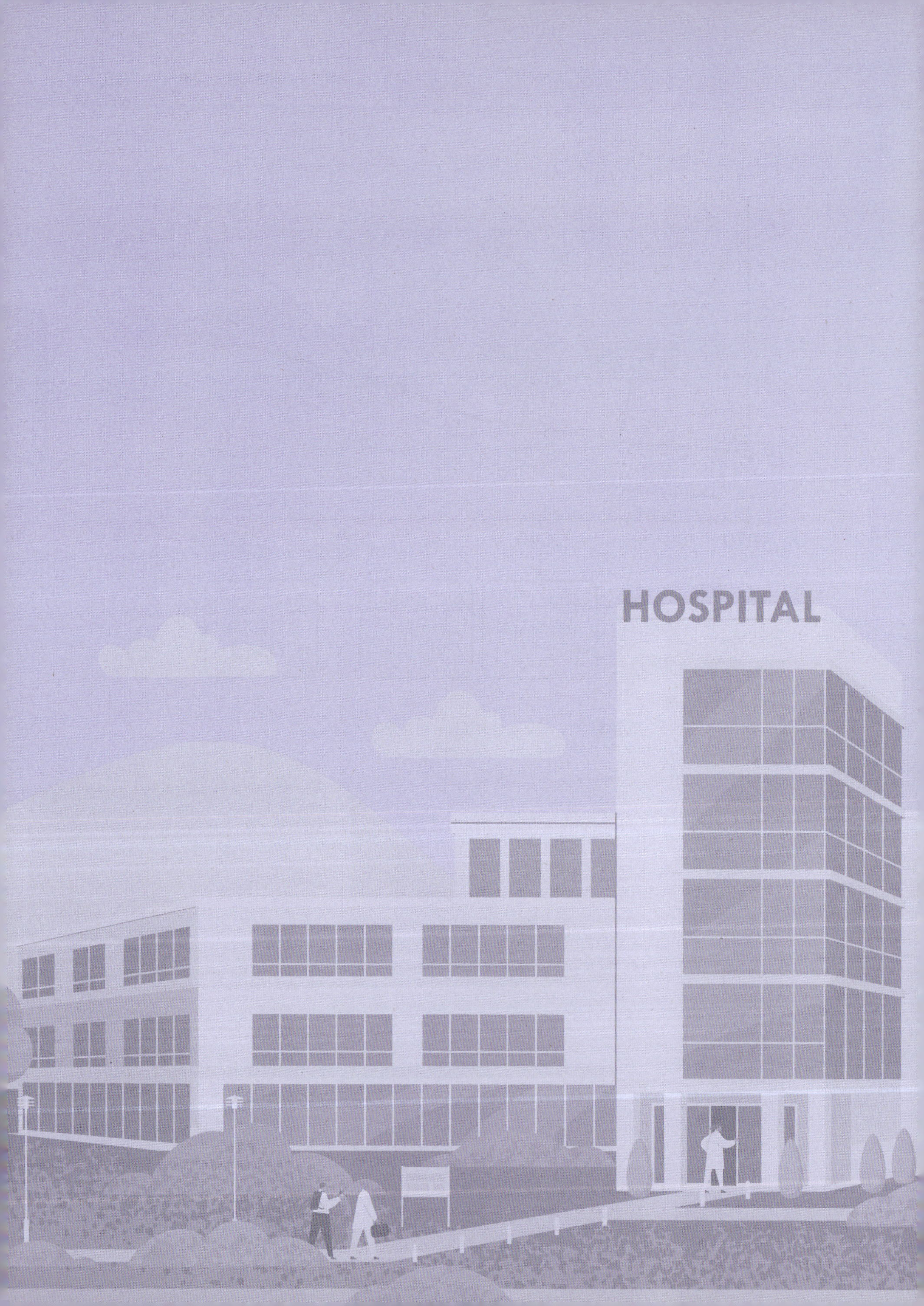
HOSPITAL

PART Ⅰ
의료기관의 이해

4장 병원조직관리

1 조직(Organization)과 조직도

1) 조직(Organization)

(1) 조직의 개념

조직(organization)이란 특정한 기능을 수행하기 위한 협동체계로 인간의 사회적 목표나 개인적 목표 달성을 위한 관리적 수단이다.

조직에 대한 정의는 강조하는 측면이나 내용에서 학자 간 다소 차이가 있다.

표 4-1. 조직의 정의

학자	정의
M.Weber	특정한 목적을 가지고 그 목적을 달성하기 위하여 구성원간에 상호작용하는 인간들의 협동집단
C.I.Barnard	공동의 목적을 달성하기 위하여 노력을 바칠 의욕을 지닌 두 사람 이상의 인간들이 상호 의사 전달하는 집합체
D.Katz & R.L.Kahn	조직은 에너지 투입과 산출체제 모형이며, 산출된 에너지의 재투입으로의 전환이 체제를 활성화시키는 순환형태
J.March & H.Simon	인간들의 상호작용의 집합체로서 하나의 사회제도
A.Etzioni	특정한 목적을 달성하기 위하여 의도적으로 만들어진 사회적 단위 또는 인간집단
T.Parsons	큰 사회기능에 공헌하는 특정한 목적을 달성하기 위한 하나의 사회적 단위

조직마다 구성 이유가 다르고, 구성원이나 운영방법은 차이가 있을 수 있다.

비공식조직이나 소규모 조직은 성문화된 규정이 없을 수도 있다. 하지만 조직의 활동을 집중시킬 수 있는 공동 목표는 있다. 목표가 조직의 존재 이유이며, 조직은 목표를 달성하기 위해 전략적으로 과업을 수행한다.

· 조직: 조직 목표를 달성하기 위한 2명 이상의 인간의 결합형태
· 조직화: 조직의 목표 달성이 효율적으로 이루어질 수 있도록 조직원을 전문화시키고 조정하는 활동
· 조직개발: 조직원의 태도, 가치관, 신념 등의 변화를 통해 조직을 이끌어나가는 방법으로 행동과학적 지식과 기법을 활용하여 개인의 성장의욕과 조직의 목적을 일치시키는 활동

(2) 조직 운영의 원리

① 전문화 원리

구성원 각자의 전문분야별로 주된 업무를 분담하여 전문성을 살리고 업무에 효율은 높여야 한다.

내과를 좀 더 세분화하여 소화기내과, 호흡기내과, 심장내과, 종양내과, 내분비내과, 신장내과 등으로 구분하는 것은 수평적 전문화의 대표적인 예라고 할 수 있다. 또한 행정관리를 위해 중앙, 도, 시, 동으로 구분하고 나누는 것을 수직적 전문화라고 할 수 있다.

② 분업화 원리

업무를 성질별로 구분하여 가급적 한 사람에게 한 가지 업무를 분담시켜야 한다. 목표 달성을 위해서는 개인의 노력만으로는 한계가 있기 때문에 목표를 이루기 위해 적절한 업무 분할이 필요하다. 각자 맡은 역할이 있고, 협동과 분업을 통하여 개인의 한계를 넘어선다.(시너지 효과)

③ 조정통합 원리

조직의 규모가 커지고, 구성원이 다양해지면 의사전달미흡, 파벌형성, 권한의 불명확성 등 의 문제가 발생하기도 한다. 목표 달성에 필요한 조직원들의 행동이 통합되도록 조정해야 한다.

조정은 공식화, 표준화, 상호조정 등의 방법으로 이루어진다.

- 공식화: 업무의 방식과 절차를 규정하여 따르게 함, 일의 분량, 수행일정, 수행방식, 생산품의 모양이나 색깔까지 미리 공식을 만들어 주고 이를 지키도록 하는 방법
- 표준화: 업무방식과 생산과정을 통일하는 방법
- 상호조정: 목표를 달성하기 위하여 업무 당사자들이 상호 소통하면서 조정하는 방법

④ 계층제 원리

최고경영자부터 말단 직원까지 피라미드 구조로 조직의 수직적 차원에 적용되는 원리이

다. 권한과 책임을 등급화시키고, 상하계층 간 지휘감독관계를 명시화하는 것으로 계층은 되도록 단축시키는 것이 업무수행에는 효율적이다.
계층제는 잘 활용하면 업무분담 및 권한위임이 원활하고, 업무의 통일성을 유지하는데 수월하다. 하지만 최고관리자에게 권한과 책임이 집중되어 조직이 경직될 수 있으며, 다양한 계층의 의견을 수렴하는데 한계가 있고, 계층 간 불신감이 높아질 우려가 있다.

⑤ 통솔범위 원리

한 사람이 통제할 수 있는 부하직원의 수는 한정되어 있다는 원리다. 과업이나 조직 규모에 따라 차이는 있지만 보통 조직에서 상위계층은 4~8명, 하위계층은 8~15명 수준이다. 일반적으로 통솔범위와 계층은 그 수가 반비례한다. 계층이 세분화될수록(많아질수록) 통솔범위는 줄어든다(적어진다). 적정 수의 통솔범위는 과업수행에서 매우 중요하므로 조직을 구성할 때 계층화와 함께 고려해야 한다.

통솔범위는 직무, 시간, 공간, 그리고 사람에 따라 영향을 받는다.

- 직무가 동일하거나 전문성이 비교적 낮거나, 또는 직무를 수행하는 작업이 단순할수록 통솔범위는 넓어진다.
- 오래된 조직일수록 통솔범위는 넓어진다.
- 공간이 동일하거나 좁을수록 통솔범위는 넓어진다.
- 상급자(관리자)의 전문성이 높으며 통솔범위는 넓어진다.

⑥ 명령통일 원리

업무에 관한 명령규칙의 불확실성과 업무의 혼선을 최소화하기 위해서 한 사람으로부터 명령이나 지시를 받게 해야 한다는 원리다. 업무별 명령 권한이 명확하고 복종의 의무가 준엄한 관료조직이나 군대가 대표적인 예라고 할 수 있다.
명령체계를 통일시키면 조직이 안정화되고, 과업의 공·과실에 대한 책임소지가 명백해진다. 하지만 조직이 권위적이고, 경직될 수 있으며, 환경변화에 적응하는데 시간이 많이 걸릴 수도 있다.

⑦ 체계화(시스템화) 원리

조직은 일정한 체계가 있다. 구성원들이 갖추고 지켜야 할 규범이 있고, 구성원 각자에게는 지위와 역할이 주어진다. 조직 규모나 목적에 따라 성문화된 체계가 없을 수도 있지만, 규모가 커지고, 시간이 지나면 조직 체계화는 그 필요성이 더 높아진다.
조직의 체계는 조직구성원의 합의가 반드시 수반되어야 하며, 내·외부 상황에 의해 변경되기도 한다.

2) 조직도

조직도는 조직의 구성, 편성, 또는 인원을 한눈에 알아볼 수 있도록 도식화한 그림이다. 조직도는 1855년 뉴욕앤이어리 철도회사(New York and Erie Railroad)의 총감독이었던 대니얼 맥칼럼(Daniel McCallum)이 철도와 열차, 그리고 5000여명의 직원을 효율적으로 관리하고, 더 빠르게 연락하기 위해 고안되었다.

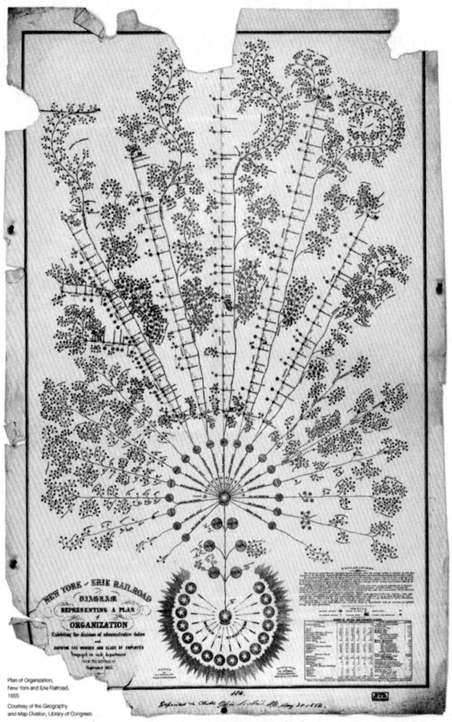

출처 https://www.mckinsey.com/
저자: Daniel McCallum & George Holt Henshaw, 1855

조직도는 크게는 조직 전체를, 작게는 한 팀의 업무와 역할을 구분하여 표시함으로써 부서 편성현황, 명령과 보고체계, 각 부서별 권한과 책임까지도 확인 가능하게 한다.

조직도는 컴퓨터 프로그램을 활용하여 업종이나 활용도에 맞는 형태로 만들 수 있다.

(1) 조직도의 장점

조직도는 내부 직원이나 조직에 대한 정보가 없는 외부인에게도 매우 중요하고 효율적인 도구로 구체적인 장점은 다음과 같다.

① 내부 구조 및 위계 구조를 명확하게 할 수 있다.
② 문제 발생 시 신속한 연락으로 문제해결이 가능하다.
③ 분명한 업무 역할이나 책임소재도 명확하게 할 수 있다.
④ 인적자원 및 기타자원의 할당을 신속하게 파악하여 조직경영에 이를 활용할 수 있다.

(2) 조직도 형태

조직도는 부서별 인원을 확인할 수 있는 형태부터, 각 구성원의 업무, 연락처까지 확인할 수 있는 형태 등 조직의 규모, 활용목적에 따라 다양하게 표현이 가능하다.
본 교재에서는 다음과 같이 구분하였다.

① 부서별 인원을 확인 가능한 형태
부서별 구성원을 한 눈에 확인할 수 있게 도식화한 형태이다. 외부에서 담당자를 확인할 때 용이한 구조이다.

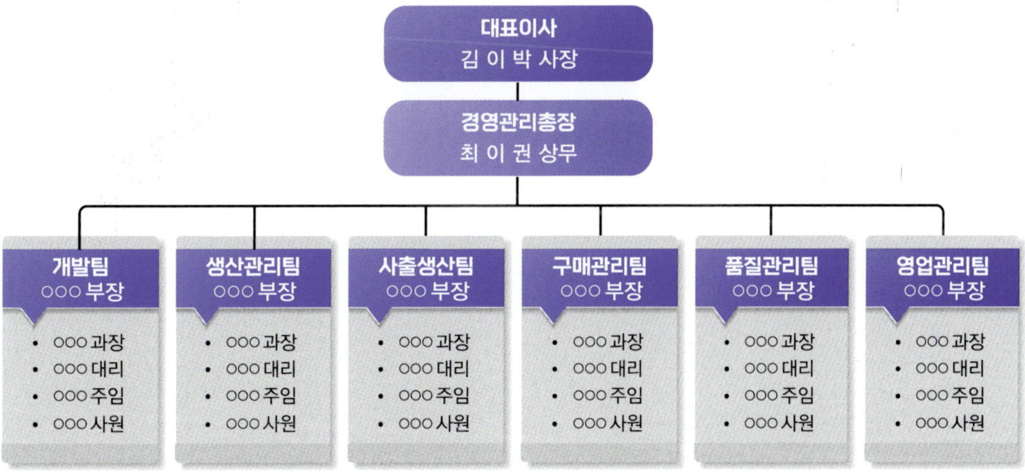

그림 4-1 인원 확인이 가능한 조직도

② 부서별 업무를 확인 가능한 형태

부서별 업무가 확인 가능한 형태로 내부적으로는 업무 분장에 용이한 형태이다.

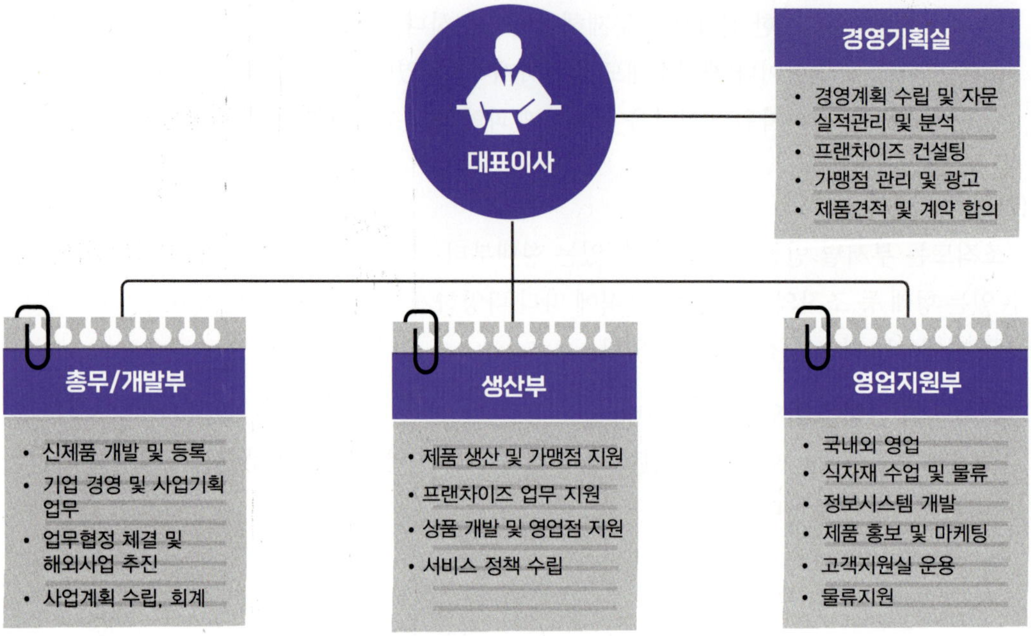

그림 4-2 업무 확인이 가능한 조직도

③ 계층을 확인 가능한 형태

나무를 뒤집어 놓은 모양으로 계층구조를 확인하기에 용이한 형태이다.

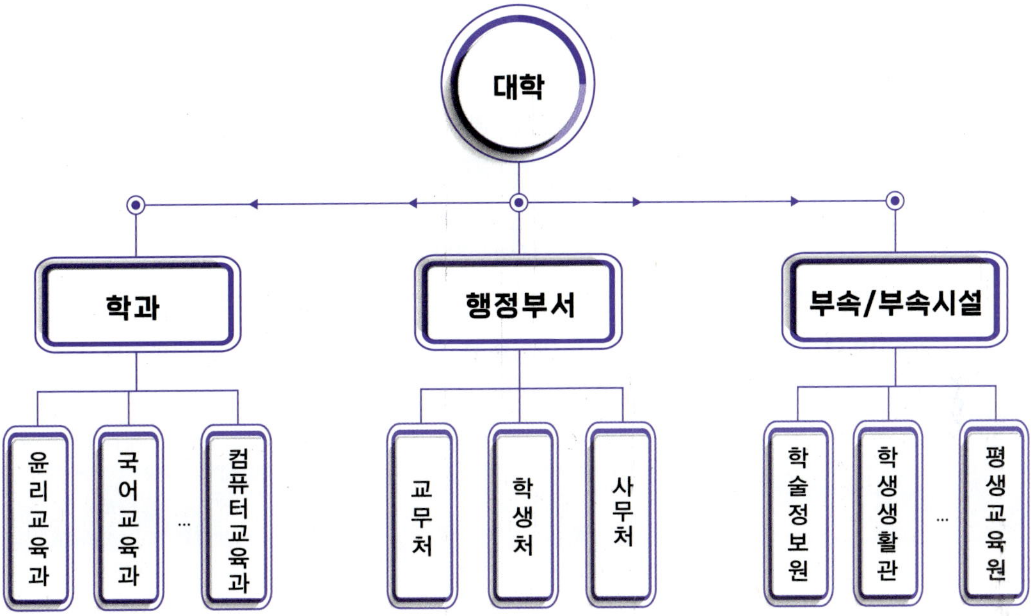

그림 4-3 계층 확인이 가능한 조직도

④ 내부 업무 수행을 위한 형태

프로젝트와 같은 일시적인 업무 수행을 하거나 공연지원 등 여러 조직이 협업해야 하는 상황에서 실무자들이 공유하는 조직도 형태이다.

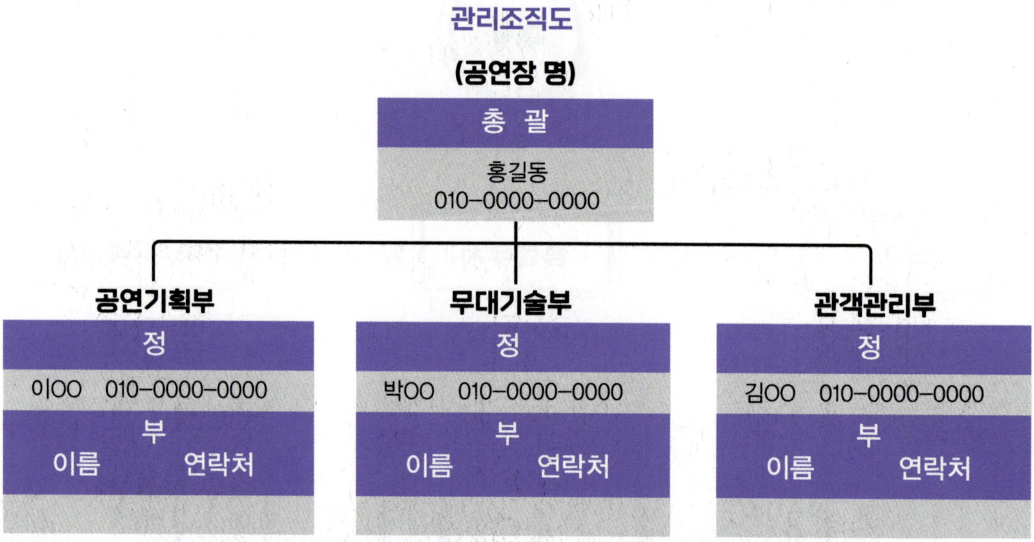

관리 조직	책임자	인원	담당업무
공연기획부	이OO	00명	공연 기획, 진행, 매표 등
무대기술부	박OO	00명	무대시설, 음향, 조명 유지 관리
관객관리부	김OO	00명	객석 구역 안전 관리, 관객 관리

그림 4-4 공연시설이나 장소 등을 관리하는 자의 임무 및 관리조직

2 조직의 유형

조직은 다양한 기준으로 구분할 수 있다. 본 교재에서는 발생경로와 조직 구조에 따라 분류하여 정리하였다.

1) 발생경로 및 활동목적에 따른 구분

법률이나 규칙, 직제, 명문화된 제도상의 조직을 공식조직이라 하며, 구성원 간 비공식모임이나 관계, 친근감을 중심으로 만들어진 조직으로 비공식조직이라고 한다.
공식조직은 필요에 의해 만들어지며, 공공의 목적이 존재한다. 반면 비공식조직은 인간관계를 토대로 자연발생적으로 만들어지며, 달성목표보다는 친교 중심으로 운영이 된다.

한 조직 내에서 공식 조직과 비공식 조직은 서로 상호 작용하면서 영향을 주고받는다. 비공식 조직은 공식 조직의 목적과 활동에 긍정적인 영향을 미치기도 하지만, 때로는 양측의 입장이 적대적 관계에 있는 경우에는 공식적인 조직의 운영을 저해하기도 한다.

(1) 공식조직

공식조직은 외재적이며 합리적 능률의 논리에 근거하여 인위적으로 형성한다. 공식적이고 합리적인 조직과 직제에 의해 구성된 집단으로 기업체, 관공서, 학교, 종합 병원 등이 이에 해당된다.

공식조직의 구성요소는 다음과 같다.

- 분업(구성원들 간의 업무 분담)
- 위계적 과정(명령계통, 권한의 위임, 명령통일)
- 구조(권한 및 책임과 관련된 조직의 배열)
- 통제의 범위(하부부서의 수와 관계 규정)

(2) 비공식 조직

공식적인 절차를 통해서 형성된 조직이 아니라 조직 내 빈번하게 접촉하는 구성원들 사이에서 자발적으로 발생하는 집단(자생 집단)으로 공통의 목적도 명확한 구조관계(構造關係)도 가지지 않는다. 조직 내에 같은 취미를 가진 사람끼리의 모임이나 친교활동 등이 해당된다.
비공식조직은 공식조직에 항상 동반되며, 양자는 보완적 · 촉진적인 상호작용을 함과 동시에 대립적으로도 작용한다.

표 4-2. 비공식 조직의 기능

긍정적 기능	부정적 기능
· 생각과 감정을 나눌 수 있는 의사소통의 채널 역할 · 대화와 제의를 통한 조직의 응집력과 통합 향상에 기여 · 소속감, 심리적 안정감 향상 · 공식조직의 결함이나 약점 보완 등 조직 관리의 수단	· 정실인사, 비공식조직 간 파벌조성의 위험 · 비공식적 합리적인 의사소통의 역기능 초래 · 정보의 사전누출 등 비공식적 의사소통의 역기능 초래 · 공식조직에 대한 적대감정과 구성원들에 심리적 불안감 조성

2) 조직 구조에 따른 구분

조직구조는 기계적 구조와 유기적 구조로 구분할 수 있다.

어떤 조직이건 의사결정 권한이나 보고체계 등 수직적인 구조를 기본으로 하고 있다. 하지만 조직이 전문화되고, 기능별로 세분화됨에 따라 팀제를 도입하는 등 그 구조가 유기적으로 변화하고 있다.

(1) 기계적 조직

기계적 구조는 정형화된 과업과 집권화에 초점을 맞춘 수직적 조직이다. 군대, 관료제 등 직계식, 그 외 직능식, 라인-스텝 조직 등이 기계적 조직에 해당된다.

조직을 상위와 하위계층은 명령복종의 권한관계로서 계층화하고, 최고경영자를 정점으로 조직 통제가 이루어진다. 과업이 단순하거나 소규모 조직에서는 의사결정과 문제해결을 신속하게 할 수 있어 조직의 목적 달성에는 효율적이다.

반면 대규모 복합조직에 있어서는 총괄 책임자의 업무량이 과중하고, 주관적이고 독단적 조치를 취할 가능성이 높아져서 조직이 경직될 가능성이 높아진다.

① 직계식 조직

경영자로부터 각급 관리자를 거쳐 조직 말단에 이르기까지 직선으로 연결된 직계식 구조이기에 계선조직(界線組織)이라고도 한다.

계선조직의 대표적인 예가 관료제이다.

관료는 주로 출생이나 특권에 따른 특정에 의해서가 아니라 능력과 전문교육을 기준으로 선발되며 관직은 대체로 종신직업이 된다. 특정 목표를 달성하기 위해 구성원의 역할을 명확하게 구분하고, 공식적인 규칙과 규정에 따라 운영하는 위계 조직이다.

관료 조직은 업무 수행이 전문화되어 효율성을 높일 수 있고 문서로 표준화되어 있기 때문에 구성원이 바뀌어도 조직의 안정성을 유지할 수 있다. 하지만 규칙과 절차에 따라 업무가 수행되기 때문에 비효율적으로 처리되거나, 목표보다 규칙이 앞서는 목적 전치 현상이 발생할 수 있다. 또 연공서열에 따라 승진이 이루어지므로 업무태도가 나태해질 우려가 있고, 서열화로 권력이 독점되거나 남용될 수 있다는 단점이 있다.

표 4-3. 직계식 조직의 장·단점

장점	단점
· 명확한 권한과 책임 범위 · 결정권과 집행권을 통일로 신속한 업무 처리 · 상급자의 강력한 통솔력의 행사 기능 · 조직의 안정성 확보	· 특정한 사람(지위)한테 과중한 업무 부담의 가능성 · 책임자의 주관적 · 독단적 의사결정 우려 · 전문적 지식 활용, 다양한 정보 수집의 한계 · 조직의 경직성

② 라인-스텝(Line-Staff) 조직

조직 내 명령 · 전달은 경영자로부터 각급 관리자를 거쳐 조직 말단에 이르기까지 직선적으로 연결되고, 수평적 위치에서 조직의 목적 달성에 간접적으로 참여하고 계선을 돕는 조직 형태인 참모 조직을 두는 구조이다.

라인은 직계 조직으로서 수직적 위치에서 경영에 명확한 책임과 권한을 가지고 스태프는 참모 조직으로서 전문적인 지식을 활용해 라인에 조언하는 것을 주요 역할로 한다.

조직 규모가 작을 때에는 라인만으로 충분하지만, 규모가 커지고 업무가 복잡해지면 직능이 분화하여 스태프를 두게 된다. 스태프는 직무에 대한 실제적인 집행이나 명령권한이 없으나 조언, 지원, 조정, 촉진, 협조 등을 하게 된다.

표 4-4. 라인-스텝 조직의 특징

장점	단점
· 스텝의 전문적 지식과 다양한 경험 활용이 용이 · 스텝의 도움으로 라인 관리자 부담 경감	· 스텝 활용에 따른 비용 부담 증가 · 라인과 스텝 간 갈등 발생의 우려 · 의사결정과 행정처리 시간의 지연

(2) 유기적 조직

유기적 구조는 수평적으로 역할을 나누어 조직의 유연성과 적응력, 의사소통을 강조하는 조직 구조이다. 조직 구성원의 자율적 사고를 중요시하며 업무를 분할 · 세분하여 수행한다. 프로젝트성 융복합 산업분야나 금융, 예술 마케팅, 서비스 산업 등에 효율적인 조직 구조로 자율성과 유연성이 확립된 환경, 기술 집약적인 전문성, 집단의 자원이 평등한 경우에 적합한 구조이다.

팀 조직이나 매트릭스, 네트워크 조직이 해당된다.

유기적 조직은 구성원의 기술 집약도와 전문성이 높을수록 더 효율적이다. 하지만 노동집약적 사업이나 생산중심적인 조직에서는 현실적으로 활용이 불가능한 구조일 수 있다. 또한 빠른 결정과 판단이 요구되는 상황에서는 토론과 보고, 최종 결정까지의 의사결정 시간이 많이 소요되기 때문에 사회경쟁에서 불리하다는 단점이 있다.

① 팀 조직(프로젝트 팀)

특정 프로젝트 수행을 위해 기존의 라인, 스텝 조직이나 사업부제 조직은 유지하면서 임시조직을 편성하여 운영하는 조직 형태다.

한 명의 관리자 아래 일시적인 편성된 전문가 그룹이 일을 수행한다.

프로젝트 조직은 목표지향적인 조직이기 때문에 전문적 기술을 가진 집단에 의해 수행되는 프로젝트를 중심으로 신속한 변화와 적응이 가능한 일시적인 시스템이다.

이는 긴급한 문제를 해결할 때, 통상의 조직으로는 처리가 곤란할 때, 다른 문제와 분리하여 명확하게 목표화 할 수 있을 때 주로 조직되며 규정과 규칙보다는 자율적인 계획 중심으로 이루어진다.

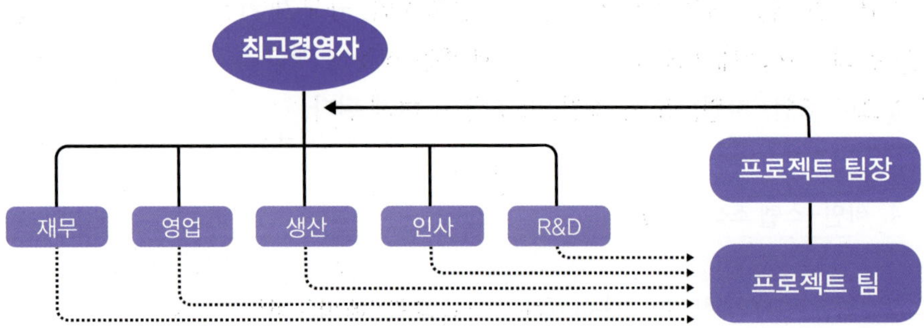

그림 4-5 프로젝트 조직도

조직 구성원의 업무나 경력이 이질적이고, 프로젝트 역시 일상적이거나 반복적인 것이 아니기 때문에 프로젝트 담당자는 이에 대한 정확한 분석과 지식을 가지고 프로젝트 조직을 구성하고 관리해야 한다.

프로젝트 구조는 의사소통과 보고체계가 명확하여 간단하고 신속한 의사결정 및 진행이 가능하다. 하지만 기술의 개인의존으로 기술 전문성에 제약을 받을 수 있고, 기존 부서는 인력부족으로 업무수행에 차질이 발생할 수 있다.

표 4-5. **프로젝트 조직의 특징**

장점	단점
· 집중적 자원과 재능 투입 가능 · 명확한 목표 · 통제와 평가가 용이 · 제도와 절차의 최소화로 신속한 업무 처리	· 프로젝트 책임자, 수행자에게 책임과 부담 가중 · 이용 가능한 자원의 중복 · 단기 업적 위주 · 원부서와 프로젝트팀 간 협조 문제 발생

② 매트릭스 조직

여러 부서에서 선발된 인원으로 임시적인 팀을 형성하여 기능별 조직을 열로, 프로젝트 조직을 행으로 하는 매트릭스를 구성하는 조직이다.

라인 조직의 효율성과 전문성 활용하는 동시에 프로젝트 조직의 신축성과 유연성을 절충한 형태로 두 명 이상의 책임자들로부터 명령을 받는다고 하여 이중지휘 시스템이라고도 하며, Project Team 조직, Task Force조직이라고도 한다.

매트릭스 조직은 인력활용에 있어 효율적이며, 수직적 구조를 감소시키고 작업 간의 경계를 넘어 정보공유가 용이하다. 하지만 기능 관리자와 프로젝트 관리자 간의 차별성에 의해 조직 체계와 명령 체계가 복잡해져 조직 구성원들이 혼란스러울 수 있고, 관리자의 구성비가 높아 관리자와 직원 간 갈등이 발생할 수 있다. 또 명령통일이나 계층제의 원리가 적용되지 않기 때문에 의사결정에 있어 시간이 오래 걸릴 수도 있다.

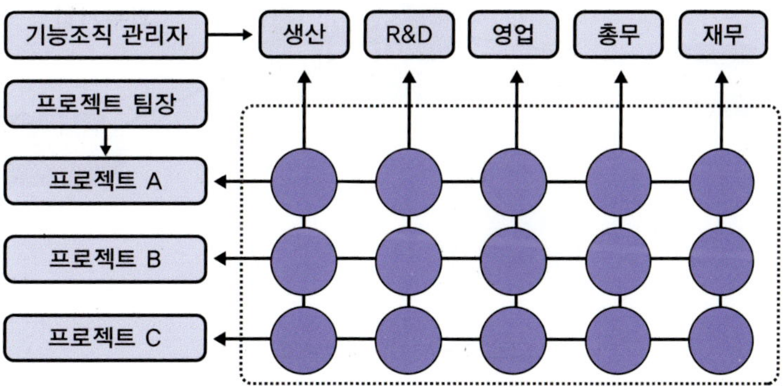

그림 4-6 매트릭스 조직도

표 4-6. 매트릭스 조직의 특징

장점	단점
· 조직 내 자원을 효율적으로 활용 · 외부환경 변화에 신속한 대응 · 신속한 고객 욕구 파악, 요구 충족 가능 · 의사전달과 의사결정 집중화 · 자원 활용의 효율성 강화	· 탈 계층제, 탈 명령일원화로 혼란과 갈등 발생 · 관리자 간 갈등 발생의 가능성 · 구성원의 업적 스트레스와 압박 · 조직 전체 목표와 팀 목표의 이원화, 우선순위의 혼란

③ 네트워크 조직

네트워크 조직은 기업내의 부서 간, 기업 간 또는 개인 간 네트워크를 구성하여 자원을 공동 활용하는 등 상호 긴밀하게 협조하여 업무를 수행한다.

그 모양이 마치 복잡한 거미줄처럼 보이기에 네트워크 조직이라고 한다.

네트워크 조직 하의 팀 조직은 대부분 사업부제의 골격을 유지하면서 전산시스템으로 네트워크화하여 정보공유를 하면서 업무를 수행한다. 경쟁기업, 공급업체, 고객이 내부자원과 외부자원의 공동 활용이라는 효율성과 유연성을 확보할 수 있고, 팀이 소규모 단위로 분할되어 있기에 전체 조직과 일체감이 형성되면 환경변화에 높은 유연성을 갖는 장점이 있다.

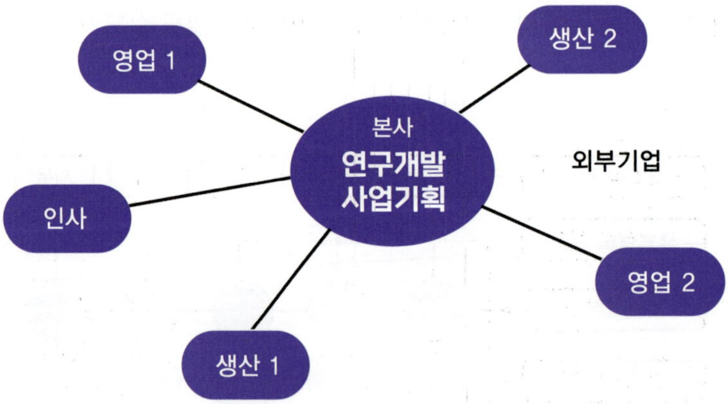

그림 4-7 네트워크 조직도

3 병원 조직

1) 병원조직의 특성

병원조직은 다음과 같은 특성이 있다.

(1) 조직적 특성

① 공익조직이지만 영리조직처럼 운영되어야 하는 특수성이 있다.
우리나라 모든 병원은 비영리조직이며 95%이상이 민영병원이지만, 운영방식은 공공성의 원리를 따르고 있다. 공공성의 근간은 국민의 건강보험 의무가입, 모든 병원의 건강보험 당연지정제 적용이라고 할 수 있다.

② 진료와 예방, 교육과 사회봉사 그리고 이익을 창출하여 병원의 유지와 성장 능력을 확보하는 일 등 매우 다양한 목적을 추구한다.

③ 고도로 분화되고, 전문화되어 있지만, 매우 권위적이고, 관료적인 조직이다.

④ 권한체계가 이원적이다. 하나는 병원행정가와 부서장을 통하여 이사회로부터 여러 직원에 이르는 관료체계이고, 다른 하나는 전문직, 의사들로 구성되는 진료체계이다.

⑤ 전문적인 인력과 시설로 구성된 자본집약적이며, 노동집약적인 조직이다.

⑥ 경영에 있어서 법적제약이 많다. 영리추구 여부나 병원광고 등 다른 기업에 비해 사회적 · 법적 제약이 많다.

(2) 구성원 특성

① 의사, 간호사, 약사, 의료기사와 같이 면허와 자격을 가진 전문직 구성 비율이 높다. 그리고 관리직, 단순노무직을 수행하는 인원도 있지만 병원에서는 일반적으로 전문직의 권한이 일반 관리직보다는 높은 편이다.

② 소수 인원이 근무하는 직무의 경우, 휴가나 갑작스러운 사직 등 결원이 발생하였을 때 충원이 쉽지 않고 대체인력이 한계가 있다.

③ 하나의 의료서비스 완성을 위해 의사와 간호사, 간호사와 약사, 또 의료기사, 행정직 간 서로의 지식과 기술을 공유하며 협력하해야 한다. 다양한 직무의 많은 인력이 상호 유기적으로 협조하고 의존하는 조직이다.

④ 간호사를 포함한 여성인력 비중이 높아 출산, 생리 휴가 등에 관련된 대체인력 관리 중요하다.

⑤ 병원 조직은 의사가 수장으로 병원경영까지 담당하는 경우가 많다. 병원 간 경쟁이 치열해지면서 의료경쟁에서 서비스경쟁 시대가 되었고, 병원경영을 전문경영인으로 하는 병원이 증가하는 추세다.

(3) 업무적 특성

① 서비스 대상이 사람이라서 의료기술의 개발과 적용에 제약(윤리적 이유)이 따르고, 제공자와 소비자 간 대립 및 갈등발생의 소지가 많다.

② 서비스 내용의 표준화, 기계화가 불가능하고 대량생산이나 자동화시스템 도입이 어렵다.

③ 서비스 대부분이 긴급하거나 늦출 수 없는 경우가 많다.

④ 공공성에 의거하여 경제적 득실(得失)만으로 서비스 내용, 서비스 시간을 정할 수 없다.

⑤ 서비스 내용, 예산을 정확하게 예측할 수 없다. 이용하는 기술이 불확정적인 경우에는 환자 측에 정확한 진료비를 사전 고지 할 수가 없고, 병원 측은 필요 물품 등의 수요 예측이 불가능하다.

⑥ 소비자가 생산과정에 적극적으로 참여하기 때문에 협력적인 관계와 서로간의 신뢰가 중요하다.

2) 병원 조직의 구조

의학이 발달되면서 진료부서는 세분화되었고, 병원의 경쟁력 강화를 위해 진료지원부서, 관리부서는 더욱 전문화되고 있다.

병원조직의 진료부서, 진료지원부서, 행정관리부서 등 부서별 수평구조를 이루면서 원장, 부원장, 부장 등 수직구조도 존재한다. 대형병원은 수직, 수평이 각각, 또 같이 효율적으로 분화되어 있지만 규모가 작은 경우는 의사가 원장으로 수직적 분화만 이루어진 경우가 많다.

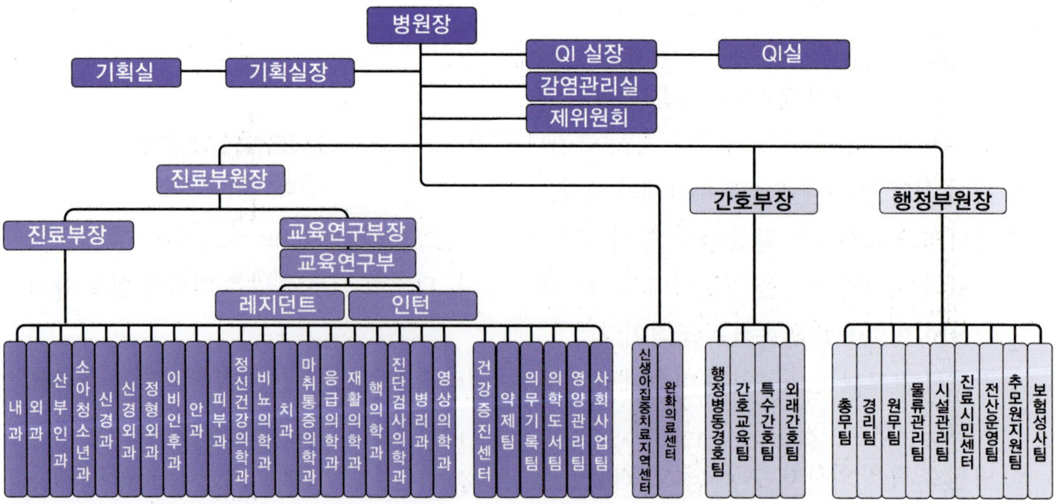

그림 4-8 대학병원의 조직도 예

(1) 수평적 분화

조직 규모나 진료과목에 따라 분류를 다르게 할 수 있다. 업무별로 구분하면 진료부, 간호부, 행정부(원무과 등), 약제부 등으로 구분할 수 있다.

① 진료부서

- 환자에게 직접적인 보건의료서비스 제공
- 예방, 진단, 재활, 치료 제공 등

② 간호부서

- 병원 내에서 가장 큰 조직
- 외래진료, 병동진료, 특수진료시설의 간호업무
- 간호기록지, 간호정보조사 등 의무기록 작성

③ 행정부

- 병원사무업무의 총괄
- 직원의 채용, 배치, 급여, 직원교육 등 인사노무행정 사무
- 현금출납, 수지계산, 자금행정관리와 이에 관련된 제반 업무
- 재산과 물품의 구입, 수불, 유지, 관리 사무
- 의료진의 교육 · 연구 활동을 지원
- 의료분쟁관리
- 문서, 직인, 업무연락, 비상계획, 민방위예비군, 소송 등 병원 운영과 유지에 필요한 제반 업무

원무팀
· 진료접수, 수속, 진료비 계산, 청구 · 외래관리, 응급실관리, 입퇴원관리 · 미수금관리 · 제증명 서류 발급에 필요한 서류 확인

보건의료정보관리팀(의무기록실)
· 환자의 보건의료정보를 관리 · 병원경영지원(병원 통계자료 분석 · 작성 등) · 미완성된 의무기록 완결

④ 약제부

- 의약품 조제, 감사, 환자 투약 담당
- 의약품 수불, 독(극)약의 행정관리 등에 관련된 행정 업무

(2) 수직적 분화

직급별로는 병원장, 부장, 과장, 계장 등으로 구분할 수 있고, 관리하는 업무로 구분하면 최고관리자, 중간관리자, 실무자 등으로 구분할 수 있다.

① 최고관리자
- 병원장 등
- 병원경영의 방향 및 전략 결정
- 조직의 통합 · 조정 · 통제
- 구성원 및 환경 관리

② 중간관리자
- 과장, 부장 등
- 업무 계획 수립, 집행, 조정, 감독
- 업무 성과 관리 및 책임

③ 실무자
- 계장, 주임 등
- 업무 매뉴얼 숙지
- 업무 실행 및 보고

3) 병원조직의 3요소

우리나라 의료기관은 의사 개인 소유거나 의료법인일 경우, 병원장이 이사장을 겸직하고 있는 경우가 많아 이사회가 실질적으로 권한이 없을 수도 있고, 권한이 있더라도 그 비중이 매우 낮다. 특히 우리나라 병원의 경우, 미국에 비해 이사회 중요성이 낮은 편이다.

이사회, 행정가, 의료진이 맡은 바 책임을 다하고, 서로의 전문성을 인정할 때 병원조직은 사회 환경 변화에 맞춰 발전할 수 있다.

(1) 이사회

이사회는 법적인 지위로서 의료기관을 운영하고, 유지할 권한을 가진다. 또한 의료기관에서 수행하는 진료 내용과 질에 대하여 법적, 도덕적 책임과 권한도 가진다.

이사회의 대표인 이사장은 환자에 대하여 궁극적인 책임을 가지며, 의료기관 정책을 결정하고, 사회가 요구하는 의료수요에 적합한 병원목표를 설정하여 이에 부합되도록 의료기관 운영을 하는 것이 주된 역할이다.

McGibony가 정의한 이사회 정의는 다음과 같다.

- 지역사회의 의료 수요에 부응하여 정책을 결정한다.
- 의료진의 취업과 진료활동을 검토하여 법적 책임과 적정수준 진료를 유지한다.
- 의료기관의 임상적인 여건을 행정적, 재정적, 지역사회의 요구에 맞도록 조정한다.
- 적절한 재정과 경비 지출 통제한다.
- 의료기관에 관련된 정보를 상세히 기록하고 유지시킨다.
- 병원장을 선정하고 의료기관 업무에 대한 권한과 책임을 위임하여 불필요한 간섭 없이 원활하게 기능을 수행할 수 있도록 지원한다.

(2) 행정가(병원장)

병원장은 병원의 행정 책임자로 투입한 인적, 물적, 기술적 정보 및 자본을 병원이 설정한 기대 산출 달성을 위해 관리하는 역할을 한다. 이를 위해 효과적인 조직 구조를 만들고, 시대에 맞게 끊임없이 조직을 변화시키는 등 병원행정과 실질적 운영을 책임진다.

병원행정가는 현대사회에서 많이 요구되는 행정관리 직종 중의 하나로 우리나라는 의료기관장이 의사가 아닌 경우, 의료에 관한 전문적 업무를 관장하는 의무원장 제도를 채택하는 경우도 있다.

- 병원의 경영목표와 계획의 설정
- 병원의 과업을 효율적으로 수행하게 하는 기능
- 병원을 효율적이고 효과정으로 유지 발전시키는 기능
- 병원조직 구성원의 안전과 적정한 보상을 보장하는 기능
- 국가와 지역사회에 대한 상호영향을 관리하고 변화에 적응하는 기능

(3) 의료진

의료진은 환자를 진료하고, 직접 치료하는 업무를 담당하며 책임 · 기능 · 참여에 있어 이사회가 인정한 의사나 치과의사 집단을 말한다.

의료진은 다음과 같이 분류할 수 있다.

표 4-7. 의료진의 분류

구분	의미
전임의사	의료기관 내에서 진료업무를 하며, 의료진에 관련되는 모든 조직 및 행정상의 일정의무를 수행한다. 투표권이 있으며, 진료실(office)을 갖는다.

구분	의미
준 전임의사	전임의사 채용을 고려중인 의사로서 투표권이 없으며 보통 진료실은 갖지 않는다. 그러나 환자를 입원시킬 수는 있다.
자문의사	기술이 인정되고 경험이 풍부한 일류 의사로서 환자진료 개선에 기여하는 자문을 한다. 투표권이 없으며, 진료실도 없다.
예우의사	경우에 따라 의료기관에 환자를 입원시킬 수 있는 특전을 갖는 의사로서 투표권이 없고 진료실도 없다.
명예의사	이전에 근무한 적이 있는 의료기관에서나, 아니면 명성이 높은 의사로서 명예직이다.

* 의료기관에 따라 다소 차이는 있을 수 있다.

PART Ⅰ

의료기관의 이해

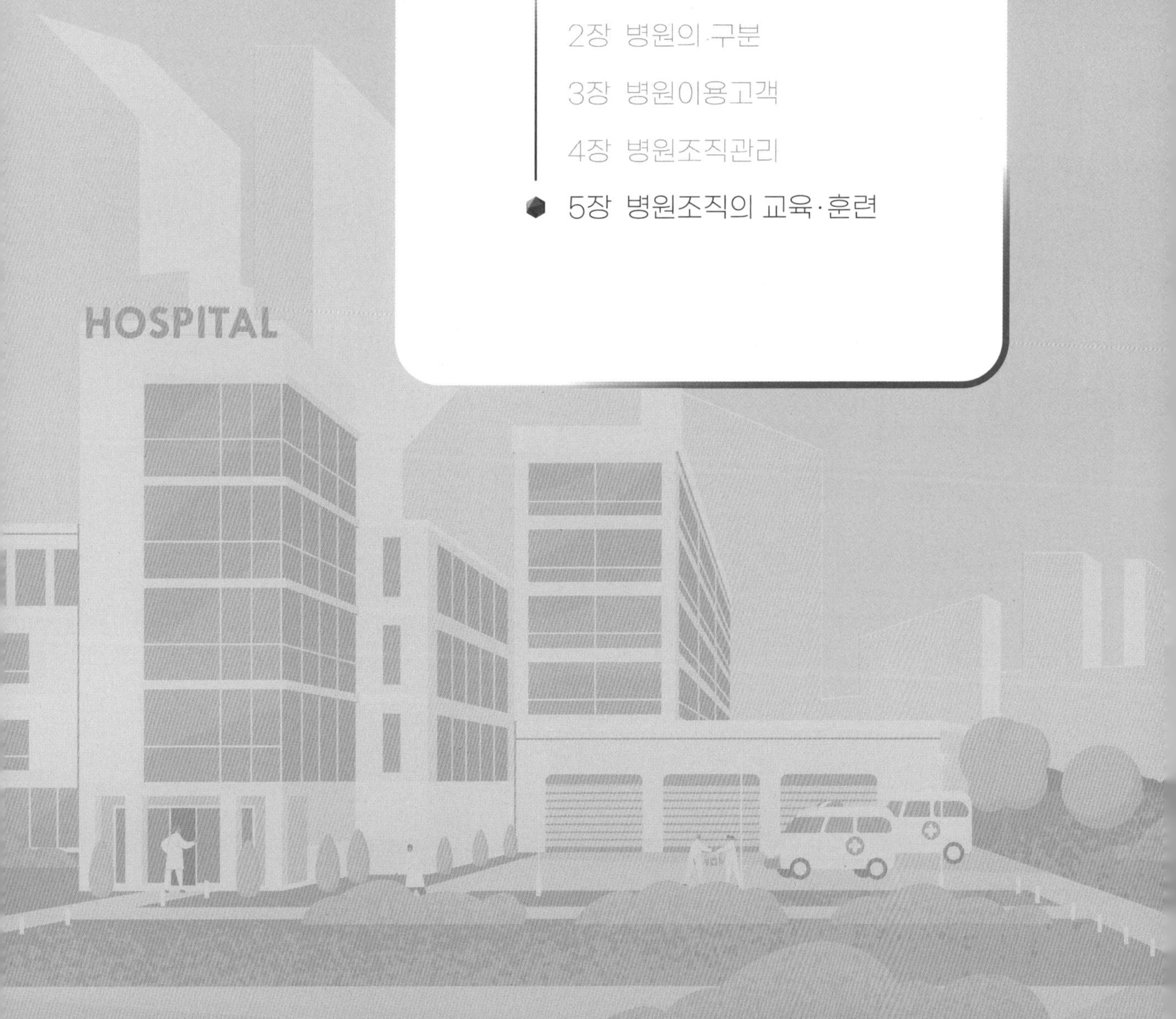

5장 병원조직의 교육·훈련 (Education & Training)

1 교육·훈련의 이해

조직은 구성원의 전문적인 기술과 능력 향상, 성취동기를 부여하기 위해 교육 · 훈련의 기회를 제공한다. 교육 • 훈련은 경력개발과 긍정적인 팀워크 조성, 그리고 조직의 안정성과 활성화에도 도움이 된다. 무엇보다 교육 · 훈련의 궁극적인 목적은 성과향상이라 할 수 있다.

교육(education)과 훈련(training)은 크게 구분하지 않고 사용되고 있으나 기대효과에서 약간의 차이가 있다.

표 5-1. 교육·훈련의 구분

	교육	훈련
의미	· 일반적인 지식, 기능, 태도 육성하는 것을 의미 · 개인의 능력 배양, 잠재력 개발의 정신적인 의미	· 문제해결, 관행, 행동을 변경하는 것에 의미 · 육체적인 기술에 필요한 지식 습득 및 기술 연마
목표	· 장기적 목표	· 단기적 목표
기대효과	· 보편적 지식의 학습 · 다양한 결과 · 장기적 효과	· 특정 직무기능의 습득 · 특정한 결과 · 단기적 효과

1) 교육·훈련의 원칙

조직을 효율적으로 관리하고 운영하기 위해서는 서로 다른 직무의 중요성을 인정하고, 이해하며 긴밀한 결속력을 바탕으로 팀워크가 잘 이루어져야 한다. 모든 조직 구성원이 교육에 대한 관심과 중요성을 인식하고 참여하면 서로를 이해하는 데 도움이 되고, 교육 효과는 높아질 수 있다.

효과적인 교육을 위해서는 다음과 같은 원칙이 필요하다.

표 5-2. 교육·훈련의 원칙

원칙	의미
근접성의 원칙	나중에 학습한 내용이 학습자들에게 가장 잘 기억된다는 것을 의미하는 원칙, 학습상황에서는 수업종료부분에 한 내용이 가장 참신하다는 것을 의미
적합성의 원칙	모든 교육 · 훈련, 정보, 교육용 보조자료, 사례연구, 기타 모든 것들이 학습자들의 요구에 잘 부합되어야 한다는 것을 의미
동기부여의 원칙	학습자들의 학습동기가 학습효과에 큰 영향을 미치므로 동기를 부여하는 것이 중요하다는 의미
최신의 원칙	일반적으로 처음 배운 내용이 가장 잘 학습된다는 것을 의미하는 것으로 첫 인상이나 강의 첫 시간, 서두가 중요하다는 의미
양방향커뮤니케이션의 원칙	교육 · 훈련은 일방적인 강의보다는 학습자들과 함께 의사소통을 할 수 있도록 진행되어야 한다는 것을 의미
피드백의 원칙	학습자가 교육내용을 얼마나 이해했는지, 강의진행속도는 적절한지를 파악하면서 교육을 진행해야 한다는 것을 의미
참여 학습의 원칙	학습자들이 능동적으로 학습에 참여할 때 학습효과가 높다는 것을 의미
오감활용의 원칙	학습자들이 학습에 능동적으로 참여하고 되도록 많은 감각을 사용하면 오랫동안 기억할 수 있다는 것을 의미 (시각적 감각은 지속시간이 1초 미만이며, 청각적 감각은 4초 정도로 보고, 듣고, 말하고, 느끼게 하여 기억효과를 높이라는 것)
반복학습의 원칙	반복 학습하면 오래 기억된다는 것을 의미. 학습자들이 새로운 지식을 습득할 때 학습하고, 이를 일정한 간격을 두고 반복하면 오랜 시간 기억 할 수 있는 가증성이 증가된다는 것을 의미.

2) 교육·훈련 절차

교육・훈련은 뚜렷한 목표와 체계적인 절차에 의해 진행되어야 한다. 목표는 실현 가능하면서 실무에서 표시가 나고, 효과도 있어야 한다.

진행이 일방적이거나 계획적이지 않으며, 교육・훈련의 효과가 낮을 뿐 아니라 참여도가 낮아질 수 있다. 또 낮은 만족도로 이어질 수 있다.

따라서 교육・훈련 실시에 앞서 요구도를 파악하고 필요성을 분석하여 프로그램을 설계하여야 하며, 교육훈련을 실시한 후에는 평가를 통해 효과를 검증하여야 한다.

이 모든 과정은 피드백을 통해 관리해 나가야 하며 조직의 종합시스템과 연계되어야 한다.

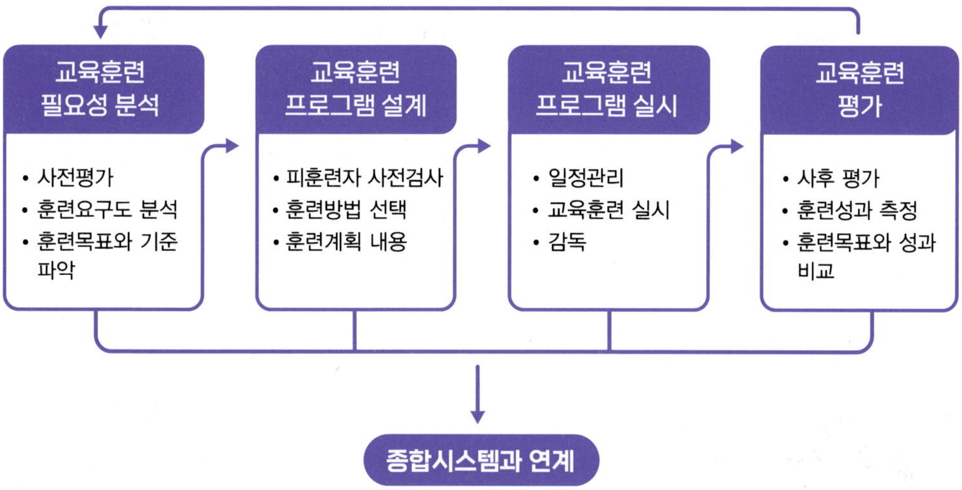

그림 5-1 교육 · 훈련 절차

2 교육·훈련의 구분

1) 대상에 따른 구분

교육 • 훈련은 신입직원부터 최고경영자까지 모두가 대상이 되며, 직급, 직책에 따라 내용과 방법은 달라질 수 있다.

예를 들면 신입직원은 업무내용이나 시스템 활용 방법 등 입직훈련을 멘토 방식으로 실시할 수 있다. 반면 경력직원 교육은 전문 기술이나 새로운 장비 활용 방법, 관리, 리더십 등의 내용으로 구성할 수 있다.

대상에 맞는 내용이 직무 수행 능력을 향상시킬 수 있고, 교육 참여와 효과를 높일 수 있기에 프로그램을 계획할 때 대상은 고려해야 할 중요한 요소이다.

계층별 교육 내용을 구분하면 다음과 같다.

표 5-3. 계층별 교육·훈련 내용

최고 관리자	중간 관리자	실무자
· 위기관리능력 · 조직 관리 · 핵심 가치 개발	· 업무성과 관리 · 조직원 관리 · 팀워크 향상 관리	· 책임의식 · 고객지향적 태도 · 직무수행능력

최고 관리자	중간 관리자	실무자
· 조직 목표 관리 · 리더십	· 리더십	· 사명감 · 서비스 마인드

2) 장소에 따른 구분

교육 · 훈련은 그 내용이나 운영방식에 따라 직장 내에서 이루어질 수도 있고, 외부에서 이루어질 수도 있다. 직장 내에서는 주로 선임자나 내부 직원이, 외부에서는 해당 분야 전문가가 교육 · 훈련을 주로 담당하게 된다. 따라서 교육 장소는 교육자가 내부 직원인지, 외부 전문가인지도 구분하는 기준이 된다.

(1) 직장 내 교육·훈련(On the Job Training. O.J.T)

근무현장에서 실제 직무를 수행하며 교육 · 훈련을 하는 방식이다. 선임자가 업무 수행하는 모습을 보면서 배우거나 실제 현장에서 직접 직무수행을 하면서 배우는 방법이다.

부서별 미팅, Pair system, 현장 기술지도 등이 직장 내 교육 · 훈련(On the Job Training. O.J.T)에 해당된다.

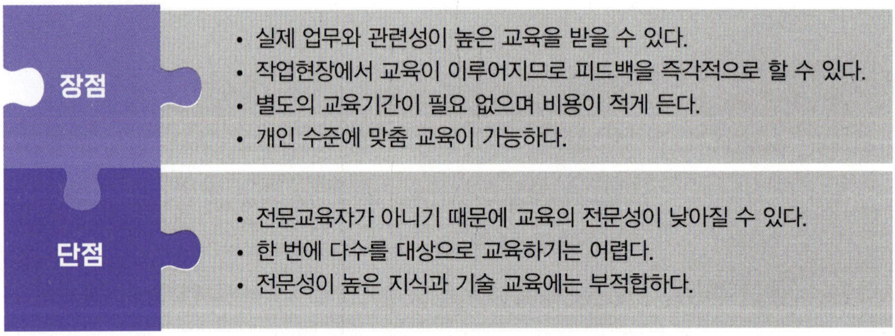

그림 5-2 직장 내 교육 · 훈련 특징

(2) 직장 외 교육·훈련(Off the Job Training. Off.J.T)

근무 현장이 아닌 곳에서 전문적으로 실시하는 대규모 집합교육 방식이다. 업무 수행에 직접적인 관련성이 낮더라도 모든 직무에나 공통적으로 해당되는 보편적인 내용이나 일반적인 직업윤리, 직업관, 그리고 대인관계 교육에 적합하다.

파견(派遣) 교육・훈련, 세미나, 해외연수, 외부 기관 위탁 등이 직장 외 교육・훈련(Off the Job Training. Off. J.T)에 해당된다.

장점
- 전문강사에 의한 지도로 교육 수준과 교육 효과가 높다.
- 교육에 집중할 수 있다.
- 다수를 대상으로 동시 교육이 가능하다.
- 타 부서 종사자와의 지식, 경험을 교류할 수 있는 기회가 된다.

단점
- 교육내용이 직무와 관련성이 낮아질 수 있다.
- 교육성과 피드백까지가 시간이 오래 걸릴 수도 있다.
- 별도의 교육장소가 필요하고, 교육비용이 발생한다.
- 다수를 대상으로 교육하기 때문에 개인별 요구를 반영하기 어렵다.

그림 5-3 직장 외 교육 · 훈련 특징

3) 방법에 따른 구분

교육・훈련 방법은 강의, 토의법, 실습 등으로 구분할 수 있고, 내용이나 대상에 따라 방법은 달라질 수 있다.

내용에 따라 강의의 방식이 적합할 수도 있고, 실습이나 토의가 필요할 수도 있다. 대상에 따라서는 경영이나 전략수립이 중요한 최고관리자는 문제해결방식의 토의, 실무자는 업무에 바로 적용할 수 있는 실습 교육이 효율적일 수 있다. 즉 교육 장소, 시간, 대상을 고려해서 방법을 선택하여 적용해야 한다.

(1) 강의법

강사가 교재를 중심으로 훈련 내용을 전달하여 전문적인 지식을 심화시킬 수 있다.

단시간에 많은 내용을 전달해야 할 때 적합하며, 한 번에 많은 인원을 교육할 수 있고, 비교적 교육비용이 작게 든다는 장점이 있다. 하지만 개인 차이를 고려하기가 곤란하고, 교육 효과가 낮다는 단점이 있다.

(2) 토의법

학습자의 지식, 경험을 최대한 활용하여 서로의 의견을 교환할 수 있고, 집단 사고를 통해 효율적인 해답을 얻을 수 있다. 토의를 통해 사회적 기능과 태도가 향상될 수 있고, 공동체 의식이 높아질 수 있으나 시간과 경비가 많이 소요될 수 있고, 한 번에 많은 인원이 참여할 수 없다는 단점이 있다.

토의법에는 브레인스토밍, 심포지엄, 패널토의, 세미나 등이 있다.

표 5-4. 토의 방법

방법	내용
브레인스토밍 (Brainstorming)	특정한 주제에 대하여 여러 사람이 자유롭게 아이디어나 의견을 말하여 문제 해결을 해 나가는 방법
심포지엄 (Symposium)	두 사람 이상의 전문가가 서로 다른 각도에서 의견을 발표하고, 청중을 공개토론 형식으로 참여시키는 방법 전문가의 발표 내용을 사회자(전문가)가 정리하고 청중이 질문하는 형태로 진행
패널 토의 (Panel discussion)	몇 명의 전문가가 청중 앞에서 견해를 발표하고 토론하며, 청중과 질의 응답하는 방법 100분 토론 프로그램 형태로 사회자는 토론을 촉진하는 역할을 수행(꼭 전문가가 아니라도 된다.)
세미나 (Seminar)	주제에 대한 연구결과를 발표자가 공식적으로 발표하고 참가자들이 의견을 개진하고 질문하는 방법

(3) 실습법

실제 수행하는 업무에 관한 이론과 실제 사용하는 기술 교육을 시키는 방법이다. 기술을 직접 습득할 목적으로 교육이 이루어지기 때문에 반복적으로 훈련하는 경우가 많다. 실습법은 업무에 필요한 지식과 기술을 통합할 수 있고, 현장에 바로 적용할 수 있다는 장점이 있다.

산업현장에서 선임자의 지도하에 업무를 수행하면서 배우는 현장교육과 정해진 실습장에서 교육을 받는 방법이 있다. 실습장에서 하는 방법은 직장 내 교육 · 훈련(On the Job Training, O.J.T)과 유사하나, 부족한 부분을 찾아내어 반복적으로 연습을 할 수 있다는 점이 차이라고 할 수 있다.

3 교육·훈련 평가

1) 교육·훈련 평가 단계

교육 · 훈련 평가는 최종적인 산물이 되는 조직효과성 변화를 측정하는 것으로서 교육 · 훈련을 통해 조직이 얻는 이익을 파악하는 것이다.

실시 후 목적 달성 정도를 분석하고, 학습자들의 행동변화 측정을 위해 반드시 평가가 이루어져야 한다. 교육・훈련이라는 학습과정을 통해서 학습자에게 어떤 변화가 생기는지 파악하고, 측정하여 결과를 다음 교육 · 훈련 계획에 활용해야 한다.

교육・훈련 효과의 평가는 반응, 학습, 행동, 그리고 결과, 4가지 수준에서 평가되어야 한다.(Kirkpatrick 모형)

☑ 반응(Reaction) 수준

교육 참가자가 교육 · 훈련을 어떻게 생각하는가?

교육 참가자들을 대상으로 프로그램에 대한 전반적인 느낌이나 만족도에 대한 평가를 실시한다. 평가는 주로 설문지나 인터뷰 등의 방법을 사용하여 교육방법이나 강의자체에 대한 유용성을 평가한다.

응답이 주관적이며, 편견이 개입될 수 있다.

☑ 학습(Learning) 수준

어떤 원칙, 사실, 기술을 배웠는가?

교육 참가자들의 지식, 기술, 태도 향상도에 대한 평가를 의미한다. 평가는 교육목표 달성 정도를 측정하는 것으로서 사전 · 사후 비교, 교육을 받은 집단과 받지 않은 집단 비교, 시험 등의 방법으로 평가한다.

효과적인 평가 방법을 활용한다면, 객관적이고 계량적인 결과를 도출할 수 있다.

☑ 행동(Behavior) 수준

교육 · 훈련이 업무수행에 있어 어떤 행동 변화를 가져왔는가?

교육 참가자들의 성과행동에 일어난 변화에 대한 평가를 의미한다. 인터뷰나 직접 · 간접적인 관찰, 그리고 설문조사를 통해 교육내용을 현장에서 어떻게, 어느 정도로 적용하고 있는지를 평가한다.

실제 직무성과를 측정하기에 학습의 전이효과 확인이 가능하다.

☑ **결과(Result) 수준**

교육 · 훈련이 비용 절감, 품질개선, 생산증대 등의 결과를 가져왔는가?

교육・훈련이 조직에 이익을 주었는가를 평가한다. 이익은 생산성, 이직, 품질, 시간, 매출액, 각종 비용 등과 같은 구체적인 수치를 통해 확인한다. 따라서 측정이 모호한 조직목표를 평가와 결합하는 것에 한계가 있다.

2) 교육·훈련 평가방법

교육・훈련은 교육을 받은 후 행동의 변화를 목적으로 하기에 효과를 평가하기가 용이하지 않다. 행동의 변화까지 시간이 많이 소요되기도 하고, 교육・훈련과 행동의 변화 간 인과관계가 선명하지 않을 수도 있기 때문이다.

(1) 만족도 조사

프로그램 종료 후 시행하는 가장 기본적인 평가 방법이다. 프로그램 참가자에게 프로그램 내용, 유효성, 또는 운영방법에 대한 의견, 만족도를 확인하여 반응수준을 측정하는 방법이다.

장점

- 적은 비용으로 자료를 쉽게 수집할 수 있다.
- 결과를 다른 프로그램 계획에 활용할 수 있다.

단점

- 참가자가 운영자의 기대치를 의식해서 답변할 가능성이 있다.
- 정성적인 의견 수집에는 한계가 있다.

(2) 역량 평가

프로그램을 통해 획득된 지식이나 기술을 측정하는 방법이다. 효과 측정 시 그 효과가 교육에 의한 것인지, 참가자의 선행지식, 심리상태 등 다른 변수에 의한 것이지 확인이 어렵기 때문에 신뢰성 높고, 타당한 평가방법 적용이 중요하다.

효과 측정을 위해 프로그램 종료 후 테스트를 실시하는 방법, 참가자의 프로그램 참여 전・후를 비교하는 방법, 그리고 프로그램 참가자와 미참가자를 비교하는 방법 등이 있다.

표 5-5. 교육·훈련 평가방법

방법	내용
전 · 후 비교법	교육 · 훈련을 실시하기 전과 후의 숙련도와 변화를 비교하여 훈련 성과를 평가하는 방법이다.
표준비교법	교육 · 훈련을 받은 집단과 받지 않은 집단을 구분하여 그 효과를 비교함으로써 교육 · 훈련의 유효성을 평가하는 방법이다.
테스트법	특정한 기술이나 지식 습득을 목적으로 하는 교육 · 훈련의 경우, 교육 · 훈련 이후 시험을 실시하여 목적 달성 여부를 평가하는 방법이다.
상호평가법	학습자 상호간에 직무에 관한 지식, 기술은 물론 태도 등을 평가하는 방법이다.
교육 · 훈련보고서	반복적인 교육 · 훈련으로 효과가 검증된 경우, 단순한 교육시간, 비용 등을 보고하게 함으로써 교육 · 훈련에 대한 성과를 평가하는 방법이다.

(3) 직무성과 평가

비교적 장기적인 관점에서의 평가이다. 교육 • 훈련의 궁극적인 목적은 직무성과에 있다. 직무성과를 평가하는 객관적인 척도는 생산비용 감소, 수익률 증가, 이직률 감소 등이 있다. 직무성과는 구성원들이 조직의 과업을 효율적이며, 효과적으로 수행하는 수준이다. 과업수행에 필요한 맡은 직무 수행을 위해 체계적이고 지속적인 교육 • 훈련 제공은 꼭 필요하다.

조직 구성원 한명, 한명이 각자의 직무에 만족하며 조직의 목표와 개인의 목표를 동일한 가치로 추구하는 조직은 조직성과가 높아진다. 따라서 직무에 성과와 있고, 조직의 유효성이 향상되었다면 교육 • 훈련은 효과가 있다고 볼 수 있다.

4 병원조직 교육·훈련(Education & Training)

병원조직을 운영하는데 필요한 경영자원 중 가장 중요한 것이 인적자원이라 할 수 있다. 병원은 다른 조직보다 다양한 전문 인력으로 구성되어 있으며, 노동집약적인 구조가 특징이기 때문이다. 따라서 병원조직에서의 인적관리는 병원의 생산성에 직접적인 영향을 주게 된다.

의료서비스는 사람을 대상으로 하며 생산과 소비가 동시에 일어나기 때문에 직원의 채용과 교육, 그리고 관리는 매우 중요하다. 신규직원들은 업무에 맞게 체계적으로 다듬어져야 하며, 지속적으로 육성되어야 한다. 그리고 기존 직원들은 환경 변화에 맞게 새로운 기술과 능력을 갖춰야 한다. 이 때 필요한 것이 교육 • 훈련이다. 병원조직의 교육 • 훈련은 의료행위나 경영에 관한 지식이나 기술을 학습하도록 함으로써 보다 유능한 인재를 양성하는데 그 목적이 있다.

신입직원부터 최고경영자에 이르기까지 자기개발 노력을 조직의 목표와 연계하여 적극적으로 지원하는 교육・훈련 시스템을 갖추는 것은 병원조직의 장기적인 발전을 위하여 꼭 필요하다.

PART Ⅱ
의료서비스 실무

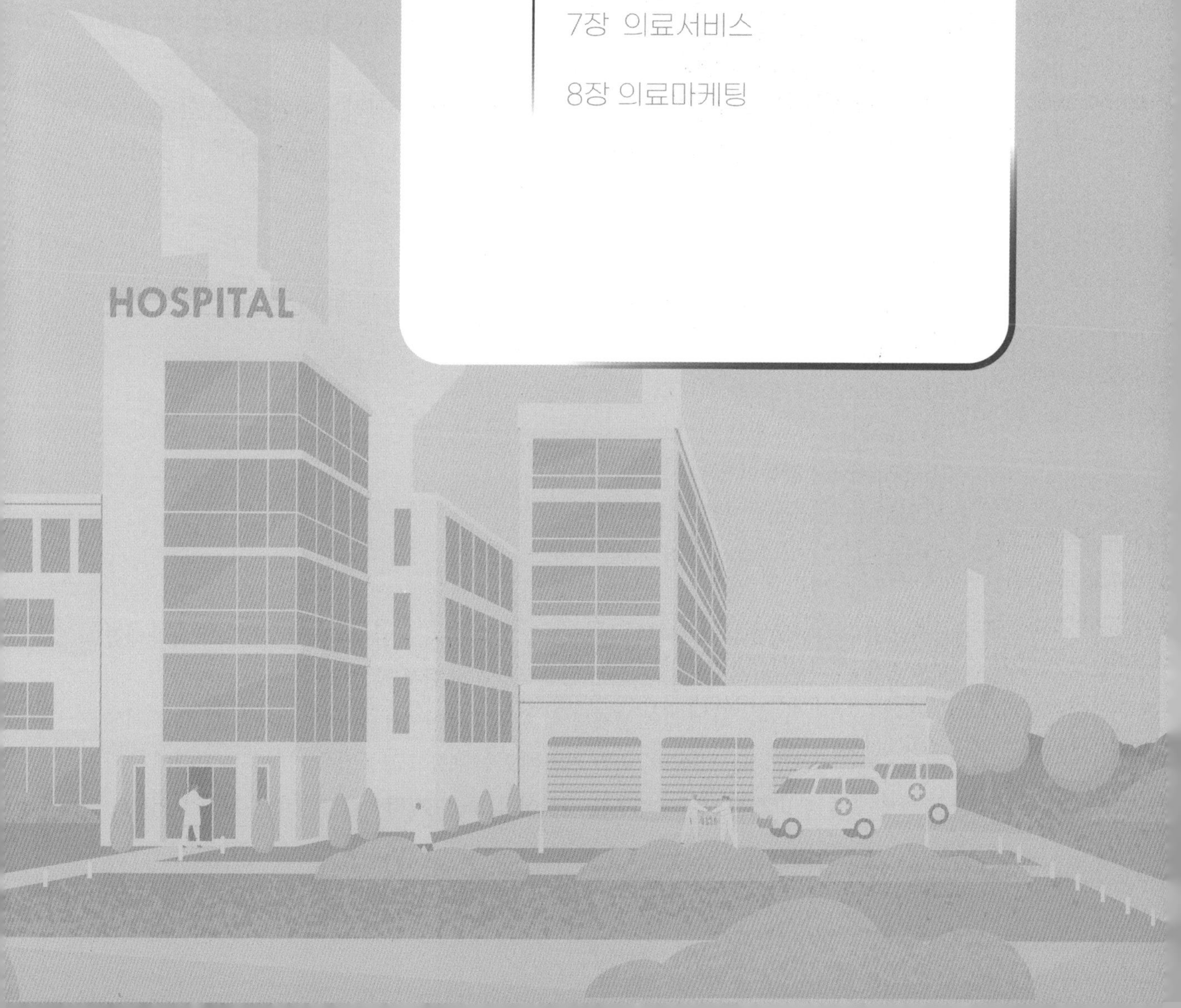

6장 서비스의 이해

1 서비스 중요성

서비스 어원은 예속, 종속이라는 라틴어 세르부스(servus:노예)에서 유래되었다. 미국 마케팅학회에서는 서비스를 판매목적으로 제공되거나 상품 판매와 연계해서 제공되는 제반활동, 편익, 만족이라고 정의하였다.

서비스는 타인의 이익을 위하여 정신적 혹은 육체적 노동을 제공하는 행위를 의미한다. 즉 내가 아닌 다른 사람에게 도움을 주거나 호의를 베푸는 행위, 무료 제공이나 봉사 등 선의적인 뜻을 담고 있다.

서비스라는 단어의 각 철자에는 이런 의미가 담겨 있다.

- S(Smile, Speed, Sincerity): 미소를 담고 신속하고 성의 있게 행하는 서비스
- E(Energy): 활기 넘치는 서비스
- R(Revollution): 새로운 서비스
- V(Valuable): 가치 있는 서비스
- I(Impressive): 감동이 있는 서비스
- C(Communication): 고객과 소통하는 서비스
- E(Entertaining): 유쾌하게 환대하는 서비스

생활수준이 향상됨에 따라 사람들의 소비 욕구는 높아지고 요구사항은 점점 더 다양해졌다. 이에 서비스도 개개인의 특성을 고려한 맞춤형으로 변화하고 있다.

서비스는 약속이며, 그 약속이 제대로 실행될 때 가치가 높아지는 것이다. 상품의 경우, 표시된 가격 자체가 품질을 약속하는 것이며, 비싼 가격에도 불구하고 고품질을 기대하는 고객에게 가치를 느끼게 해 줄 때 고객은 기꺼이 비용을 지불하고, 또 다른 약속을 계약하게 되는 것이다.

서비스는 제공받는 사람의 만족을 목표로 한다.

고객만족은 서비스나 상품의 재이용, 재구매로 이어지기 때문에 기업은 수익이 높아진다. 즉 서비스의 궁극적인 목적은 제공자의 수익상승이라고 할 수 있다.

1) 산업분야별 서비스

'이건 서비스입니다.' 누구나 들어봤을 이 말은 서비스가 공짜이거나 덤이라는 의미를 담고 있다. 서비스는 최종 산출물이 물리적인 제품이나 구조물처럼 물리적인 형태로 나타나는 것이 아니기 때문에 공짜라는 인식이 있었으나 그것은 물적 상품만을 다루던 산업사회 초기단계의 사회적 편견과 오해다. 오늘 날 서비스업은 크게 성장하여 일상 모든 부분에서 서비스가 거래된다.

표 6-1. 산업분야별 서비스

종류	분야	상황
정부 서비스	사법 · 소방 · 복지 · 국방 등	· 시 · 구청에서 민원서류를 발급받는 상황
사회기반 서비스	교통 · 통신 · 전기 · 상하수도 등	· 비행기나 기차를 예매하여 이용하는 상황
유통분배 서비스	슈퍼 · 숙박 · 음식점 등	· 호텔에서 쉬고, 부대시설을 이용하는 상황
금융 서비스	은행 · 보험 · 리스 등	· 은행에서 돈을 입금하고, 공과금을 납부하는 상황
비즈니스 서비스	컨설팅 · 세무 · 회계 · 광고 등	· 사업을 계획하여 준비하고, 진행하는 상황
의료 서비스	상담, 진료, 치료, 검사 등	· 병원에 가서 상담을 받고 상황에 맞는 치료를 받는 상황
교육 서비스	교육, 상담, 진로지도 등	· 상담을 통하여 진로를 성택하는 상황 · 교육기관에서 교육을 받는 상황

유형의 제품은 서비스를 통해 가치가 생성되고, 제조업과 서비스업의 융복합을 통한 시너지 효과는 부가가치를 높일 수도 있다. 따라서 서비스 제공자는 업무지식은 물론, 커뮤니케이션, 고객응대 등의 역량을 갖추어야 한다.

2) 고객(Customer)

customer, 고객이라는 뜻의 이 단어는 반복적으로 행하는 습관과 같은 것이라는 의미를 지닌 custom에서 유래되었으며, 기업에서 만들어낸 제품과 서비스를 구매하거나 소비함으로써 이익창출에 직접적으로 기여하는 사람이나 집단을 말한다.

고객이란 조직이 존재하는 기반이며, 그들에게 제품과 서비스를 제공하는 것이 아니라 조직이 제품과 서비스를 제공할 수 있는 기회를 주는 혜택의 제공자라 할 수 있다.

☑ 고객의 의미

1. 우리가 하는 일의 목적이다.
2. 우리가 그들에게 의존한다.
3. 우리에게 기회를 주는 사람이다.

※ 우리가 해야 할 일은 고객과 우리 모두에게 유익하도록 노력하는 것이다.

고객에는 내부 고객과 외부 고객이 있다.

외부고객은 상품과 서비스를 구매하여 사용하는 소비자, 거래처(회사, 대리점, 협력업체 등), 각종 기관, 단체, 주주 등이 해당된다. 일반적으로 고객이라 함은 외부고객만을 생각하기 쉽다. 하지만 조직 내부에서 가치창조에 직접 참여하는 사람. 즉 직원, 동료, 상사, 타부서 직원도 모두 고객으로 이들은 내부 고객이라고 한다.

즉 제품이나 서비스를 구입하는 소비자뿐만 아니라 거래나 관계형성이 보다 긴밀해지고 돈독해 지도록 영향을 미치는 주변 사람 모두를 고객이라 할 수 있다.

병원은 환자를 고객으로 인식하던 예전 개념에서 오늘날 건강한 사람, 혹은 건강을 오래 유지하고 싶은 사람, 나아가 직원과 지원업체까지 고객을 광의의 개념으로 확대하고 있다.
존스 홉킨스 데이비스 헬만 박사는 환자 없이 세계 최고의 기술이 존재하지 않으며, 의사들이 기술에 자만할 때 세계 최고는 물거품이 된다고 강조하면서 의료서비스 중심에 고객(환자)이 있다고 하였다.

3) 고객만족(Customer Satisfaction. CS)

만족이라는 영어 Satisfaction은 satis(충분)와 facere(만들다)라는 라틴어에서 유래되었으며, 성취하거나 무엇을 채운다 라는 뜻이다. 고객만족이라는 용어는 오래전에 등장한 개념이지만 경영학 측면에서 볼 때, 일대 혁명이 아닐 수 없다. 경영패턴을 바꾸어 시장의 주도권을 공급자에서 소비자 중심으로 변화시켰기 때문이다.

고객만족은 고객이 제품을 사용하는 과정이나 사용 후에 느끼는 만족감이 구매 전에 인지된 기대와 얼마나 일치하느냐 하는 심리적 과정이다. 만족도는 고객 경험과정과 경험결과에 따라 달라질 수 있으며, 고객이 느끼는 어떤 가치에 대해서 적절한 보상을 받았다고 느낄 때 높아진다.

고객만족 중심에는 사람이 있고, 고객만족에는 스마일(Smile), 스피드(Speed), 서비스(Service)라는 핵심요소가 있다. 3S는 고객응대 기본 자세이기도 한다.

고객 만족도 상승은 기업이 불황극복을 위한 경영전략에 의해서 가능하다. 실제 대다수의 기업들이 어려운 경영환경을 극복하기 위해 제품 및 서비스 개선 등 고객만족을 위해 노력하고 있다.

(1) 스마일(Smile)

고객을 항상 웃는 얼굴로 대한다는 것은 고객응대에 있어 기본이며 매우 중요하다. 스마일은 입모양만 웃는 것이 아니라 환한 얼굴, 단정한 용모, 명랑한 음성, 정중한 태도 등을 모두 포함한다.

(2) 스피드(Speed)

스피드는 고객 불만을 최소화 하는데 중요한 요소이다. 서비스 제공자의 1분이 고객에게는 10분처럼 느껴질만큼 큰 상대적 차이가 존재한다는 것을 인식해야 한다.

(3) 서비스(Service)

친절하고 정중한 자세로 고객을 응대하는 것에서 시작하여 고객 입장을 이해하고, 고객의 요구사항을 파악하며 고객과의 약속을 이행하고, 철저한 사후관리까지, 고객의 기대 이상의 것을 제공하는 것을 서비스라고 한다.

2 서비스 구분

1) 내용에 따른 구분

서비스의 내용에 따라 정신적, 태도적, 기능적, 그리고 희생적 서비스로 구분할 수 있다. 상황이나 상품의 특성에 따라 제공하는 서비스는 달라지며, 한 번에 한 가지 유형의 서비스가 제공되기도 하고, 여러 가지가 결합되어 제공되기도 한다.

(1) 정신적 서비스

자신의 이익보다는 다른 사람에 대한 공헌을 중시하는 서비스이다. 고객 중심적 사고와 고객 편익을 우선시하며 고객을 따뜻하게 맞이하는 마음이 정신적 서비스에 해당된다.

(2) 태도적(환경적) 서비스

태도적 서비스는 서비스 제공자의 자세, 태도는 물론 시설이나 관리상태 등 환경적 요소도 포함된다. 백화점이나 호텔에서 그 중요도가 특히 높고, 고객들의 욕구가 점점 고급화되고 기대수준이 높아지면서 모든 업종에서 태도적 서비스의 중요도는 더 높아지고 있다.

(3) 기능적(업무적) 서비스

기능적 서비스는 지식이나 기술 그 자체라 할 수 있다. 전문적인 정보나 지식을 바탕으로 하는 전문상담, 전자제품이나 자동차 수리 등 기능이 경제적 가치(교환가치)를 가지게 되는 경우가 해당된다. 의사나 의료기사가 환자를 진료하고, 검사하며 치료하는 의료행위도 기능을 기반으로 하는 서비스라 할 수 있다.

(4) 희생적 서비스

이익이나 원가를 계산하지 않고 아주 낮은 가격이나 아예 무료로 제공하는 서비스를 말한다. 이 경우는 단독으로 제공되기보다는 다른 서비스의 영업정책으로 주로 활용되기에 서비스 유형에 포함시키지 않는 경우도 있다.

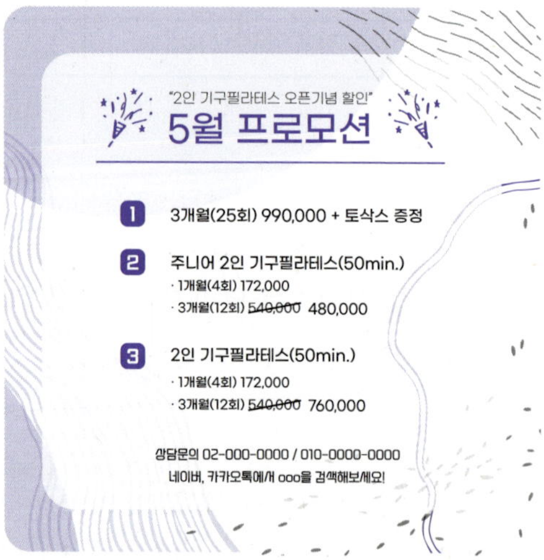

2) 고객관점에 따른 구분

서비스 수요자, 즉 고객의 관점에서 서비스를 분류하면 편의서비스(convenience service), 선매서비스(shopping service), 전문서비스(specialty service)로 구분할 수 있다. 고객이 인지하는 서비스 결과에 대한 위험부담, 서비스 선택에 투자하는 시간과 노력, 서비스에 관여하는 정도는 업종이나 종류에 따라 차이가 있다.

(1) 편의서비스(convenience service)

고객이 서비스를 선택할 때 최소한의 쇼핑 노력만을 들이는 상품이다. 편의서비스 상품은 접근성이 가장 중요한 선택 요인이 된다. 또 만약 선택이 잘못되거나 실패하더라도 위험성이 낮고, 대체성이 매우 높은 상품이기에 고객은 상품선택에 시간이나 경비를 거의 투자하않는다.
따라서 제공자 입장에서는 단골고객 확보가 어렵다는 단점이 있다.
편의점, 서점, 관공서 등이 편의서비스에 해당된다.

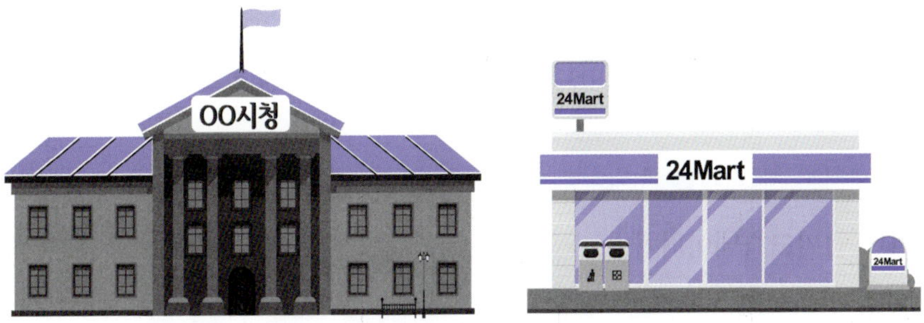

(2) 선매서비스(shopping service)

고객이 구매하려는 서비스에 관한 정보를 탐색하고, 업체별 차이를 비교적 꼼꼼하게 비교하여 구매하는 상품이다. 고객이 서비스 내용에 일정부분 관여하며, 상품 선택에 실패하면, 단기간 또는 평생 실패경험이 지속될 수 있다.

선매서비스는 전문서비스와 비교하여 대체성이 높기 때문에 서비스 제공자는 고객관리를 통해 단골확보를 하기 위해 많은 노력을 한다. 또 업체간 경쟁으로 온 · 오프라인을 홍보에도 집중하게 된다.
미용실, 피부관리실, 병원은 피부과, 치과 등이 선매서비스에 해당된다.

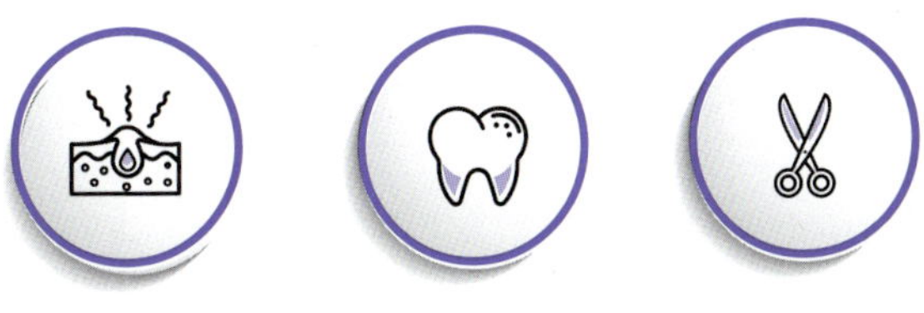

(3) 전문서비스(specialty service)

전문서비스는 경쟁업체와 비교할 수 없는 특별함 때문에 고객 충성도가 매우 높다. 전문서비스 상품은 잘못 선택하였거나 실패하면, 회복이 안 될 정도로 위험도가 매우 높다. 때문에 고객은 서비스 선택을 할 때 제공자의 전문성과 경력 등을 확인하는 등 많은 시간과 비용을 투자한다.

법률사무소, 부동산 중개, 또는 중증질환 수술이나 치료를 수행하는 의료서비스 등이 전문서비스에 해당된다.

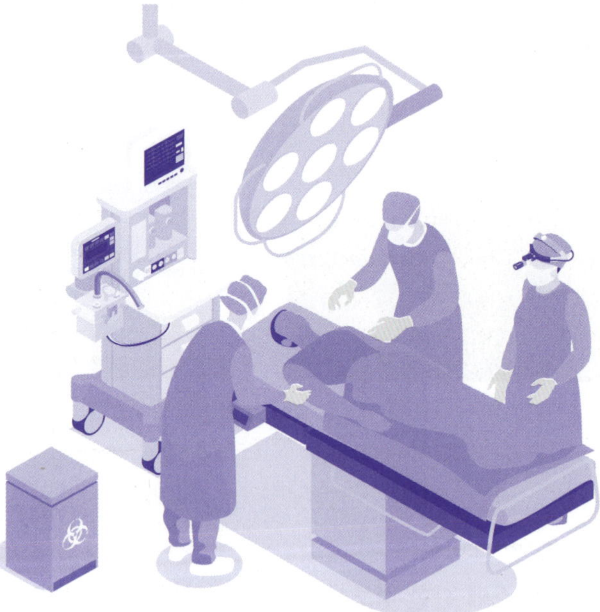

표 6-2. 고객관점에 의한 서비스 분류

구분	인식된 위험도	구매 노력도	고객 관여도	상품 예
편의서비스	낮음	낮음	낮음	편의점, 관공서 등
선매서비스	높음	중간	높음	병원(치과, 미용, 피부), 미용실 등
전문서비스	매우 높음	높음	매우 높음	법률서비스, 부동산, 병원(중증질환) 등

3 서비스 품질(Service Quality)

1) 서비스 품질 개념

물리적인 형태가 없고, 생산과 동시에 소멸되는 서비스의 특성으로 인해 서비스 품질은 정의하기도 어렵고, 측정하기도 어렵다. 절대적이지 않고 상대적인 개념으로 서비스를 경험한 사람의 주관적 가치이다.

서비스 품질에 대한 다양한 정의를 종합하며, 서비스 품질은 고객의 만족에 의해 결정되므로 다양한 심리적 특징을 포함하며, 조직이 경쟁력을 갖추기 위해 지녀야 하는 일반적인 속성이 아닌, 조직의 성공을 좌우하는 중요한 요소이다.

- Lewis와 Booms(1983): 서비스 품질이란 인도된 서비스 수준이 고객의 기대(expectation)와 얼마나 잘 일치하는가의 척도(measure)다.
- Grönroos(1984): 서비스 품질은 소비자의 지각된 서비스와 기대한 서비스의 비교평가 결과이며, 기술적 품질, 기능적 품질, 이미지와 같은 제 변수와 함수관계가 있다.
- Simha,(1985): 서비스 품질은 사용자가 판단하고 생각, 즉 지각으로, 기업이 제공하는 물리적, 인적, 시스템적인 종합적 서비스에 대한 소비자의 기대와 지각의 불일치 차이의 방향과 정도이다.
- Parasuraman, Zeithaml and Berry(1985) – 이하 PZB– : 소비자들이 지각한 서비스 품질이란 서비스 기업이 제공해야만 한다고 느끼는 소비자의 기대와 제공한 서비스 기업의 성과에 대한 소비자들의 지각의 차이다.
- Garvin, (1988) 서비스 품질은 선험적, 제품, 사용자, 제조, 가치 중심적, 5가지 방법으로 접근할 수 있다.

2) 서비스 품질 요소

서비스는 무형이지만 소비자가 서비스 품질은 물리적 환경, 시스템, 서비스 제공자 태도 등이 다 감안되어 평가된다. 예를 들면 호텔을 이용한 고객은 호텔 로비, 객실, 건물의 외관 등과 같은 물리적 환경과 편리한 예약시스템, 그리고 직원의 친절함 등을 다 포함하여 만족 또는 불만족하게 되고 이것이 바로 호텔의 서비스 품질이 된다.

환경이나 시설은 하드웨어, 시스템은 소프트웨어, 그리고 직원의 태도는 휴먼웨어로 구분할 수 있다.

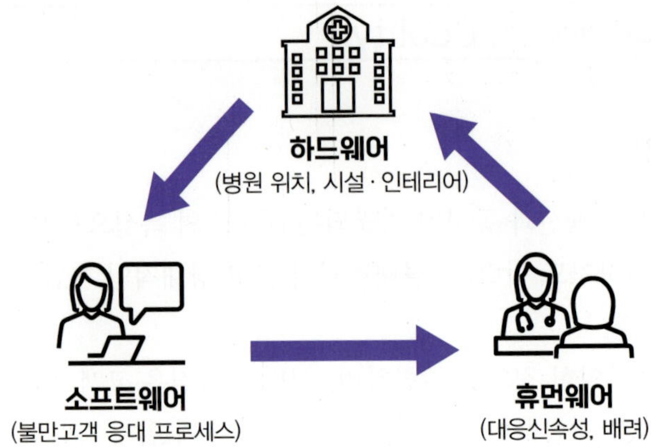

그림 6-1 서비스 품질요소

- 하드웨어(Hardware): 환경, 시설, 제품의 성능 및 사용방법 등
- 소프트웨어(Software): 시스템 도입 · 적용, 합리적인 프로세스, 정보 등
- 휴먼웨어(Humanware): 고객요구에 대한 신속한 대응, 지원의 친절한 태도 등

3) 서비스 품질 측정 방법

서비스가 이루어진 다음 품질 평가를 위해서는 적합한 도구가 있어야 한다. 오늘날 조직에서 서비스 품질은 조직 성과와 직결되며, 조직성패를 좌우하기 때문에 품질 평가는 필수적이다. 하지만 서비스는 유형의 상품처럼 성능, 기능을 평가하는 것이 불가능하다. 서비스 품질은 오직 서비스 이용자의 몫으로 고객만족도나 재이용률 등으로 평가를 받게 된다.

서비스품질 평가를 위해 개발된 여러 방법 중 본 교재에서는 가빈(Gavin), 서브퀄(SERVQUAL), 갭(Gap) 모형을 소개한다.

(1) 가빈(Gavin) 모형

가빈(Gavin)은 사용자에 의해서 인지되는 품질을 8가지 차원으로 구분하였다. 8가지 범주는 성능, 특징, 신뢰성, 적합성(일치성), 내구성, 편의성, 심미성, 지각(품질인지도) 이다.

서비스 제공자는 서비스경쟁력을 높이기 위해 조직이 잘 할 수 있는 것, 고객이 중요하게 여기는 것을 파악하여 8가지 차원 사이의 상쇄관계를 이용하는 것을 제시하고 있다.

① 성능(Performance)

서비스의 기본적 특성으로 기술, 기능, 운영방식을 말한다. 조직에서 핵심적으로 제공하고자 하는 내용으로 의료서비스의 경우, 진료능력, 진료수준, 병원 운영 방법이 여기에 해당된다.

② 특징(Feature)

서비스 경쟁력을 높이기 위한 부가적인 특징을 말하는 것이다. 8가지 차원에서는 성능(Performance) 차원의 부가적인 내용으로 친절한 설명, 편리한 전산시스템, 쾌적한 환경 등이 여기에 해당된다.

③ 신뢰성(Reliability)

실패하거나 잘못될 가능성의 정도를 말하는 것으로 고객이 신뢰할 수 있도록 2중, 3중으로 보증, 증명하는 서비스를 시행하기도 한다. 예를 들면 진료예약 후 예약증을 발급해주지만, 진료예약 문자를 발송하는 것이 신뢰성을 높이기 위한 예이다.

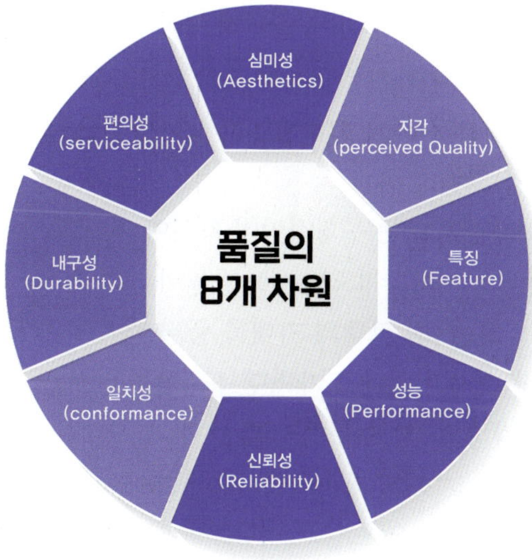
품질의
8개 차원
심미성
(Aesthetics)
지각
(perceived Quality)
특징
(Feature)
성능
(Performance)
신뢰성
(Reliability)
일치성
(conformance)
내구성
(Durability)
편의성
(serviceability)

그림 6-2 서비스 품질 요소(가빈)

④ 일치성(Conformance)

제공받은 서비스가 사전에 약속한 서비스와 일치하는지, 약속 내용에 적합한지를 말하는 것으로 적합성이라고도 한다. 고객의 세분화된 요구, 기대 욕구를 충족시킬 수 있는 능력을 말한다.

⑤ 내구성(Durability)

고객에게 지속적으로 가치를 제공할 수 있는 기간을 말한다. 치료효과, 재발율 등은 개인차이, 생활습관에 따라 차이가 나기 때문에 내구성 측정은 복잡하고 어렵다.

⑥ 편의성(Serviceability)

서비스 속도, 서비스 제공자의 수행 능력, 태도 등을 말한다. 서비스 속도는 편리하게 서비스를 이용할 수 있는가, 서비스가 필요할 때 수리까지 얼마나 시간이 걸리는가 하는 것이고, 서비스 제공에 관해서는 고객만족도, 재수리 요구 등으로 확인가능하다.

⑦ 심미성(Aesthetics)

서비스 사용자가 지각하는 미적인 관점, 즉 주관적인 기준이다. 서비스는 무형이기 때문에 브랜드 이미지, 직원 유니폼 등 물리적인 증거가 심미성을 좌우한다.

⑧ 지각(Perceived Quality)

서비스는 이용 전에는 품질을 알 수 없기 때문에 광고, 명성 등 간접적인 경험을 통하여 품질을 지각한다. 병원의 시설을 보고 의료수준을 평가하고, 상표로 품질을 추론하기도 한다.

(2) 서브퀄(SERVQUAL) 모형

Parasuraman, Zeithaml, Berry는 무형적이며 확인이 어려운 서비스품질 측정을 위해 기대-성과불일치 모델을 근거로 다문항척도인 서브퀄을 개발하였다.

품질 평가를 위해 서비스 이용 전 고객의 기대를 품질 평가에 활용하였으며, 서비스 수행과정과 품질표준을 평가할 수 있어 활용도가 높은 도구이다.

하지만 서비스 분야별로 각 차원의 가중치가 다를 수 있고, 수정 · 보완이 필요한 부분도 있다.

(3) 갭(Gap) 모형

갭(Gap) 모형은 서비스품질의 근본적인 원인을 분석하여 서비스품질을 향상시킬 수 있는 실천방법으로 Parasuraman 등이 제시한 방법이다.

서비스에 대한 기대수준과 실제로 제공되는 서비스의 차이를 줄이기 위해 고객이 서비스를 제공받는 과정을 세분화하고, 각 과정에서 발생할 수 있는 차이를 이용하여 서비스 수준을 평가하는 방법이다.

기업에서는 서비스에 대한 고객의 기대수준과 제공되는 서비스 수준의 차이를 줄이기 위해 다각적인 노력을 하는데, 서비스의 성공은 고객의 기대와 필요라는 점을 인지하고, 실제 고객의 기대와 충족 사이의 격차를 좁히는 것의 중요성을 한 번 더 강조하고 있다.

4 서브퀄(SERVQUAL) 모형

SERVQUAL(서브퀄)은 서비스(Service)와 품질(Quality)의 합성어이다.

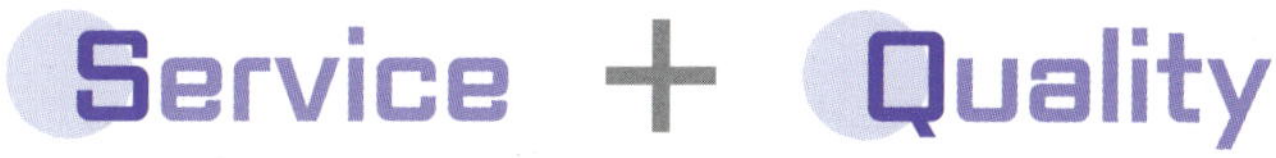

서비스에 대한 고객의 이용 전 기대(Expected)와 이용 후 지각(Perceived)을 측정하여 그 차이를 품질로 평가하는 방법이다.

동일한 설문형태의 도구를 활용하여 서비스 이용 전 · 후 조사를 실시한다. 이용 전 · 후 차이가 많이 날수록 고객은 서비스 품질이 낮다고 평가한다.

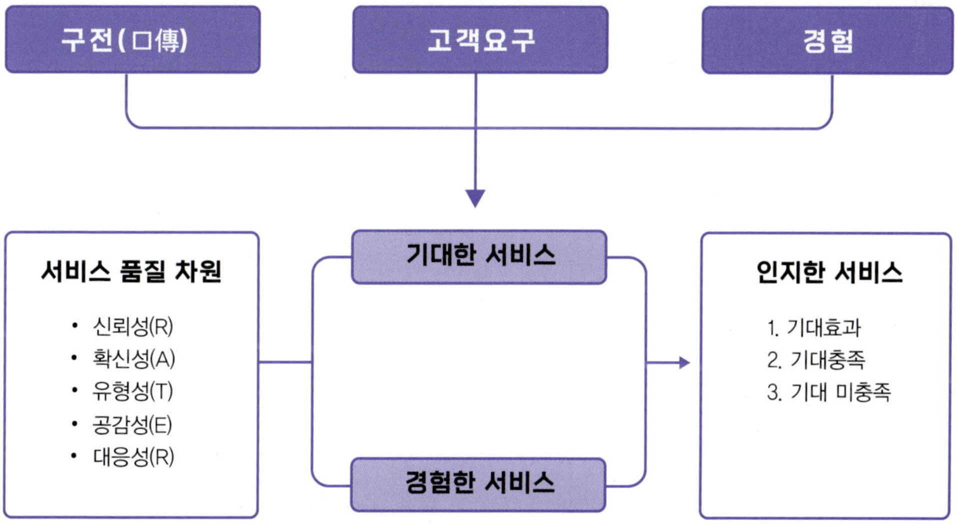

그림 6-3 SERVQUAL 모형 개념

☑ 기대한 서비스 - 경험한 서비스 = 서비스품질(survice Quality)

기대 〈 경험 서비스품질(survice Quality)이 + ⇨ 고객 감동
기대 = 경험 서비스품질(survice Quality)이 o ⇨ 고객 만족
기대 〉 경험 서비스품질(survice Quality)이 - ⇨ 고객 불만족

1) 서브퀄(SERVQUAL) 측정

서브퀄(SERVQUAL)은 고객이 서비스를 이용하기 전, 이용한 후 설문조사 형태로 서비스 품질을 측정한다.

설문지 구성이 1988년 개발 당시는 10개 차원, 97개 항목이었다가 이후 5개 차원, 22개 항목으로 단순화하여 지금은 활용되고 있다.(RATER)

(1) 신뢰성(Reliability)

예약시간을 정확하게 지키는지? 정확한 진단을 내리는지? 서비스가 광고와 일치하는지?
약속한 서비스를 정확하게 제공하는 능력을 평가한다.

(2) 확신성(Assurance)

직원이 전문적 지식을 갖추었는가? 예의바르고 공손한가?
고객이 신뢰할 수 있는 전문성과 제품이나 기술에 관한 확신성을 평가한다.

(3) 유형성(Tangibles)

업무에 적합한 시설을 갖추었는가? 시각적으로 보기 좋은가?
물리적 요소, 시설이용의 편리성, 직원의 유니폼 등 외형에 관한 품질을 평가한다.

(4) 공감성(Empathy)

고객에게 관심을 가지는가? 접근이 용이하고 의사소통이 원활한가?
고객에 대한 진심과 관심, 고객 요구사항에 대해 경청하느냐를 평가한다.

(5) 반응성 (Resposiveness)

즉각적으로 서비스를 제공하는가?' 자발적으로 고객을 도와주는가?
고객에 대한 관심과 고객지향적인 태도, 고객의 요구에 대한 응대성을 평가한다.

5가지 차원은 서비스 분야별로 그 내용에 차이가 있다.

표 6-3. 서비스 분야별 RATER

서비스 분야	유형성	신뢰성	반응성	확신성	공감성
항공사	비행기, 티켓팅, 카운터, 유니폼 등	정시출발, 정시도착	수화물처리, 티켓팅 신속성, 기내 서비스 요청 시 즉시성	신뢰할 수 있는 이름, 안전기록, 능력 있는 종업원 등	개인의 특수한 욕구에 대한 이해와 배려 등
의료 서비스	건물, 대기실, 검사실, 의료장비 등	약속된 시간에 진료, 정확한 진단	고객(환자)에 경청하는 자세, 짧은 대기시간 등	전문지식과 기술, 검증된 자격, 명성과 평판 등	환자를 인간적으로 대하고, 이전 문제를 기억함.
자동차 수리	수리시설, 대기실, 유니폼, 수리장비 등	문제 해결 되었고, 약속 시간을 잘 지킴	접근 가능성, 짧은 대기시간, 요구에 대한 즉각 응대 등	전문적 지식 가진 수리기사	고객 이름 기억, 이전 문제 기억, 선호사항 파악 등
건설업	사무실, 사업계획서, 청구서, 종업원 옷차림 등	예산에 맞는 계획 제안 및 실행	신속한 회신, 건설 과정 상 욕구 변화에 대한 수용	검증된 자격, 명성, 전문지식과 기술 등	고객에 대한 이해, 고객의 특수한 욕구사항 이해 등
여행사	사무실, 여행사 홈페이지 등	고객욕구와 예산 등에 맞는 제안과 예약진행	상품예약, 비자수속	현지 여행지 정보 파악 및 추천	다양한 고객상황(가족여행, 출장, 친목 등) 이해 및 배려

2) 서브퀄(SERVQUAL) 측정 도구

서브퀄(SERVQUAL) 측정을 위한 설문지는 신뢰성 5개 문항, 확신성 4개 문항, 유형성 4개 문항, 공감성 5개 문항, 그리고 반응성 4개 문항, 총 5개 차원, 22개 문항으로 구성되어 있다. 응답은 가, 부(긍정: 1점, 부정: 0점)로 해도 되고, 5점 척도(1점: 전혀 아니다, 2점: 아니다, 3점: 보통이다, 4점: 그렇다, 5점: 매우 그렇다)로 해도 된다.

업종이나 적용 의미를 고려해서 서비스 평가 질문은 고객의 입장에서 이해하기 쉽게 수정해서 활용하면 된다.

표 6-4. 서브퀄(SERVQUAL) 측정 도구

차원	항목	체크
신뢰성	이 ○○은 정해진 시간에 서비스를 약속했다면, 그 약속을 지켰는가?	☐
	이 ○○은 고객에게 문제가 생겼을 때, 직원들이 관심을 보이고 해결해주었는가?	☐
	이 ○○은 고객을 대할 때부터 처음부터 잘 하기 때문에 실수가 없었는가?	☐
	이 ○○은 약속한 시간에 서비스를 제공하였는가?	☐
	이 ○○은 고객에 대해 정확한 자료를 가지고 있었는가?	☐

차원	항목	체크
확신성	이 ○○ 직원들은 자신감이 있었는가? 이 ○○은 고객이 안심하고 거래할 수 있었는가? 이 ○○ 직원들은 항상 예의바르고 공손하였는가? 이 ○○ 직원들은 제공하는 서비스에 대하여 잘 알고 있으며, 질문에 잘 대답해 주었는가?	□ □ □ □
유형성	이 ○○은 최신설비, 기구를 갖추었는가? 이 ○○ 시설은 시각적으로 보기가 좋았는가? 이 ○○ 직원들의 옷차림과 용모는 단정하였는가? 이 ○○은 서비스에 적합한 시설을 갖추었는가?	□ □ □ □
공감성	이 ○○은 고객에게 개인적인 주의를 기울였는가? 이 ○○ 영업시간은 고객에게 편리한 시간이었는가? 이 ○○ 직원들은 고객을 개인적으로 상담해 주었는가? 이 ○○은 고객 이익을 중요하게 생각하였는가? 이 ○○ 직원들은 고객 요구사항에 관심을 두었는가?	□ □ □ □ □
반응성	이 ○○ 직원들은 고객에게 서비스 시간을 알려주었는가? 이 ○○ 직원들은 고객에게 즉각적인 서비스를 제공하였는가? 이 ○○ 직원들은 항상 자발적으로 고객을 도왔는가? 이 ○○ 직원들은 아무리 바빠도 고객의 요구에 신속하게 대응하였는가?	□ □ □ □

3) 고객 기대

기대는 어떤 서비스가 제공되어야만 하는지에 대한 소비자의 믿음이다. 이것은 자신의 취향, 과거경험, 주변사람들의 이야기를 통해 형성된다.

기대수준이 높다는 것은 그 만큼 만족시키기도 어렵다. 그렇다고 기대수준을 낮춰야 하는가? 기대가 없거나 낮으면 서비스 경험을 시도하지도 않기 때문에 다음 단계인 만족이나 감동은 이룰 수가 없다.

정보매체가 다양해지고, 서비스 경쟁이 치열해지면서 서비스에 대한 고객의 기대감은 점점 높아지고 있다. 즉 서비스의 질이 낮아져서 고객만족이 더뎌지는 것이 아니라, 높아진 기대만큼 서비스가 따라가기 어려운 현실이 되어가고 있는 것이다.

고객만족을 위해서 적정한 수준으로 고객 기대를 조절할 필요가 있는데, 이를 위해서 고객과 약속할 때 실제 실현 가능한 것을 제시해야 하며, 이후 서비스를 제공할 때는 너무 과한 것보다는 타당하고 합리적인 것으로 제공해야 한다. 서비스를 제공하기 전에 충분하게 고객의 기대를 파악해두어야 하며, 그에 맞는 서비스의 질도 지속적으로 높여 나갈 필요가 있다. 그것은 고객과의 소통 속에서 이루어질 수 있다.

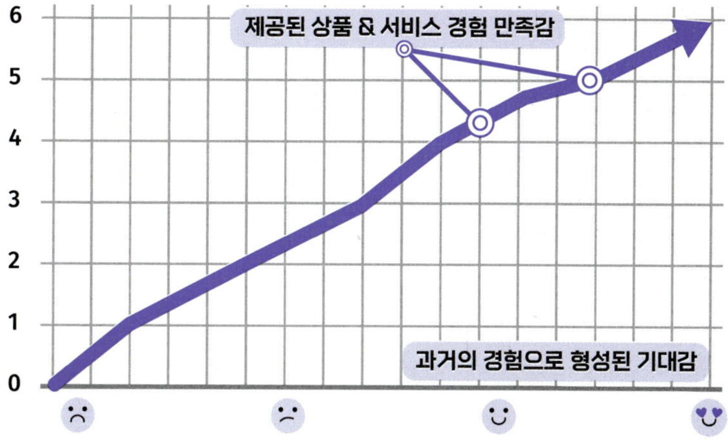

그림 6-4 기대와 경험의 차이

5 갭(Gap theory) 모형

갭(Gap) 모형은 서비스품질 문제의 근본적인 원인을 분석하기 위한 것으로 서비스 제공 과정에서 발생할 수 있는 갭을 다음과 같이 구분하고, 각각의 갭을 관리하는데 그 목적이 있다.

갭을 관리한다는 것은 서비스품질을 관리한다는 의미이다.

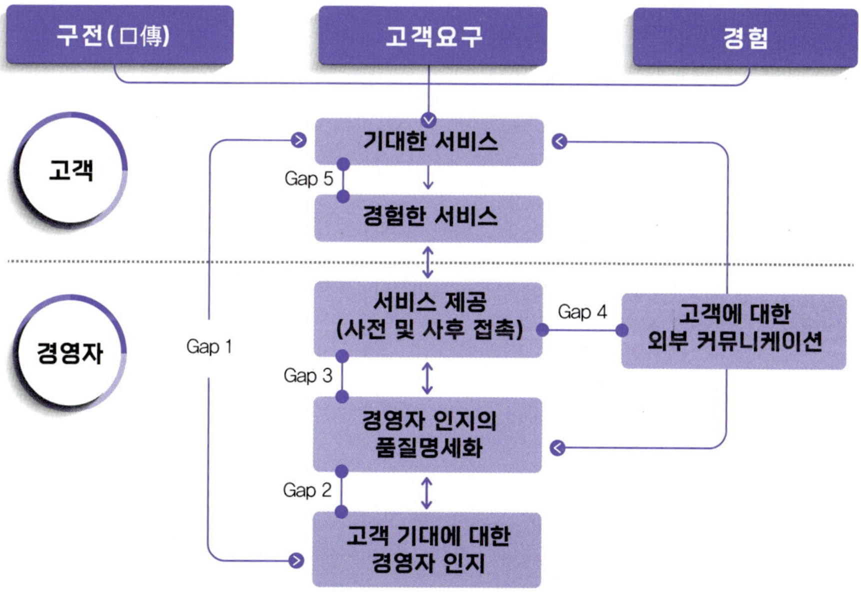

그림 6-5 갭(Gap) 모형

1) 갭(Gap) 발생원인

(1) Gap1 이해차이 〉 고객이해부족

Gap1은 경영자가 서비스의 어떤 특성들이 소비자들에게 높은 품질로 인식되는지, 고객만족을 위해서는 어떤 특성을 지녀야 하는지, 그러한 서비스의 특성들을 어느 수준까지 수행해야 고객들이 서비스의 품질이 높다고 느끼는지 잘 이해하지 못해서 발생한다.

(2) Gap2 과정차이 〉 서비스 품질 표준의 문제

Gap2는 경영자가 고객 기대를 잘 알고 있다 해도 고객의 기대를 충족시키는 것이 불가능하다는 인식, 그리고 고객기대 수준의 목표 설정과 이것을 서비스 매뉴얼로 전환할 능력이 경영자가 부족할 때 발생한다.

(3) Gap3 행동차이 〉 서비스 명세와 실제 서비스 차이

Gap3는 경영자가 설정하고, 기대한 서비스 수준을 직원들이 실행하지 못하는 경우에 발생한다. 즉 직원이 정해진 지침대로 업무수행을 못하는 경우에 해당된다.

(4) Gap4 촉진차이 〉 약속된 서비스 미이행

Gap4는 실제 제공된 서비스와 고객과의 의사소통 불일치, 마케팅과정에서 약속한 수준을 서비스성과가 따르지 못하는 경우이다. 광고 등을 통해 기대한 서비스 내용과 실제 제공되는 서비스 간에 차이가 있을 때 발생한다.

(5) Gap5 인식차이 〉 고객만족

Gap5는 고객이 서비스 이용 전 기대했던 수준과 이용 후 경험 수준의 차이에 의해서 발생한다. Gap1에서 Gap4까지의 크기와 방향에 의해 결정되며, 서비스 과정에서 Gap이 하나라도 발생하면 Gap5는 발생된다.

2) 갭(Gap) 관리 방안

(1) Gap1 관리

Gap 1 이해 차이

[원인]

- 고객과의 상호작용 부족
- 고객 기대 파악에 대한 의지 부족
- 고객 기대에 대한 구체화 실패

[해결방안]

- 시장조사 시행: 고객에 대한 관심과 고객 기대를 이해하려는 노력
- 상황적 커뮤니케이션 활성화: 경영자가 소비자를 더 잘 이해하기 위해 고객과 직원의 커뮤니케이션이 필요
- 고객 기대에 대한 구체화 실패

(2) Gap2 관리

Gap 2 과정 차이

[원인]

- 경영자의 무관심
- 기업의 제약으로 서비스 부실
- 경쟁적 시장 여건

[해결방안]

- 최고경영자의 적극적인 관심: 최고경영자의 서비스품질에 대한 최우선 과제로 두고 솔선수범하여 헌신해야 함
- 목표 설정: 서비스품질에 대한 구체적인 목표설정이 성과 달성과 조직 통제에 도움이 됨
- 업무 표준화: 서비스 매뉴얼을 표준화하여 적용함

(3) Gap3 관리

Gap 3 행동 차이

[원인]

- 직원의 서비스 매뉴얼 미숙지, 직무 부적합
- 직원 관리 시스템 부재

[해결방안]

- 팀워크(teamwork) 향상: 리더십 교육, 분위기 조성, 역할갈등 해소 방안 강구
- 직무 적합성 제고: 직원의 지술과 직무 적합성 확인, 직무 교육
- 임파워먼트: 직원의 역량 강화, 업무 권한 분산, 서비스 현장 직원에 대한 권한 부여

(4) Gap4 관리

Gap 4 촉진 차이

[원인]

- 커뮤니케이션 부족
- 과대(과장) 광고, 과잉 약속

[해결방안]

- 수평적 커뮤니케이션: 커뮤니케이션 방법의 다양화
- 서비스 담당자 의견 수렴: 광고 및 홍보계획에 적극적인 참여
- 과대광고 및 유혹 절제

(5) Gap5 관리

Gap 5 인식 차이

[원인]

- GAP5 = f(GAP1, GAP2, GAP3, GAP4)
- Gap1에서 Gap4까지의 혼합된 영향으로 발생

[해결방안]

- Gap1에서 Gap4까지의 효과적인 관리
- 고객기대가 적정한 수준을 가질 수 있도록 기업 이미지 관리

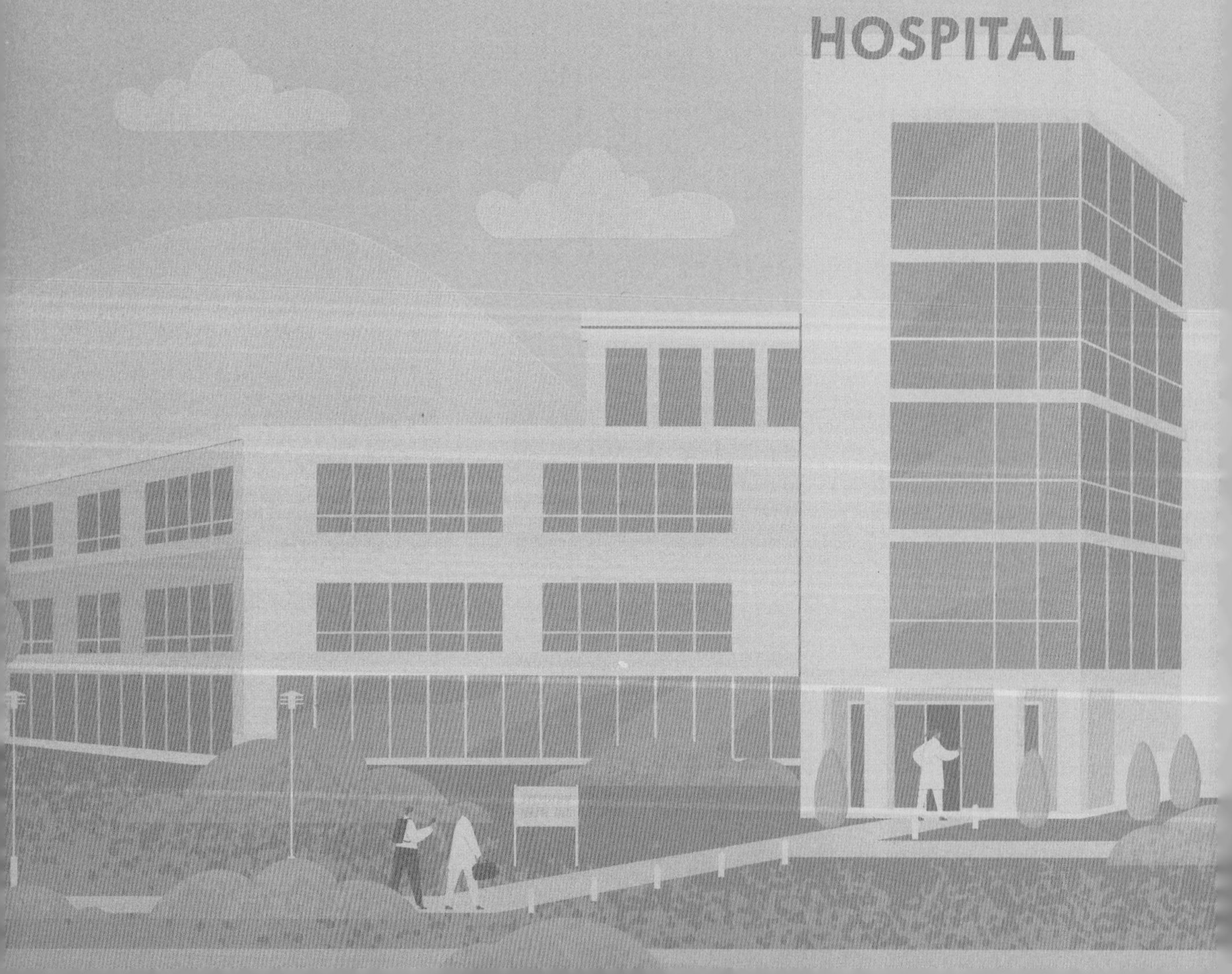
HOSPITAL

PART Ⅱ
의료서비스 실무

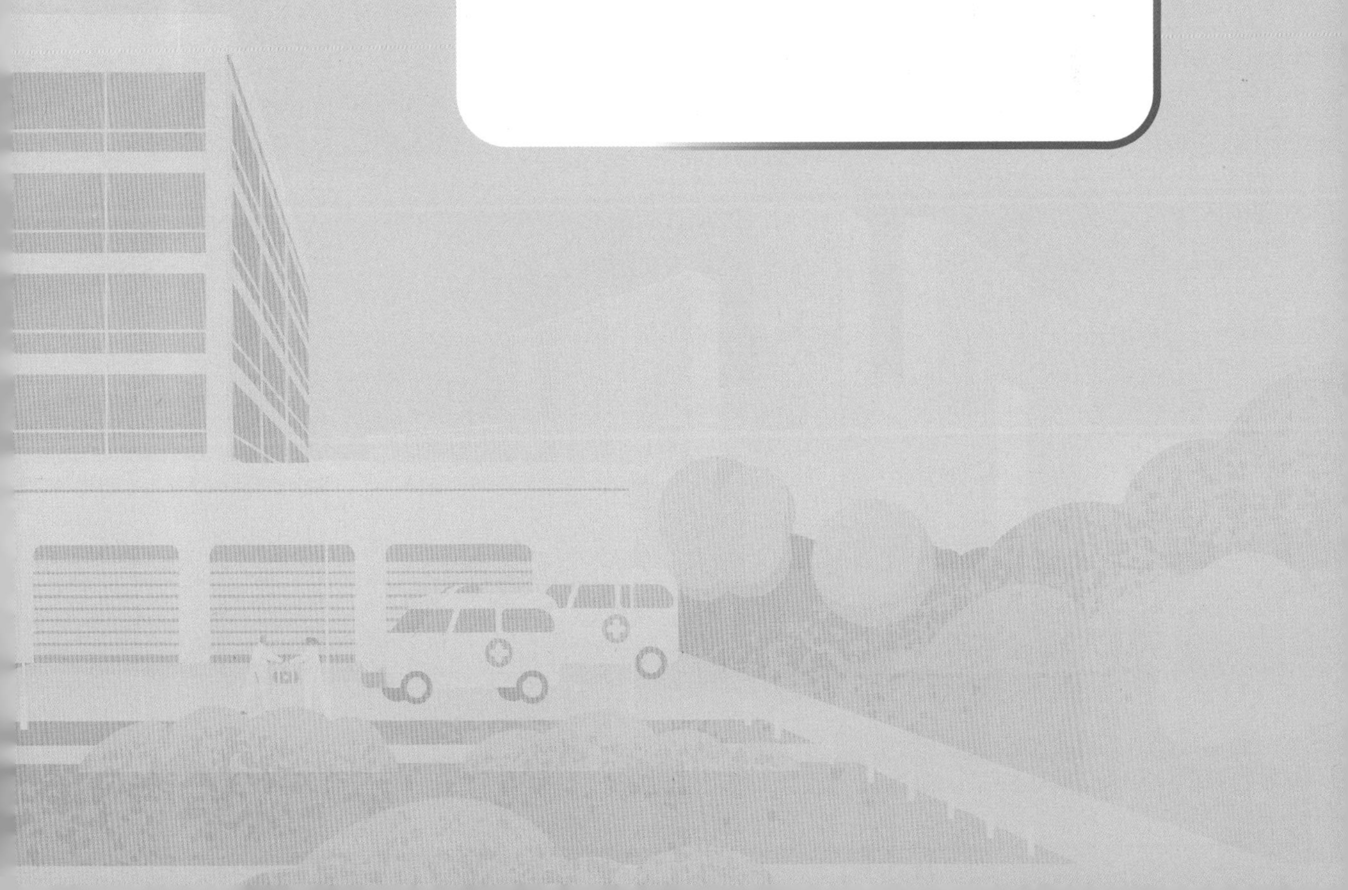

7장 의료서비스

1989년 전 국민 의료보험 실시로 국민들의 의료접근성은 향상되었고, 1999년 의약분업 시행으로 의료기관은 양적으로 크게 성장하였다. 증가된 의료기관은 경쟁이 심해지면서 경쟁력 확보를 위해 효율적이고 전략적인 병원경영을 위해 치열하게 고민하고 있다.

국가적인 차원에서 병원의 산업적 가치는 높아지고, 확장된 개념으로 발전하고 있고, 생활수준이 향상됨에 따라 고객은 고급 재화와 서비스에 대한 구매력이 증가하였다. 또한, 인터넷의 발달로 누구나 의료 정보를 쉽게 접하게 되어, 공급자가 전적으로 의료정보를 점유하던 소위 정보의 비대칭 현상은 무너졌다.

고객은 병원을 비교하여 더 나은 의료서비스를 선택할 수 있게 되었다. 이에 따라, 의료기관은 경쟁적 우위를 확보하기 위한 의료서비스 질적 개선을 당면과제로 삼게 되었다.

1 의료서비스 개념

의료서비스는 고도의 전문교육을 거쳐 일정한 자격이나 면허를 취득한 전문가에 의해 이루어지는 전문서비스이다. 의료서비스라는 말은 질병에 걸리지 않게 하는 예방적 처치와 질병을 치료하는 의료행위, 시스템을 다 아우르는 말이다.

☑ 의료서비스에 관한 정의

- 의료 본질적 행위인 진단, 진료(처방 및 투약)뿐 아니라, 의료행위로 인해 부가적으로 생성되는 의료외적 행위들을 개념화한 것이며, 사람을 수혜 대상으로 하는 유형적 행위로서 지적 전문업을 의미한다.(Evans and Barry.1984)
- 의료소비자들에게 제공되는 중간적 생산물로 인식하였으며, X-ray, 약물치료, 실험 및 처치결과 등과 같은 특정 상품 및 서비스를 의미한다.(Fetter, Freeman.1986)
- 치료중심의 환자라는 협의의 의미를 벗어나 건강을 유지, 관리하려는 거시적인 측면에서 소비자들의 욕구를 충족시켜줄 수 있는 서비스 제공과 최선의 서비스를 제공받고자 하는 수요를 의미한다.(김유경.1999)

1) 의료서비스 내용

의료서비스는 서비스 공급자(의료기관)와 수요자(환자)의 거래 시점을 기준으로 사전 서비스(Before Service)와 제공시점 서비스(On Service), 사후 서비스(After Service)로 구분할 수 있다.

표 7-1. 의료서비스 단계별 업무

Before Service	On Service	After Service
· 자기관리 · 병원 환경(진료실, 대기실, 검사실, 화장실 등) 관리 · 전화 상담(병원이용방법, 문의사항 안내 등) · 진료 예약 · 홈페이지 관리(공지사항, 고객의 소리 등) · 병원게시판 관리 · 병원 자원관리(인적 · 물적 자원 확보 및 보충)	· 고객 응대 · 동반고객응대 · 문의사항 응대(병원시설 · 진료과정 안내, 주의사항 · 안내사항 전달 등) · 대기시간 안내 및 관리 · 진료 상담 · 진료 접수 및 진료비 수납 · 진료 예약 · 진료 지원	· 배웅 · 해피콜 · 리콜 · 고객관리(기존고객, 불만고객 관리, 신규고객 창출 등) · 진료미수금 관리 · 건강보험 심사 · 청구 · 세무 업무 · 홈페이지 관리(고객의 소리, 불만사항 관리 등) · 환경 정리

(1) 사전서비스(Before Service)

사전서비스는 고객이 병원을 방문하기 전까지 경험하는 서비스이다. 광고와 안내를 통한 병원에 대한 정보수집이나 전화문의 등이 해당된다.

사전서비스에는 고객이 불만을 요청하기 전에 앞서서 문제점을 찾아내어 해결해준다는 의미도 있다.

또한 서비스를 이용하기 전에 미리 경험해볼 수 있게 하는 것도 사전서비스라고 할 수 있다. 성형외과의 경우, 시술 후 모습을 컴퓨터 프로그램으로 시뮬레이션하기도 하고, 상담을 할 때 모형이나 사진을 활용하여 구체성을 높이기도 한다.

고객의 구매결정에 사전 체험은 결정적인 역할을 하며, 이는 경쟁력을 높일 수 있는 중요한 수단이다.

Before Service

비포서비스는 2006년 현대, 기아 자동차가 시행하면서 알려지기 시작한 서비스 용어이다. 경쟁기업과 차별화되는 것을 목표로, 구매자들이 요구하기 전에 필요한 부속품을 먼저 제공하거나 아파트 단지나 휴양지 등 사람들이 많이 모이는 장소에서 와이퍼와 같은 간단한 부속품을 교환해주거나 무상 차량점검을 해주는 방식이었다.

이런 비포서비스는 이제는 가전, IT 업체 등 고객만족도를 높이고 브랜드 신뢰도를 향상시키기 위해 거의 모든 기업에서 제공하고 있다.

즉, 고객들이 구입한 제품에 문제가 발생했을 경우, 서비스센터를 통해 제품을 수리해 주는 애프터서비스에서 한 단계 나아가 미리 고객과의 적극적인 소통을 통해 이상 여부를 확인하고 있는 것이다.

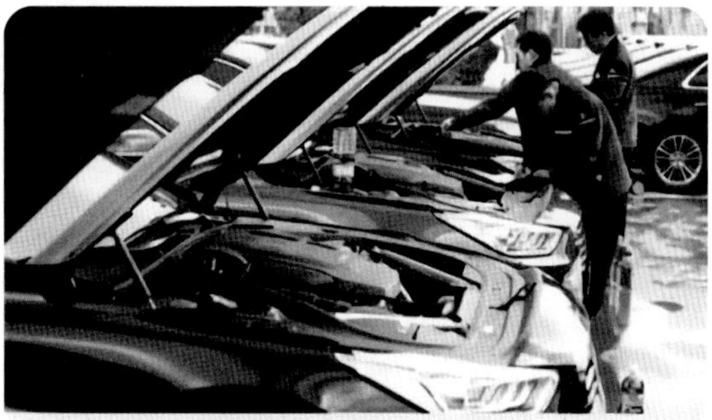

찾아가는 비포서비스

기업, 학교, 단체, 대형 마트 등
현대자동차가 10대 이상 모여있는 곳에 방문해
차량 점검 서비스를 제공합니다.

(2) 제공시점 서비스(On Service)

고객이 의료서비스를 이용하는 본질적인 이유, 즉 핵심은 진료행위일 것이다. 진찰, 치료, 처방 등 고객이 직접 경험하게 되는 서비스이다.

하지만 의료서비스도 품질의 비차별화, 가격 평준화로 인해 핵심서비스만으로 병원의 경쟁력을 높이는 것이 점점 어려워지고 있다. 핵심서비스 가치를 인정받고 높이기 위해 보조서비스의 필요성이 높아지고 있으며, 차별화 전략으로 활용하고 있다.

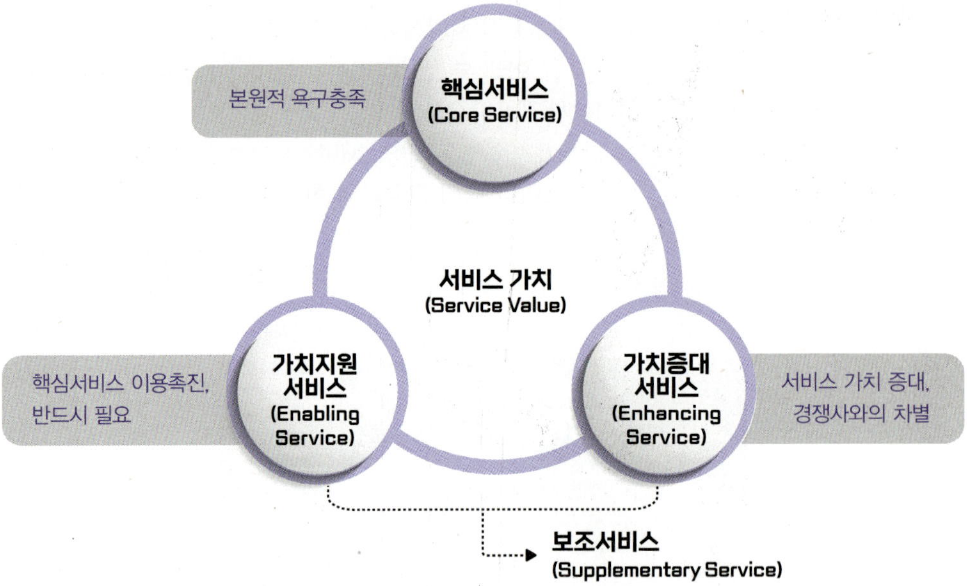

그림 7-1 핵심서비스와 보조서비스

- 핵심서비스 : 본원적 욕구충족
- 가치지원서비스: 핵심서비스 이용촉진, 반드시 필요
- 가치증대서비스: 서비스 가치 증대, 경쟁사와의 차별

표 7-2. 산업분야별 핵심, 보조서비스

분야	핵심서비스	보조서비스
항공기	· 정확한 시간에 맞춰 목적지에 안전하게 도착하는 것	· 비행기 내에서 식사나 음료를 제공 · 예약이나 취소 등을 쉽게 할 수 있게 하는 것
의료서비스	· 적절한 치료를 통해 육체적 · 정신적 고통을 경감시키는 것	· 진료 후 고객에게 진료비에 대한 상세한 설명과 주의사항을 친절하게 설명하는 것 · 예약시간을 철저하게 지키는 것
자동차 서비스	· 고장원인을 정확하게 찾아내어 수리해 주는 것	· 고장원인과 관리방법을 친절하게 설명해주는 것 · 수리비의 구체적인 내역을 상세하게 설명해주는 것

보조서비스는 핵심서비스 이용을 돕거나 고객을 배려하고, 고객 중심 관점에서 제공되는 서비스이다. 또 핵심서비스를 부각시켜서 수익 창출에도 크게 기여하기에 병원에서도 이 부분을 세심하고 중요하게 다루고 있다.

(3) 사후서비스(After Service)

병원은 이용고객을 대상으로 사후서비스 관리가 매우 중요하다. 사후서비스 제공과 방법에 따라 재방문 여부가 결정될 수도 있다.
사후서비스는 서비스가 이루어진 다음에 진행되는 업무지만, 다음 서비스를 위한 사전 준비이기도 하다.

기존고객, 단골고객 관리를 통해 고객 로얄티를 높이고, 고객의 소리를 분석하여 다음 서비스에 반영하는 하는 등 제공했던 서비스에 대한 피드백이 이루어지는 단계이다.
특히 이 단계에서 고객만족도를 파악하는 해피콜, 예약사항을 확인하는 리콜이 이루어진다.

2) 해피콜, 리콜제도

(1) 해피콜(Happy Call)

해피콜은 진료 및 수술 이후에 환자의 상태나 불편, 특이사항을 체크해보는 과정이다. 일반적인 진료인 경우에는 진료에 대한 만족도 파악만 하기도 한다.

해피콜은 상담 직원이 할 수도 있고 치료에 참여했던 직원이 할 수도 있는데, 치료내용을 알고 있는 직원이 하는 것이 가장 좋다. 왜냐하면, 주의사항을 한 번 더 안내할 수 있고, 치료과정에서 있었던 고객의 불편사항을 체크할 수 있기 때문이다. 특히 해피콜은 예약 사항을 확인하거나 예약을 진행하는 기회가 될 수도 있기 때문에 매우 유용한 업무프로세스라고 할 수 있다.

(2) 리콜(Re-Call)

리콜이란 사전적 의미로 제품의 결함으로 인해 소비자에게 피해를 줄 우려가 있는 제품에 대해 제조업자가 이를 소비자에게 통지하고, 제품을 수리해주거나 교환하는 등의 조치를 취하는 제도를 말한다.

의료서비스에서 리콜은 치료 후 경과를 확인하고, 예약고객 중 내원하지 않거나 예약을 취소한 고객에게 사유를 확인하는 등의 업무를 말한다.

전반적으로 고객 관리를 하는 차원에서 진행된다. 치료 경과를 확인하여 다음 방문을 예약하거나 예약을 취소한 경우에는 이유를 파악하는 등의 업무는 고객 유지에도 도움이 되지만, 고객과의 라포(rappor) 형성에도 도움이 된다. 신규고객은 라포 형성을 통해 단골고객, 충성고객으로 발전될 수 있기에 병원수익에도 도움이 된다.

라포(rappor)

사람과 사람 사이에서 상호 이해와 공감을 통해 형성되는 신뢰관계와 유대감을 말한다. 환자와 의사, 프로파일러와 용의자, 협상가와 인질범, 영업직원과 고객 사이 등에서 형성되는 심리적인 신뢰감이다.

라포는 상호 관심사의 공유와 공감, 상대방에 대한 존중과 이해, 경험을 통한 공감대의 형성 등을 통해 만들어진다. 라포가 형성된 후에는 보다 장기적인 신뢰관계로 발전할 수 있다.

3) 의료서비스 품질

의료서비스 상품 대부분이 무형재이기에 품질 측정에 어려움이 있다. 의료서비스는 공급자와 수요자가 평가하는 품질은 다소 차이가 있다.
공급자 관점에서는 의료의 기술적 수준과 진료내용(technical care), 즉, 환자의 진료과정이 현재의 의학수준과 그 병원의 가용 시설을 감안할 때 어느 정도 우수한가에 의해 품질을 평가한다. 반면, 소비자 관점에서는 치료 후 증세완화나 기능 회복 정도, 의료서비스 제공자와의 커뮤니케이션, 상세한 설명, 배려 및 태도, 의료서비스 과정에서 경험한 신뢰를 중시한다. 심지어 진료 대기시간도 중요한 평가요소로 여기는 등 간접적으로 의료서비스의 품질을 평가하는 경향이 높다.

의료서비스 품질의 핵심요소는 비용(Cost), 접근성(Access), 품질(Quality)라 할 수 있다. 비용(Cost)은 진료비용을, 접근성(Access)은 접근은 물론, 서비스 이용의 용이성을 포함한다. 또 품질(Quality)은 의료서비스의 핵심요소인 진료 기술이나 수준부터 고객을 대하는 태도, 배려까지 다 포함한다.

국가의 의료제도나 개인의 가치에 따라 핵심요소별 중요성이 달라질 수 있다. 영국은 진료비용을 가장 중요한 요소로 여기며, 접근용이성이나 의료품질에 대한 인식은 상대적으로 낮은 편이다. 미국은 가격에 의해 접근용이성과 의료품질이 영향을 받는다. 일본은 의료품질과 진료비용에 관한 인식도 높지만, 접근용이성을 가장 중요시된다.

2 의료서비스 특징

병원에서 이루어지는 의료서비스는 무형성, 이질성, 비분리성, 소멸성이라는 특징을 가지고 있다. 이런 특징으로 인하여 발생될 수 있는 고객 불만족, 서비스 품질하락은 병원의 조직적인 대응으로 풀어야 할 과제이다.

1) 무형성(Intangibility)

의료서비스는 냉장고나 자동차처럼 눈에 보이는 것이 아니기 때문에 구매 이전에 제품을 경험할 수 없고, 형체가 없어 만질 수도, 볼 수도 없다. 하지만 소비자는 기본적으로 눈에 보이는 것을 더 선호한다.

그런 면에서 무형의 의료서비스를 유형화한다는 건 큰 의미가 있다. 이런 것을 물리적 증거(Physical evidence)라 한다.
유형화에 필요한 물리적 증거는 소비자의 구매의사뿐 아니라 서비스 품질의 단서로써 고객의 기대와 평가, 종업원의 태도와 생산성에도 영향을 미친다.

의료서비스에서 물리적 증거는 다양하다. 외부적으로는 간판과 홈페이지, 광고문구, 소개자료, HI(Hopital Identity), 브로슈어 등이 있다. 직원 유니폼이나 가운, 검사 장비, 그리고 각종 전문 클리닉부터 전문 인력, 패키지 프로그램, 예약제도 등도 병원 신뢰도나 이미지에 영향을 미치는 물리적 증거에 해낭된다.

의료서비스 광고 문구

- 수술없이 허리 디스크를 치료
- 자세히 설명하는 병원
- 당일 수술 당일 퇴원
- 초전도 1.5테슬라급 MRI 장치 도입
- 인공와우수술 300례 돌파

무형성

- 실체를 확인할 수 없음
- 특허를 통한 서비스 보호 불가능
- 진열 및 커뮤니케이션 불가능
- 모호한 준거가격

↓

대응방안

- 유형적인 단서를 제공 → 홍보 및 광고
- 물리적인 환경 관리 → 의료시설, 인테리어, 장비, 스텝들의 복장 및 태도 등
- 비인적 원천보다는 인적 원천을 사용 → 대인적 접촉 강화, 인적자원을 활용한 정보제공, 구전 커뮤니케이션의 활성화
- 병원 이미지 창출 → 독창적인 병원이미지 창출, 메뉴얼화된 서비스 제공
- 제공되는 효익의 강조 → 지수 등을 통한 계량화, 수치화

그림 7-2 무형성의 대응방안

2) 이질성(가변성, Variability)

동일한 의료서비스를 제공해도 고객 연령, 건강상태 등에 따라 치료, 수술 결과, 또 회복속도에 차이가 있을 수 있다. 또 동일한 증상이라도 의료진에 따라 치료방법이 달라질 수도 있다. 의료서비스 대부분이 인적요소에 의존하기 때문에 제공자가 얼마나 숙련된 기술과 전문성을 겸비하고 있는가에 따라서 고객 기대와 실제 성과가 달라질 수 있다.

이런 특징을 이질성이고 하고, 일정한 조건에서 변할 수 있다는 의미에서 가변성(可變性)이라고도 한다.

이질성(가변성)

- 서비스 제공자에 따른 이질성
- 서비스 표준화의 어려움
- 결과 예측의 한계

↓

대응방안

- 서비스의 표준화 → 매뉴얼 개발 및 적용
- 패키지 서비스 상품 개발 → 서비스 기계화 · 산업화 강화
- 맞춤식 서비스 실행 → 서비스의 개별 맞춤화 시행

그림 7-3 이질성(가변성)의 대응방안

3) 비분리성(동시성, Inseparability, Simultanity)

아무리 실력 있는 의사라도 고객이 진료에 참여하지 않으면 진료나 치료 자체가 불가능하다. 의사의 치료행위뿐만 아니라 방사선사의 영상촬영, 물리치료사의 치료, 그리고 원무과 직원의 접수, 수납 등 모든 업무가 고객이 없는 곳에서 이루어질 수 없다.

의료서비스 제공자와 소비자가 분리될 수 없다는 특징을 비분리성이라고 한다. 따라서 서비스 제공자의 실력이나 태도가 매우 중요하다.

의료서비스는 물리적으로 동일한 장소에서 생산과 소비가 이루어지며, 한번 생산되면 즉시 소비되기 때문에 재고의 개념이 없다. 따라서 대량생산하거나 저장시킬 수 없어 서비스 수요자가 있을 때 바로 제공해주는 것이 더 중요하다.

비분리성(동시성)

- 생산과 소비가 동시에 이루어짐
- 직접 판매만이 가능
- 집중적, 대량적 판매 불가능

↓

대응방안

- 직원 선발 및 교육에 중점 → 직원 직무교육 및 서비스교육 실시
- 서비스 공급자의 자동화 강화 → 셀프 서비스
- 고객관리의 체계화 필요 → 대기관리, 단계별 정보 제공

그림 7-4 비분리성(동시성)의 대응방안

4) 소멸성(Perishability)

의료서비스는 한번 생산되면, 사라진다. 즉 소멸되기 때문에 미리 생산하거나 대량 생산해서 저장할 수 없다. 미리 방문 고객을 예상하여 사전준비를 할 수도 없고 준비를 하더라도 고객이 찾지 않으면 가치를 발휘하지 못하고 소멸되기에 인력, 시설이나 장비 등의 상황을 고려해서 고객의 수요를 관리하는 것이 중요하다.

의료서비스는 이런 특징을 극복하기 위해서 병원에서는 진료예약제도나 직원들의 탄력 근무제 등 유연화를 시도하고 있다.

진료예약제도를 도입하면 고객 입장에서는 대기시간을 단축할 수 있고, 병원 입장에서는 인력이나 의료장비 등 자원을 효율적으로 활용할 수 있다는 장점이 있다.

일주일에 한 번, 내지는 한 달에 한 번씩 야간, 주말진료를 하거나 당일 수술제도 등로 공급을 탄력적으로 운영하기도 하고, 계절이나 요일에 따라 진료실을 탄력적으로 운영하는 경우도 있다. 또 네트워크 병원처럼 고가의 장비를 공동구매하거나 광고를 공동으로 진행하는 것도 유연화 사례로 들 수 있다.

비분리성(동시성)

- 생산과 소비가 동시에 이루어짐
- 직접 판매만이 가능
- 집중적, 대량적 판매 불가능

↓

대응방안

- 직원 선발 및 교육에 중점 → 직원 직무교육 및 서비스교육 실시
- 서비스 공급자의 자동화 강화 → 셀프 서비스
- 고객관리의 체계화 필요 → 대기관리, 단계별 정보 제공

그림 7-5 소멸성의 대응방안

3 고객접점(Moment of Truth, MOT)

Moment of Truth는 스페인의 투우 용어인 'Moment De La Verdad' 를 영어로 옮긴 것으로 투우사가 소의 급소를 찌르는 순간, 피하려 해도 피할 수 없는 순간, 결정적 순간, 실패가 허용되지 않는 순간을 의미한다.

MOT는 리차드 노만(R. Norman. 스웨덴 학자)이 서비스 품질관리에 사용하면서 고객과 만나는 순간, 결정적 순간이라는 의미로 사용되게 되었다.

고객과 만나는 순간을 고객접점(MOT)이라 하고, 접점 관리는 스칸디나비아항공(SAS: Scandinavian Airlines)의 얀 칼슨(Jan Carlzon) 사장에 의해서 중요성이 크게 부각되었다. 스칸디나비아 항공은 고객접점(MOT) 관리를 통해 연 800만 달러의 적자를 1년 만에 7,100만 달러의 흑자 경영으로 전환시킬 수 있었다.

스칸디나비아항공에서는 대략 한 해에 천만명의 고객이 각각 5명의 직원들과 접촉했으며, 1회 응대시간은 평균 15초였다. 칼슨은 15초라는 짧은 순간이 스칸디나비아항공 전체 이미지, 나아가 사업의 성공을 좌우된다고 하였다.

만약, 승객들이 자신의 트레이(접시)가 지저분하다는 것을 발견하게 된다면, 탑승하고 있는 비행기 전체가 불결하다고 느끼게 된다고 하였다.

1) 고객접점(MOT)의 이해

(1) 고객접점(MOT)의 중요성

고객이 서비스를 접하는 첫 순간부터 서비스를 제공받고 나가는 마지막 순간까지 접하게 되 는 모든 상황에서 접점은 형성된다. 접점은 하나 하나가 그 자체로서 상품으로 고객만족을 위해서 모든 접점이 다 중요하기에 관리를 강조하고 있다.

접점(MOT)은 곱셈의 법칙이 적용된다.
예를 들어 10개의 접점이 있는 서비스에서 9개 접점은 만족스럽고, 1개가 불만족스러웠다면, 90%의 만족이 아니라, 그 서비스는 불만족한 서비스가 된다. 즉 MOT에서는 '9개 만족 － 1개 불만족 = 8개 만족'이 아니라 '9개 만족 × 1개 불만족(0점) = 실패' 가 된다는 것이다.

접점 서비스 공식

- 100 – 1 = 0 : 100번을 잘해도 한 번의 실수로 모두 물거품이 될 수 있다.
- 100 + 1 = ∞ : 한결같은 서비스는 고객에게 무한신뢰를 얻는 원천이 된다.

(2) 고객접점(MOT)의 구분

고객접점(MOT)은 크게 3가지로 구분할 수 있다.

유형의 접점인 하드웨어(Hardware), 무형의 접점인 소프트웨어(Software), 사람, 즉 직원과의 접점인 휴먼웨어(Humanware)로 구분할 수 있다.

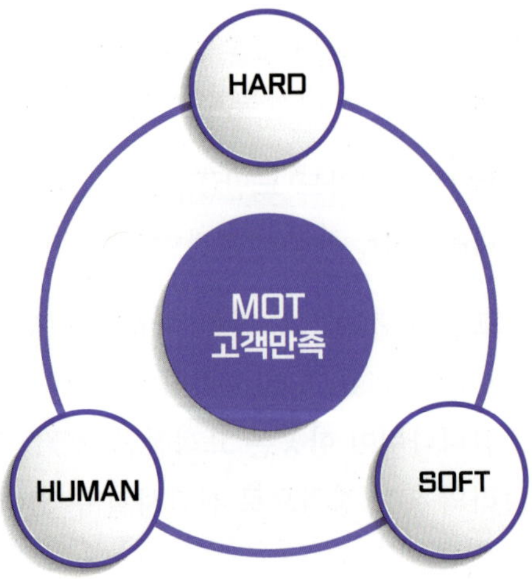

표 7-3. 고객접점(MOT)의 구분

구분	내용
하드웨어(Hardware)	· 병원건물, 진료장비, 주차장, 부대시설 · 병원 건물, 구조, 인테리어의 시설, 편의성 · 최신 의료기기/장비의 정확성
소프트웨어(Software)	· 진료시스템, 예약, 및 불만접수 시스템 · 대기시간 관리, · 병원의 명성, 병원정보, 사회공헌정도 · 홈페이지, SNS 관리
휴먼웨어(Humanware)	· 직원들의 복장, 언행, 친절, 업무처리능력 · 간호사, 의사, 의료기사, 행정직원의 전문성 · 약속 이행 정도

하나의 접점에서도 하드웨어(Hardware), 소프트웨어(Software), 그리고 휴먼웨어(Humanware)가 다 발생할 수 있다.

'진료접수'라는 하나의 접점을 예를 들면, 하드웨어(Hardware)는 원무과 위치, 접근성, 소프트웨어(Software)는 진료접수시스템이 해당된다. 또 원무과 직원의 태도는 휴먼웨어(Humanware)에 해당된다.

이 중 하드웨어(Hardware), 소프트웨어(Software)는 사람을 직접 대면하지 않는 인간 외적인 접점이고, 휴먼웨어(Humanware)는 직원을 직접 대면하는 인간적인 접점이다.

외래진료 상황에서 발생하는 접점을 인간적인 접점, 인간외적인 접점으로 나누면 다음과 같다.

표 7-4. 외래진료 상황 고객접점 분류

인간적 접점	고객접점	인간외적 접점
· 문의에 친절하게 응대한다. · 치료관련 질문에 전문적인 답변이 가능하다. · 정확하고 친절한 상담이 이루어진다.	전화 문의	· 통화 연결이 간편하고, 즉시 된다. · 통신 상태가 원활하다.
· 주차장 관리요원이 친절하다. · 안내데스크 직원에게 정확한 안내를 받을 수 있다. · 반가운 맞이 인사를 주고 받는다.	병원 내원	· 주차장 이용이 편리하다. · 병원 입구가 찾기 용이하며, 이동이 편리하다. · 접수데스크를 찾기가 쉽다.
· 직원의 태도가 상냥하고 친절하다. · 진료 프로세스에 대한 상세한 설명이 가능하다. · 직원의 업무수행능력을 신뢰할 수 있다.	진료접수	· 접수 순서 확인이 가능하다. · 접수데스크 높이와 넓이, 직원과의 거리가 적당하다. · 시스템이 전산화되어 있다.

· 담당의사는 증상과 질문에 친절하고 상세하게 답변해 주었다. · 의사는 고객을 배려해서 진찰을 진행한다. · 간호사는 검사 및 예약절차에 대해 자세하게 설명한다.	진찰	· 대기 시간이 짧고, 대기실 이용이 편리하다. · 진찰실 찾기가 쉽다. · 진찰실 내부가 진찰 받기 편리한 구조로 되어 있다. · 진찰에 필요한 장비가 깔끔하게 정돈되어 있고, 최신 장비를 갖추고 있다.
· 담당 의료기사는 정확하고 신속하게 검사를 진행한다. · 검사방법, 주의사항 등으로 상세하게 설명한다. · 다음 진료 일정을 친절하게 설명한다.	검사	· 검사실 찾기가 쉽다. · 검사전 탈의시설, 락카 등이 잘 갖춰져 있고, 보안이 철저하다. · 검사실 내부가 편리하고 안전한 구조로 되어 있다. · 최신 검사장비를 갖추고 있다.
· 수납내역에 대해 상세하게 설명을 들었다. · 처방전 발급이 신속하다. · 주의사항, 예약여부에 관한 확인을 받았다. · 친절한 배웅인사를 받았다.	수납	· 수납창구, 수납순서를 확인하기 쉽다. · 수납데스크 높이와 넓이, 직원과의 거리가 적당하다. · 시스템이 전산화되어 있다.

2) 고객접점 사이클(MOT Cycle)

고객접점 사이클(MOT Cycle)은 고객이 서비스를 받는 과정을 연속적으로 나열한 것으로, 서비스 프로세스를 보여주는 시계모양의 도표이다. 1시 방향에서 시작하여 서비스 순서대로 시계방향으로 사이클(Cycle)을 완성한다. 이를 통해 고객이 경험하게 되는 일련의 접점을 한눈에 볼 수 있게 된다.

(1) 고객접점 사이클(MOT Cycle) 설계

고객접점 설계는 현장에서 고객에게 제공되는 서비스 동선을 따라서 설계되어야 하며, 고객 서비스 시작시점부터 서비스 완료시점까지 철저하게 고객중심으로 설계되어져야 한다.
이 과정에서 발생될 수 있는 문제점을 미리 파악하여 정리, 분석하고 각 부서별로 더 나은 서비스가 전달될 수 있도록 시스템을 재구축하는 것이 고객접점 설계의 핵심이다.

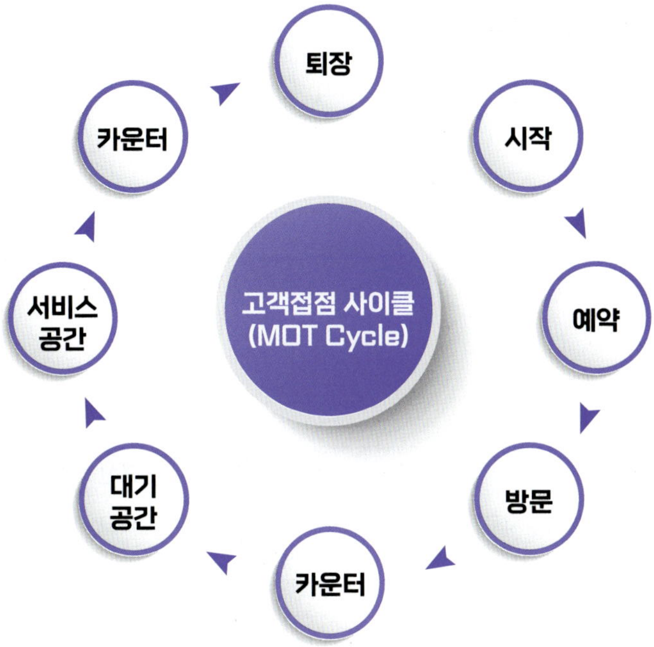

그림 7-6 고객접점 사이클(MOT Cycle)

① 1단계 서비스 접점(MOT) 진단하기

고객 관점에서 병원을 처음 만나는 시작점부터 의료서비스가 종료되는 시점까지 이용하는 모든 서비스를 작성한다. 작성할 때 병원을 방문하기 전 단계(Before Service)부터 제공시점(On Service), 방문 후 단계(After Service)로 구분해서 작성한다.

② 2단계 서비스 접점(MOT) 설계하기

병원의 각 고객접점 특징을 파악하고 고려해서 유니트(unit)를 나누고 세부접점을 찾아본다. 의료서비스 고객접점 유니트를 예를 들면, 다음과 같다.

③ 3단계 고객접점 세분화하기

고객과의 접점을 리스트화하고, 서비스 시작부터 끝나는 순간까지 흐름을 따라 전 과정을 고객의 입장에서 그려본다.

④ 4단계 나의 고객접점 시나리오를 만든다.

고객 접점 사이클에서 개선사항을 파악하고, 개선안(My MOT)을 만든다.

⑤ 5단계 새로운 표준안대로 행동한다.

각 접점 단위별로 고객접점 표준안을 만들고, 표준안대로 교육・훈련하고 행동한다.

표 7-5. My MOT

현재 상황	접점	개선 상황
• 전화가 계속 통화중이거나 예약부서로의 연결이 오래 걸림 • 예약부서로 연결하는 도중 전화가 끊어짐	예약	• 예약직통 번호를 개설하고, 회선을 늘려서 연결을 원활하게 함 • 부득이 전화를 늦게 받는 경우, 고객에게 정중하게 사과함
• 예약시간을 지키지 못함 • 예약고객, 미예약고객이 겹치는 상황이 발생함	대기	• 진료 소요시간을 지킬 수 있도록 전후 상담인력을 배정하거나 보충함 • 요일, 시간대를 고려해서 예약을 진행함 • 진료가 길어져서 대기가 길어지는 상황에서 대기고객에게 상황을 설명하고 양해를 구함 • 예약을 진행할 때 대기 시간이 발생할 수 있음을 설명함
• 진료비 계산 착오가 발생함 • 고객이 납부한 금액과 직원이 받은 금액이 차이가 발생함 • 진료비에 대한 컴플레인이 발생함	수납	• 진료비를 꼼꼼하게 확인하고, 결제를 진행함 • 고객에게 진료영수증을 보여드리며, 내역을 설명함 • 현금을 받았을 경우, 받은 금액을 구두로 확인함

(2) 고객접점 사이클(MOT Cycle) 작성

병원이라 하더라도 진료과목, 증상에 따라 고객접점 사이클(MOT Cycle)은 달라질 수 있다.

정형외과 외래진료의 일반적인 서비스 프로세스를 바탕으로 고객접점 사이클(MOT Cycle)을 작성하면 다음과 같다.

접점은 9개지만, 하나가 하드웨어, 소프트웨어, 아니면 휴먼웨어 중 하나에 해당될 수도 있고,2개 내지는 3개가 모두에 해당되는 경우도 있다.

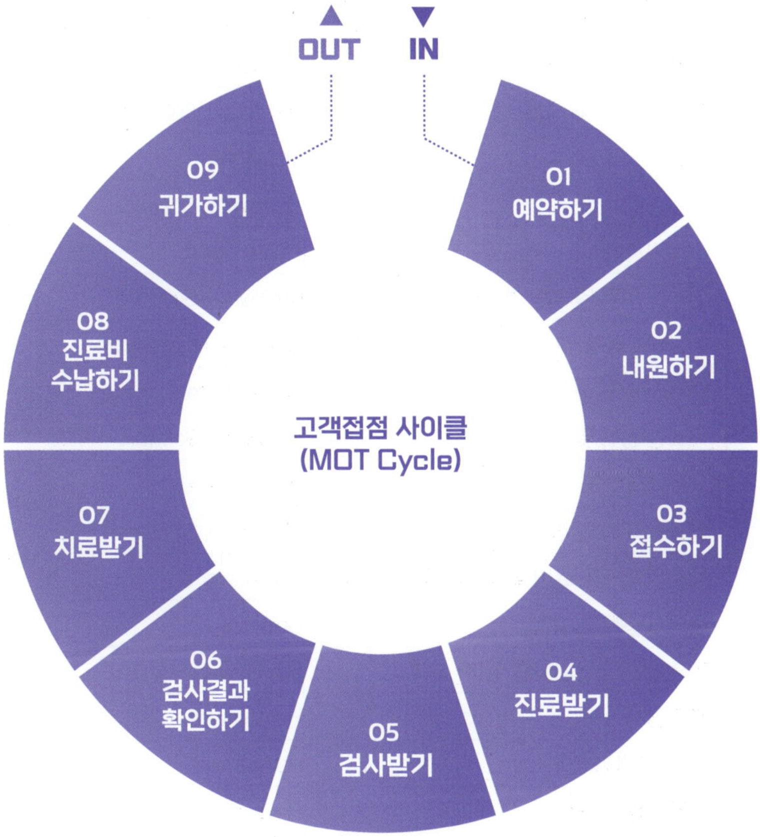

그림 7-7 외래진료 MOT Cycle

표 7-6. 접점별 업무내용 및 구분

접점	내용	접점 구분
예약하기	전화예약	Software, Humanware
	인터넷 예약	Software
내원하기	주차장 이용	Hardware, Humanware
	병원 구조 파악 및 원무과 접근성	Hardware, Humanware
접수하기	데스크 구조 및 활용성	Software
	직원의 태도	Humanware
	접수시스템	Software
	안내사항 공지 및 게시	Software, Humanware
진료받기	대기시간 관리	Software, Humanware
	진료실 구조 및 시설	Hardware, Software
	의료진 태도	Humanware,
검사받기	검사실 장비 및 시설	Hardware, Software
	의료기사 태도	Humanware,
	검사실 위치 및 접근성	Hardware, Software
진료결과 확인하기	진료시스템 관리	Software, Humanware
	의료진 태도	Humanware
치료받기	치료실 장비 및 시설	Hardware, Software
	의료기사 태도	Humanware
	치료실 위치 및 접근성	Hardware, Software
진료비 수납하기	직원의 태도(진료비 설명, 정확성, 신속성)	Humanware
	수납 및 예약시스템	Software
	주의사항 및 안내사항 설명	Humanware
귀가하기	배웅인사	Humanware
	주차비 안내하기	Humanware
	출입구 등 접근성	Hardware

건강검진 서스 접점을 구체적으로 그림과 같이 작성할 수 있다.
※접점이 많으면 시계모양으로 도표를 작성하지 않고 다음과 같이 작성할 수도 있다.

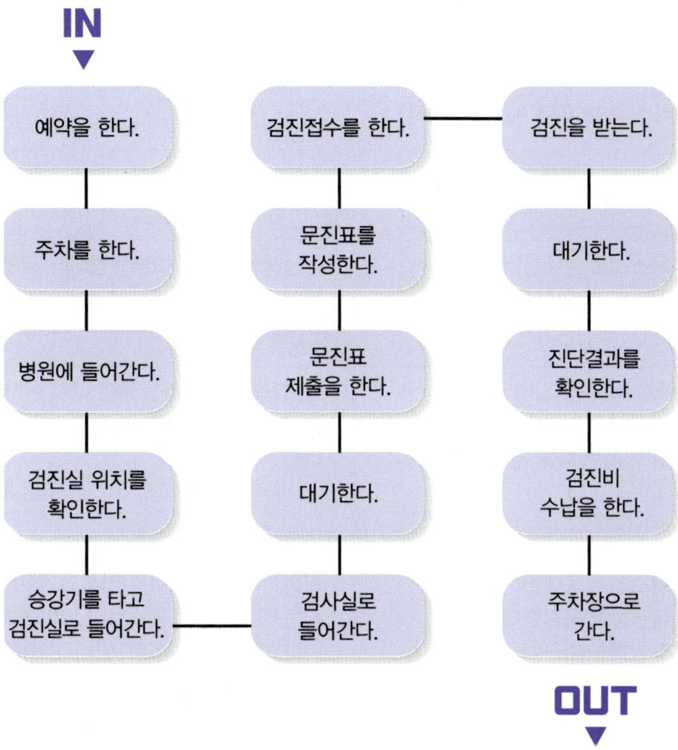

그림 7-8 건강검진 MOT Cycle

4 고객접점(MOT) 관리

1) 접점별 서비스 매뉴얼

고객접점사이클(MOT)별 서비스 매뉴얼은 서비스를 제공하는 사람, 즉 직원의 입장에서 작성해야 한다.

모든 직원이 매뉴얼대로 서비스를 수행하기 위해 교육 · 훈련이 필요하며, 매뉴얼을 직무평가에 활용할 수도 있다. 또 신입직원을 대상으로 교육자료로 활용할 수도 있다.
한번 정해진 매뉴얼이 영구적이지는 않다.

사회나 조직의 상황, 또 고객의 의견을 수렴해서 수시로 수정 · 보완하는 등 관리해야만 한다.

매뉴얼은 활용방법에 따라 작성 방법이 다르기 때문에 본 교재에서는 2가지 경우를 예시로 제시하였다.

표 7-7. 의료서비스 고객 응대 매뉴얼(예시)

접점	자세	멘트
예약	전화 받을 때	
	· 친절한 목소리로 응대한다. · 늦게 받지 않도록 항상 대기한다.	· 안녕하십니까 ○○ 병원입니다. 무엇을 도와드릴까요? · 네, ○○ 병원입니다. 무엇을 도와드릴까요?
	전화 끊을 때	
	· 친절한 목소리로 응대한다. · 천천히 차근차근 말한다. · 고객 보다 먼저 전화를 끊지 않는다.	· 네, 그러면 예약하신 부분 다시 한번 확인 도와드리겠습니다. ○○○ 환자분, ○월 ○일 ○○시 예약 맞으십니까? · 네, 예약 완료되셨습니다. 감사합니다.
	늦게 전화 받아 고객이 항의하였을 경우	
	· 친절한 목소리로 응대한다. · 고객의 불편함에 공감한다. · 고객에게 상황을 차근차근 설명한다.	· 죄송합니다. 오래 기다리셨죠. 현재 병원을 방문해주시는 환자분들이 평소보다 많아 전화 응대가 늦어졌습니다. 다시 한번 사과드립니다. 죄송합니다.
대기	진료 시간 지체로 환자가 오래 기다리는 경우	
	· 공손하게 손을 모은다. · 정중한 목소리로 차근차근 설명해 드린다.	· 환자분, 현재 앞에 환자분 설명이 길어지다 보니 대기 시간이 길어졌습니다. 양해 부탁드립니다. 정말 죄송합니다.
	병원 측 실수로 환자 순서가 바뀐 경우	
	· 밝은 표정을 유지한다. · 공손하게 손을 모은다. · 정중한 목소리로 사과한다.	· ○○○ 환자분이시죠? 정말 죄송합니다. 저희 측 실수로 인해서 환자 순서가 바뀌게 되었습니다. 조금만 더 기다려 주시면, 바로 다음 순번으로 진료받으실 수 있도록 조치하겠습니다. 다음번에는 이런 일이 일어나지 않도록 주의하겠습니다. 다시 한번 사과드립니다. 죄송합니다.
검사	환자 몸을 촉진할 때	
	· 환자가 놀라지 않도록 사전에 양해를 구한다. · 사전에 어떤 검사를 할지 설명한다. · 갑작스럽고 강하게 행동하는 것이 아닌 부드럽고 천천히 행동한다. · 검사가 끝났을 때는 협조에 대한 감사를 표한다.	· 환자분 실례하겠습니다. 목 촉진 좀 하겠습니다. · 환자분, 배가 아프시죠? 정확한 부위를 파악하기 위해 복부 촉진 좀 하겠습니다. 실례하겠습니다. · 검사 끝났습니다. 협조해주셔서 정말 감사합니다.

<table>
<tr><th>접점</th><th>자세</th><th>멘트</th></tr>
<tr><td rowspan="2">검사</td><td colspan="2">혈액검사를 위해 바늘을 사용할 때</td></tr>
<tr><td>· 사전에 양해를 구한다.
· 바늘이 들어가기 전 느낄 수 있는 통증에 관해 설명한다.
· 환자가 불안해하지 않도록 부드러운 목소리로 말한다.
· 신속하게 검사를 진행한다.
· 검사가 끝났을 때 협조에 대한 감사를 표한다.</td><td>· 환자분, 진단을 위해 혈액 검사하려고 합니다. 조금 아프실 수도 있으세요.
· 환자분, 조금 따끔합니다.
· 조금 따끔하실 수도 있으세요.</td></tr>
<tr><td rowspan="4">수납</td><td colspan="2">다음 예약 및 안내할 때</td></tr>
<tr><td>· 다음 예약이 필요한 경우, 친절하게 안내해드린다.
· 약을 처방받으신 경우, 약국의 위치를 정확하게 알려드린다.
· 검사받은 것에 대해 추후 느낄 수 있는 통증에 대해 자세히 설명해드린다.
· 친절하고 공손한 말투로 응대한다.</td><td>· 환자분, 다음 예약은 언제로 잡아드릴까요?
· 환자분, 약 처방전입니다. 약국 이용하시려면, (방향을 손짓으로 표현하면서) 엘리베이터 통해 1층으로 내려가시고 오른쪽 보시면 바로 있습니다.
· 환자분, 오늘 ○○ 검사받으셨는데, 이것 때문에 오늘 하루 목을 조금 불편하실 수도 있으세요. 귀가하시고 나서, 통증이 심하시면 병원으로 바로 연락해주시면 도와드리겠습니다.</td></tr>
<tr><td colspan="2">진료비 결제할 때</td></tr>
<tr><td>· 결제 전 금액을 말씀드린다. 잘못 결제되지 않도록 꼼꼼하게 확인한다.
· 영수증을 보여드린 후, 어떤 검사를 받았는지 확인 드리고 설명한다.
· 현금이나 카드를 받을 때 두 손으로 공손히 받는다.
· 청구 금액에 내해 진절하게 설명한다.</td><td>· 네, ○○ 환자분, 오늘 ○○검사, ○○검사받으셔서 총 ○○○○원입니다.
· 네, 현금 ○○○○원 받았습니다. 결제 도와드리겠습니다. 현금 영수증 필요하세요?
· 네, 잔돈 ○○○○원입니다. 감사합니다.
· 네, 카드 받았습니다. 결제 도와드리겠습니다.
· 환자분, 오늘 진료받으신 거에 대한 영수증입니다. 오늘 ○○ 검사받으신 거 맞으시죠? (환자의 대답을 확인한 후) 네, 그래서 총 ○○○○원입니다.</td></tr>
</table>

표 7-8. 미용실 고객 응대 매뉴얼(평가용 예시)

<table>
<tr><th rowspan="2">접점</th><th rowspan="2">고객 응대 매뉴얼</th><th colspan="2">점검결과</th></tr>
<tr><th>양호</th><th>불량</th></tr>
<tr><td rowspan="4">도입</td><td colspan="3">전화 벨이 울릴 때</td></tr>
<tr><td>· 벨이 3번 정도 울릴 때 수화기를 받음</td><td></td><td></td></tr>
<tr><td colspan="3">받았을 때</td></tr>
<tr><td>· 인사말과 업소 이름을 또박또박 끊어서 말함
"감사합니다. 아름다움을 전하는 뷰티미 ○○○ 점입니다."</td><td></td><td></td></tr>
</table>

접점	고객 응대 매뉴얼	점검결과	
		양호	불량
도입	늦게 받았을 때		
	· 사과인사말과 숍 이름을 말한다. (공손하고 죄송스런 마음가짐으로) "오래 기다리게 해서 죄송합니다!~ 뷰티미 ○○○ 점입니다."		
안내	담당자 연결 할 때		
	· 대기 중 소음을 차단하고 신속하게 담당자 연결함 "실례지만, 어느 분이시라고 전해 드릴까요?" "네, 연결해 드리겠습니다. 잠시만 기다려 주십시오?"		
	담당자 부재(통화) 중일 때		
	· 메모 여부를 문의함 "죄송합니다만, ○○○원장님이 지금 시술(통화)중인데 메모를 전해드릴까요?		
	위치 설명		
	· 큰 건물을 중심으로 설명할 수 있도록 위치를 미리 파악 "○○ 지하철역에 내려서 ○번 출구로 나와서 ○○ 방향으로 걸어오시면, 노란색 간판이 보일 겁니다."		
예약	신규고객		
	· 관심표현 및 방문을 유도 함 "어떤 상품에 대해 안내해 드릴까요?" "자세한 상담을 위해 편한 시간에 방문하시는 건 어떠신가요?" · 예약의사를 확인 "편하신 시간을 말씀해 주시면 예약 도와드리겠습니다." "O 시쯤 방문하시면 기다리지 않고 바로 관리 받을 수 있습니다. 예약 도와드릴까요?" · 위치설명 "위치는 알고 계십니까?" "어떤 교통편을 이용하십니까?"		
예약	기존고객		
	· 안부 인사 "안녕하세요. ○○○ 고객님. 잘 지내시죠?" "지난번 관리는 어떠셨어요?" · 예약 진행 "편하신 시간을 말씀해 주시면 예약해 드리겠습니다." "네, ○월 ○일 ○시에 예약되셨습니다. 그 때 뵙겠습니다."		
종결	끊을 때		
	· 마무리 인사 "감사합니다. 좋은 하루 되십시오." · 고객이 전화를 끊는 것을 확인한 후 통화 종료		

2) 서비스 평가

접점별 서비스 매뉴얼에 따라 서비스 제공 후 평가를 실시해야 한다. 평가결과를 매뉴얼 수정 · 보완에 반영하여 계속 매뉴얼을 관리해 나가야 한다.

평가는 다음 3가지 방법으로 가능하다.

첫째, 고객만족도를 조사한다.

만족도는 제3자의 객관적인 시각을 확인하기 서비스에 대하여 얼마나 만족하는가를 알아보는 것이다. 병원에서는 정기적으로 고객만족도를 조사하고, 결과를 분석해서 서비스 품질을 개선하기 위한 자료로 활용해야 한다.

조사 방법은 외부기관을 활용하여 실시하는 방법과 자체 조사하는 방법으로만 나뉜다. 그 중 외부기관을 활용하여 조사하는 방법은 결과에 대한 신뢰도와 공정성 측면이 우수하며, 자체 조사하는 방법은 병원의 고객접점 분석을 통해서 1차 항목 → 2차 항목 →3 차 항목, 즉 대분류 → 중분류 → 소분류로 주요 변수를 추출하여 설문에 반영할 수 있다.

고객만족도 조사는 다음과 같은 원칙을 지켜야 한다.

표 7-9. **고객만족도 조사 3원칙**

원칙	내용
계속성의 원칙	· 고객만족도는 시간대 별로 비교 가능해야 한다. (과거, 현재, 미래를 비교할 수 있어야 한다.)
정량성의 원칙	· 항목 간 비교가 가능하도록 정량적인 조사가 이루어져야 한다.(예. 5점 척도) 1점－전혀 그렇지 않다. 2점－그렇지 않다. 3점－보통이다. 4점－그렇다. 5점－매우 그렇다.
정확성의 원칙	· 조사 목적에 맞는 신중한 조사와 정확한 해석이 필요하다. (가급적 주관적인 생각을 배제할 수 있도록 해야 한다.)

둘째, 모니터링을 실시해야 한다.

서비스의 품질을 서비스제공자가 직접 관찰하여 평가하는 것으로 미스터리 쇼핑이 대표적인 예이다.

미스터리 쇼핑(mystery shopping)은 교육을 받은 모니터 요원이 일반 고객으로 가장해 대상 매장이나 업체를 방문 고객 입장에서 관찰하는 방법이다. 서비스를 받은 후 전반적인 수준을 평가하는 일종의 암행조사 방법이다.

전화응대 서비스를 모니터링 하기 위해 직접 전화를 걸어 고객응대태도, 진료에 대한 정확하고 친절한 설명, 불평고객 응대 등을 점검하기도 한다.
관찰이나 체험 후 평가하여 이를 개선하기 위한 방안을 마련하여 실천해야 한다.

셋째, 고객의견카드, 홈페이지 게시판, 상담실 운영이 있다.

고객의견카드는 고객만족을 파악하는 방법 중 가장 쉽게 접근할 수 있는 방법이다. 지금은 고객이 수기로 작성하는 경우보다는 홈페이지나 기타 온라인 채널로 참여하는 경우가 대부분이다.

고객의 의견을 수집하는 방법 중 비교적 운영하기가 간편하고, 고객의 관점의 다양한 의견을 수집하기에 편리하다.

고객은 긍정적인 의견보다는 부정적인 의견을 적극적으로 표현하는 경우가 많아. 부정적인 의견, 즉 불만은 즉시 피드백을 통해 서비스를 개선할 기회가 된다는 장점이 있다.
하지만 필수 사항이 아니다 보니 번거롭다는 이유는 참여를 많이 하지 않아 다양한 의견을 수집하기에는 한계가 있다.

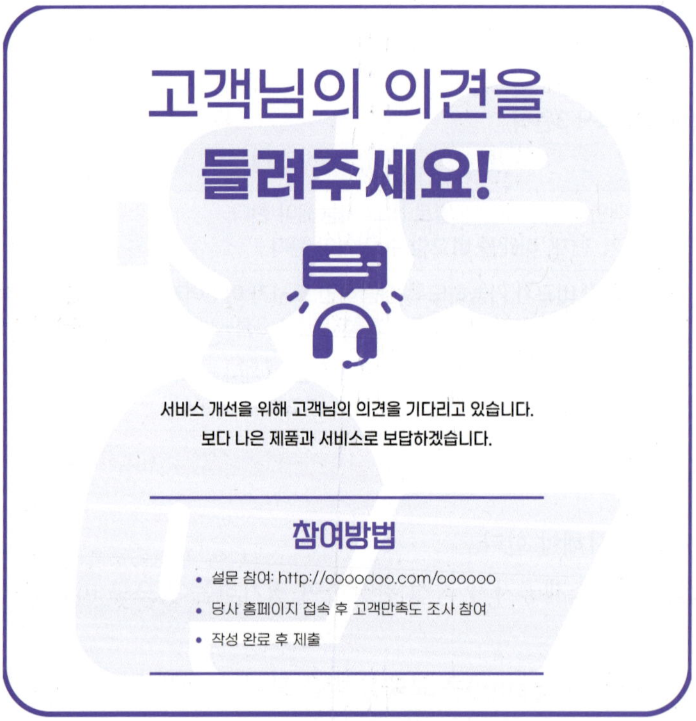
고객님의 의견을
들려주세요!
서비스 개선을 위해 고객님의 의견을 기다리고 있습니다.
보다 나은 제품과 서비스로 보답하겠습니다.
참여방법
• 설문 참여: http://ooooooo.com/oooooo
• 당사 홈페이지 접속 후 고객만족도 조사 참여
• 작성 완료 후 제출

그림 7-9

PART Ⅱ
의료서비스 실무

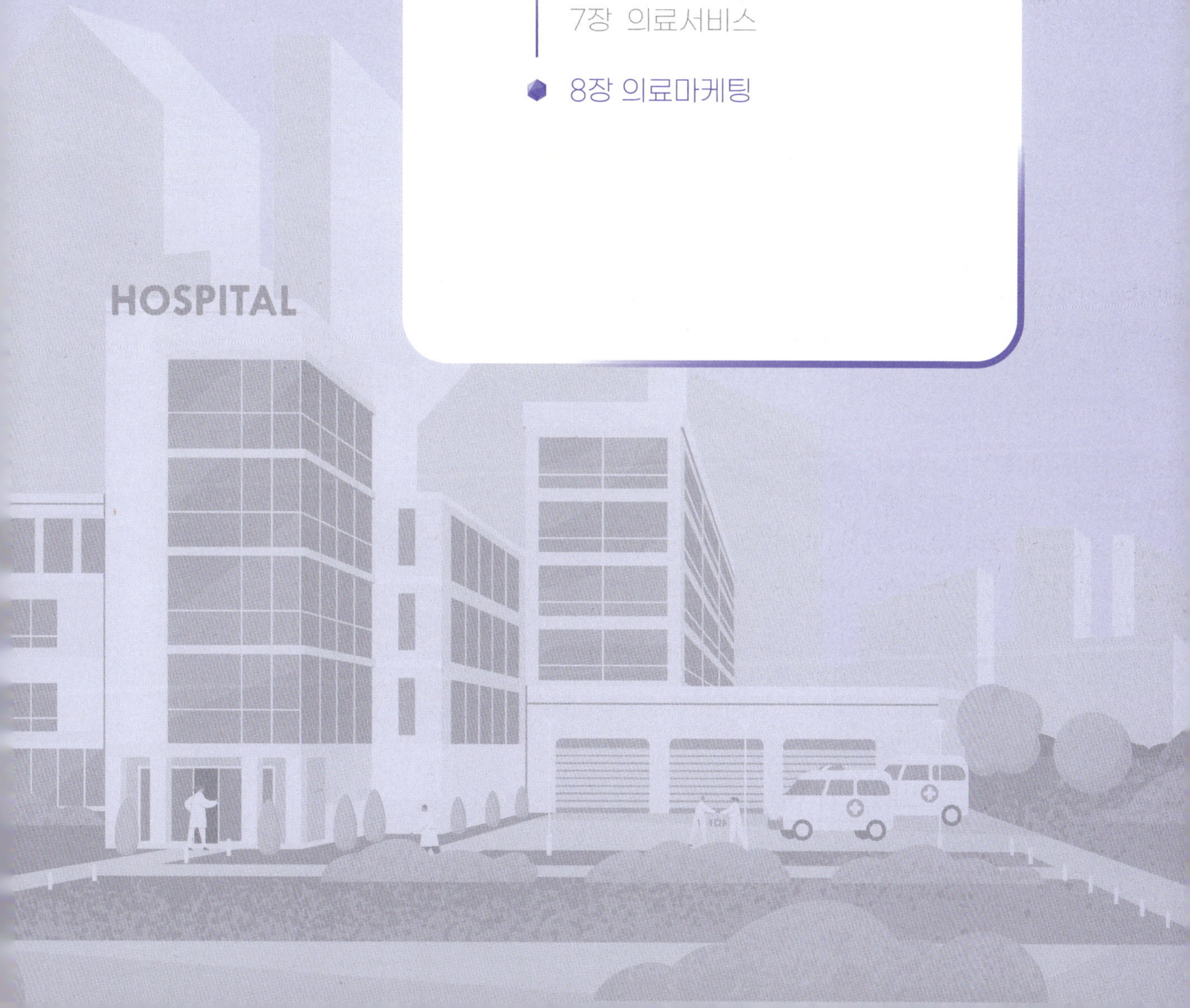

8장 의료마케팅

1 마케팅(Marketing)

1) 마케팅(marketing)의 이해

마케팅(marketing)이라는 용어는 물리적인 시장, market에 ing를 붙여 '시장에서 이루어지는 모든 활동'이라는 의미다. 시장이란 교환이 이루어지는 장소로 물리적인 공간이 없이 온라인상에서 시장이 형성되기도 한다.
마케팅은 고객과의 상호 이해를 바탕으로 가치를 창출하고, 교환함으로써 필요와 욕구를 충족하는 사회적 · 관리적 과정이다. 좀 더 구체적으로 생산자와 소비자가 바라는 것을 결합하고, 소비자의 잠재욕구를 자극하여 서비스(상품)을 생산자로부터 소비자에게 원활히 이전하기 위한 비즈니스 활동이다.

마케팅 정의는 조금씩 차이가 있으나 공통적으로 그 중심을 고객(Customer)에 두고 있다.

다양한 마케팅 정의

- **한국 마케팅학회**
  마케팅은 조직이나 개인이 자신의 목적을 달성시키는 교환을 창출하고 유지할 수 있도록 시장을 정의하고 관리하는 것이다.
- **미국 마케팅학회**
  마케팅은 고객, 의뢰인, 파트너 그리고 크게는 사회를 위해 가치가 있는 공급을 만들어내고, 소통하고, 전달하고, 교환하기 위한 활동이자 제도의 집합이고 과정이다.
- 일본 마케팅협회
  머케팅은 기업 및 다른 조직이 글로벌한 시야에 입각해 고객과의 상호 이해를 얻으면서 공정한 경쟁을 통해 이뤄지는 시장 창조를 위한 종합적 활동이다.

- **필립 코틀러**

  마케팅은 기업이 고객을 위해 가치를 창출하고 강한 고객관계를 구축함으로써 그 대가로 고객들로부터 상응한 가치를 얻는 과정이다.

일반적으로 마케팅(marketing)을 판매(selling), 광고(advertising) 활동이라고 생각할 수 있다. 하지만 마케팅(marketing)은 시장 조사부터 상품화 계획, 판매 촉진, 선전광고 등의 활동을 모두 포함하는 포괄적인 활동이다.

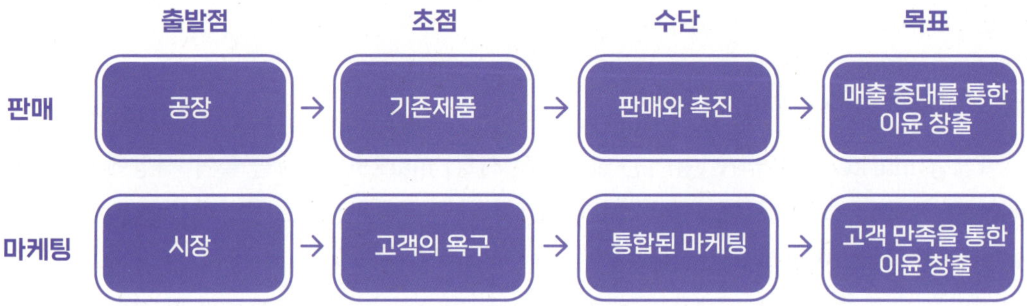

그림 8-1 판매개념과 마케팅개념의 비교

마케팅의 구체적인 활동내용은 다음과 같다.

- 제품관련 활동: 신제품 개발, 포장, 디자인, 낡은 상품 폐지 등
- 시장거래관련 활동: 시장조사, 수요예측, 판매경로 설정, 가격책정, 정책, 상품의 물리적 취급, 경쟁 대책 등
- 판매관련 활동: 는 판매원의 인사관리, 판매활동 실시, 판매사무의 처리
- 판매촉진관련 활동: 광고, 선전, 판매촉진책 실시
- 종합조정관련 활동: 마케팅 정책 수립, 계획책정, 조직설정, 예산관리

용어의 이해

- **필요(need)**

  사람의 신체적 또는 생리적인 욕구란 뜻으로 단순한 욕구나 결핍을 채우고 싶다는 생각을 의미한다.

· **욕구**(wants)

소비자가 갖고 있는 필요를 만족시킬 수 있는 구체적인 제품이나 서비스에 대한 바람을 의미하는 것으로 이는 문화나 사회에 따라 달라지며 끊임없이 변형되어 간다.

· **수요**(demand)

특정 제품이나 서비스를 사려는 의지와 실제로 살 수 있는 구입할 능력을 갖춘 욕구를 의미한다.

· **공급**(supply)

제품이나 서비스를 판매하고자 하는 의도를 의미한다.

· **시장**(market)

물건을 파는 사람과 사는 사람이 만나서 교환이 일어나는 장소뿐만 아니라, 제품이나 서비스의 실제적, 잠재적 구매자들의 집합을 의미한다.

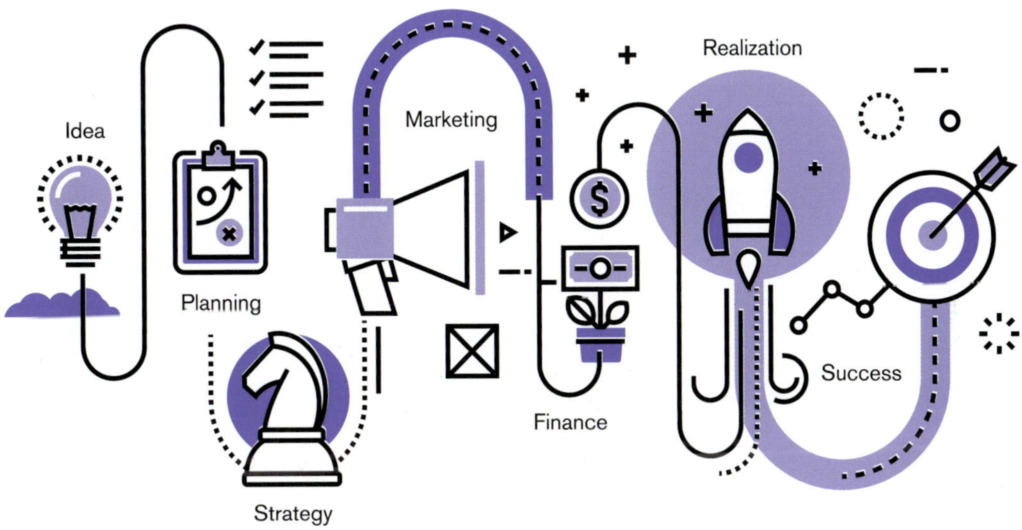

2) 마케팅 접근 방법

사회적 입장에서 유통 기구와 기능을 분석하느냐, 개별 기업의 마케팅활동이냐에 따라서 거시적, 미시적 마케팅으로 구분할 수 있다. 두 가지 모두 사회의 이익을 충분하게 고려하면서 소비자의 요구를 만족시키는 방향에서 생산(공급)과 소비(수요)를 조정하기 위한 활동이라는 점은 일치한다.

거시적 마케팅은 제품이나 서비스가 생산자로부터 소비자에게 이르는 과정을 사회적 유통 현상으로 파악하여 시간, 장소, 소유 등의 효용을 창출하는 활동이다. 이는 가치를 교환하려는 사회 구성원 전체의 욕구를 효과적으로 해결하기 위하여 사회적 인 측면이 강하다.

미시적 마케팅은 기업이 그들의 목표 달성을 위해 수행하는 활동이다. 주력 제품을 개발하고, 이를 유통하는 등 기업이 개별적으로 실행한다. 일반적으로는 마케팅이라고 부르고 것은 미시적 마케팅이다.

미시적 마케팅은 제품(서비스) 생산 시기를 기준으로 선행과 후행으로 구분할 수 있다.

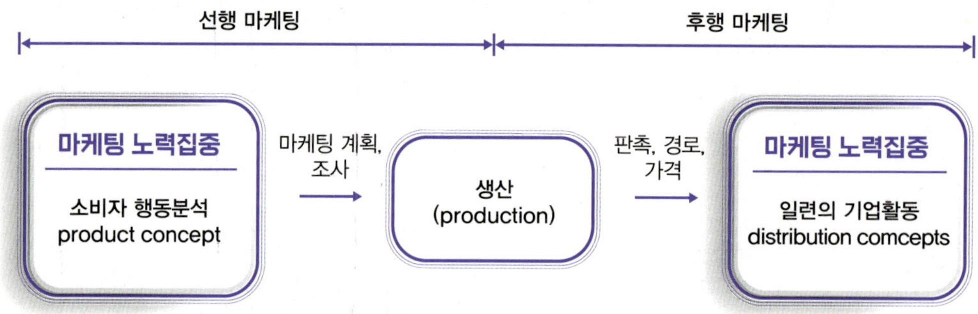

그림 8-2 선행 마케팅과 후행 마케팅

- 선행적 마케팅(leading marketing): 제품생산이나 서비스 제공 전에 이루어지는 활동으로 시장 조사·분석, 마케팅 전략 수립 등이 있다.
- 후행적 마케팅(lagging marketing): 제품생산이나 서비스 제공 후에 이루어지는 활동으로 구입경로 파악, 가격 경쟁력 분석, 판촉 활동 등이 있다.

미시적 마케팅은 기업 개별 활동이지만, 개별 마케팅 활동에 있어 영향을 주는 사회제도, 기술, 경제 등은 거시적 마케팅 차원이라고 할 수 있다. 기업의 경쟁력을 높이기 위해 거시적 환경에 대한 통찰력과 빠르고 적절한 대응을 할 수 있는 전략이 필요하다.

3) 마케팅 개념의 변화

마케팅은 사회적 변화에 따라 변화하고 진화해왔다. 생산개념부터 사회적 마케팅개념까지 지속적으로 수정·보완의 과정을 거치면서 발전해왔다.

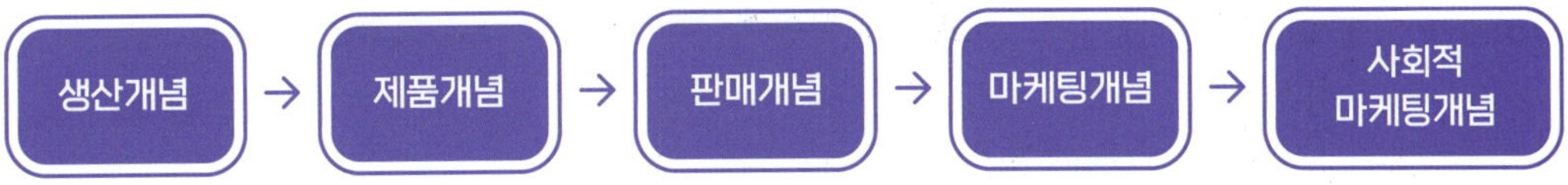
생산개념
제품개념
판매개념
마케팅개념
사회적
마케팅개념

그림 8-3 마케팅 개념의 변화

(1) 생산개념((Production concept)

생산 개념은 소비자는 쉽고 구입가능하고, 저렴한 서비스(제품)를 선호한다는 전제하에 소비자가 쉽게 구매할 수 있는 서비스(제품) 생산을 목표로 하는 개념이다.
수요가 공급보다 월등히 크며, 기업은 생산효율을 개선하고 원가절감을 통한 생산성 향상에 노력한다.

- 소비자는 저렴하고, 품질 좋은 서비스(제품)를 선호
- 수요에 맞춘 공급을 위해 원가절감을 통한 생산성 향상
- 유통망 확보가 중요

(2) 제품개념(Product concept)

제품 개념은 소비자는 가격에 비해 품질과 성능이 좋은 서비스(제품)을 선호한다는 전제하에 고객이 믿을 수 있는 우수한 제품을 생산하는 것을 목표로 하는 개념이다.

생산개념과 마찬가지로 수요가 공급보다 큰 상황에서 소비자의 욕구와 별개로 우수한 서비스나 제품의 품질개선에 주력한다. 따라서 소비자보다는 경쟁사와의 경쟁에 치우쳐서 실제 과소생산, 과잉수요 현상이 발생할 수 있다.

- 소비자는 최고의 품질과 성능의 서비스(제품)를 선호
- 기술이 우수한 혁신적 서비스(제품) 생산을 위해 연구 개발에 주력
- 기술은 우수하나 외면당하는 제품 발생 우려

(3) 판매개념(Selling concept)

판매 개념은 홍보하지 않으면, 고객은 자발적으로 충분한 서비스(제품)를 구입하지 않는다는 전제하에 공격적인 영업 전략과 촉진 활동이 필요하다는 개념이다.
1930년대 이후 빠른 산업화로 대량생산이 가능하게 되면서 공급이 수요를 증가하게 되면서 발생한 현상이다. 대량 생산된 제품 판매를 위해 기업은 품질보다는 광고 예산 증액, 유통경로 확보, 촉진활동 강화 등 판매량 증대에만 노력하게 되었다.

- 품질개선보다는 대량생산에 집중
- 판매를 위한 지나친 영업 및 판촉 활동

• 대량생산으로 공급이 수요를 초과(수요공급불균형)하거나 대량의 재고 발생

(4) 마케팅개념(Marketing concept)

마케팅 개념은 고객들의 욕구를 먼저 파악하여 고객이 원하는 제품이나 서비스를 제공해 고객을 만족시켜야 한다는 개념이다.

마케팅 개념은 1950년대 이후 판매중심시대에 대한 성찰로 등장하였으며, 이 때 부터 기업은 이익이라는 관점에서 소비자만족 이라는 관점으로 전환되었다.

- 고객 입장에서 생각하는 고객 중심 마케팅 관리
- 판매와 함께 서비스(제품) 문제점을 해결하여 소비자의 편의를 고려
- 고객 중심의 판매 방식과 자세 변화

(5) 사회적 마케팅개념(Societal Marketing Concept)

기업의 이익, 소비자의 만족뿐만 아니라 기업의 사회적 책임을 강조하는 개념이다. 소비자뿐만 아니라 환경과 공익도 고려해야 한다는 사회적 책임의 방향으로 나아가야 한다는 것이다.

오늘날 기업에서는 사회적 마케팅으로 환경보호, 자원보존에 앞장서거나 사회적 책임과 가치를 실현하는 이미지 홍보도 적극적으로 하고 있다.

- 사회와 사회적 이익에 관심이 높아진 소비자의 선택
- 장기적인 사회적 이익과 비용을 중요시
- 기업적 마케팅 기준(이윤창출)과 사회적 마케팅 기준(사회적 복리) 사이의 갈등 발생

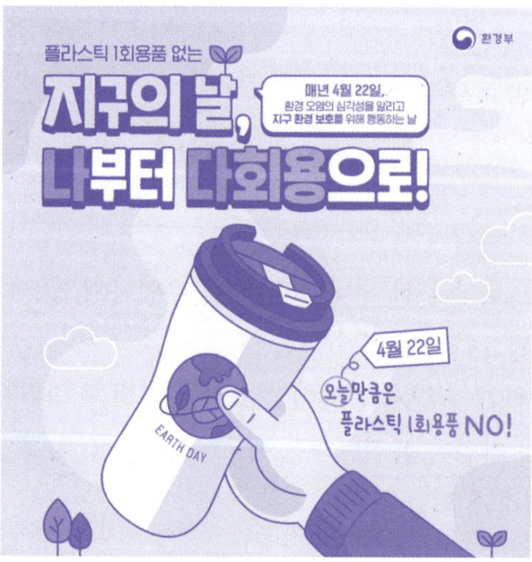
환경부
플라스틱 1회용품 없는
지구의 날,
매년 4월 22일,
환경 오염의 심각성을 알리고
지구 환경 보호를 위해 행동하는 날
나부터 다회용으로!
4월 22일
오늘만큼은
플라스틱 1회용품 NO!
EARTH DAY

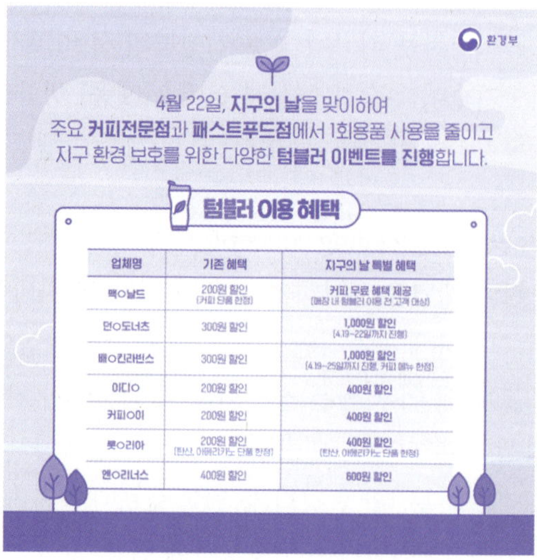

4) 의료마케팅

오늘날 비영리조직인 의료기관도 마케팅 개념이 도입되고 있다. 의료시장은 사회 경제적 여건의 변화로 과거에 비해 경쟁이 심화되고 있다. 재벌 자본의 병원사업 참여, 영리병원, MSO(Management Service Organization, 병원경영지원회사) 등 경영주체가 다양해짐에 따라 현실적이고 전략적인 마케팅이 요구되고 있다.

의료마케팅은 병원이 제공할 수 있는 의료서비스를 알리고, 고객의 의사결정을 돕고, 이를 치료계획에 반영하며 고객이 우리병원을 지속적으로 이용할 수 있도록 관계를 형성하기 위해 수행하는 일련의 제반활동이다.
의료마케팅은 일반 기업과는 구분되어진다. 의료기관은 비영리기관으로 의료서비스의 공공재적인 성격, 제공되는 서비스(제품)의 특수성으로 마케팅 역시 다른 방법으로 접근할 필요가 있다.

의료마케팅은 특징을 정리하면 다음과 같다.

- 의료마케팅은 국민보건 향상이라는 사회적 · 공공적 목적을 달성해야 한다.
- 의료기관은 비영리조직으로 공중이 필요로 하는 것에 대한 이해와 서비스를 제공해야 하는 공공의 책임을 가진다.
- 의료법 등 관련규정과 제약조건, 사회적인 기대, 요청에 의한 제약이 비교적 많다.
- 의료서비스는 유형의 것도 있으나, 기본적으로는 무형의 것을 제공한다.
- 고객과의 개별접촉으로 유통되기 때문에 마케팅 효과 측정이 어렵다.
- 대인(對人) 서비스이며, 기계화, 자동화가 어렵다.
- 표준화가 불가능하기 때문에 서비스 결과도 개인마다 다를 수 있다.
- 고객들은 병원이나 의료서비스 선택을 매우 신중하게 한다.

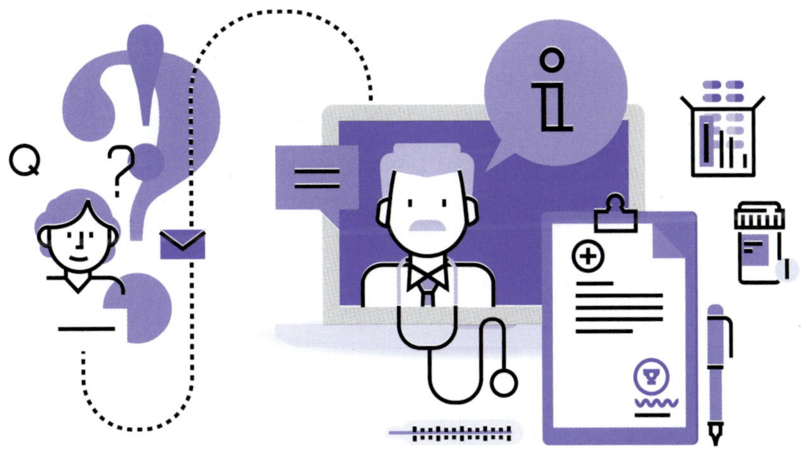

2 고객관계관리(Customer Relationship Management, CRM)

1) 마케팅 삼각형

마케팅은 외부마케팅(External Marketing), 내부마케팅(Internal Marketing), 관계마케팅(Relation Marketing)으로 구분할 수 있다.

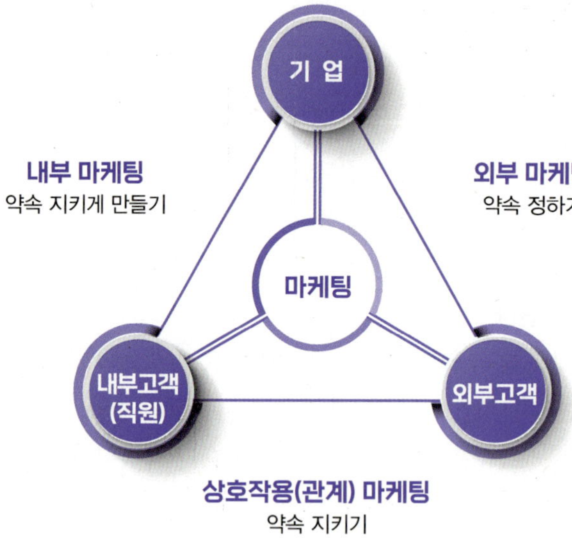

그림 8-4 마케팅 삼각형

- 외부마케팅: 병원이 고객의 니즈를 충족시키기 위해 제공 가능하고, 제공 의도가 있는 서비스의 제공을 약속하는 것
- 내부마케팅: 병원이 고객에게 제공하기로 약속한 서비스를 제대로 제공할 수 있도록 직원에게 교육기회를 제공하고, 업무 수행에 대한 동기부여를 하는 것
- 관계마케팅: 병원 직원이 고객을 대상으로 약속한 서비스를 제공하는 과정에서 서로간 상호작용이 잘 이루어지는 것

(1) 외부마케팅(External Marketing. EM)

의료기관 외부에서 새로운 환자를 유치하기 위한 마케팅 활동으로 외부마케팅 목표는 고객

만족을 통해 조직 목표를 달성하는 것이다. 이를 위해 고객의 요구와 욕구를 파악하고, 고객에게 제공할 서비스를 설계 · 디자인하여 제공하는 서비스 품질을 약속해야 한다.
외부마케팅은 차별화, 신제품, 시장 선도 등 전략을 세우고, 마케팅 믹스(Marketing Mix)를 활용하여 마케팅을 수행하게 한다.

(2) 내부마케팅(Internal Marketing. IM)

서비스의 품질관리를 위해 내부 직원을 교육 · 훈련하고, 업무에 대한 동기를 부여하는 등 직원의 자부심과 만족도를 높일 수 있게 하는 마케팅 활동이다.

의료서비스는 생산과 소비가 동시에 이루어지는 특성으로 인해 고객만족이 내부고객, 즉 직원의 역량이나 태도에 많이 좌우된다. 즉 의료서비스는 내부 마케팅이 외부 마케팅보다 우선되어야 한다. 자신이 소속된 조직에 대한 만족도가 낮은 직원이 고객에게 최상의 서비스를 제공할 수 없기 때문이다.

그렌루스(1990)는 고객만족을 위해 선행되어야 하는 5가지(내부 커뮤니케이션, 교육 · 훈련, 권한 위임, 보상시스템, 고용 안정성(복리후생제도), 경영 지원)를 제시하였다.

내부고객인 직원이 서비스 생산과정에서 중요한 자원임을 인정하고, 정서적 노동 관리와 갈등, 스트레스 관리, 그리고 직장 내 원활한 커뮤니케이션 환경을 조성해야 한다. 또 실무 직원에게 적절한 수준의 재량권을 부여함으로써 고객의 요구를 확인하고, 신속하게 대응할 수 있게 하는 것도 주인의식과 책임의식을 갖고 업무를 수행하는데 도움이 된다.

외부고객 vs 내부고객

외부고객은 명확하다.

회사 밖에서 회사의 제품이나 서비스를 구매하거나 이용하는 고객을 말한다. 내부고객은 경영자가 직원, 내지는 관리자가 실무자를 보는 시각에서 다루어졌으나 이제는 내부고객을 보는 시각을 확대할 필요가 있다.

회사 내 타부서나 다른 팀도 고객으로 보아야 한다. 회사 내에서 업무를 수행할 때 부서 간 갑질이 발생하거나 업무협조가 잘 이루어지지 않을 때가 있다.

예를 들어 외부고객을 상대하는 영업부서에서 고객의 요구라며 생산부서에 무리하게 제품생산을 요구한다면, 이것은 외부고객만 중시한다는 사고방식이다. 영업부서가 생산부서를 고객이라고 생각한다면, 있을 수가 없는 일이다.

따라서 회사 내에서 각 부서들은 서로가 고객이라는 생각으로 서로를 존중해야 한다. 그래야 진정한 우리의 회사가 되는 것이다.

(3) 관계마케팅(Relation Marketing. RM)

직원이 고객과의 유대감을 형성하여 지속적으로 신뢰관계를 유지하고 대화하면서 관계를 강화하고 상호간의 이익을 극대화할 수 있는 다양한 마케팅 활동을 말한다.

고객 관계를 유지하기 위해서는 고객에 대한 이해와 요구에 맞는 가치를 제공하는 것이 필요하다. 신뢰를 바탕으로 쌓여진 고객만족은 서비스의 추가구매, 재구매로 이어진다. 긍정적인 입 소문으로 신규고객 유치에도 도움이 되기 때문에 기업 입장에서는 마케팅 비용을 절감하여 경제적 효과가 발생한다.

고객 입장에서도 새로운 공급처를 찾는 것보다 하나의 공급처와 지속적으로 관계를 맺는 것을 서비스 편익면에서 선호한다. 또 고객은 단기적으로 만족과 가치 중심적인 구매을 하지만, 장기적으로는 기업과 브랜드에 대한 신뢰, 충성 중심적인 구매를 하게 된다.
때문에 상호 이익을 극대화시킬 수 있는 다양한 방법의 관계마케팅에 신경을 써야 한다.

관계마케팅에서는 판매자와 구매자, 직원과 고객의 관계가 강조되며, 운영 시스템 및 시설과 장비 등 물적 자원도 관리되어야 할 부분이다. 특히 인터넷의 발전으로 빠른 정보전달이 가능해진 현재는 빅터이터 분석 등 다양한 방법이 마케팅에 활용되고 있다.

2) 고객관계관리(CRM) 업무

고객관계관리(CRM)는 고객을 확보하고, 이를 장기간 유지하고자 하는 마케팅 기법이다. 고객뿐만 아니라 판매인, 협력자와의 관계도 포함되며, 내부 정보를 분석하고 저장하여 활용하는 등 광범위한 업무가 해당된다.

고객관계관리 업무는 크게 다음과 같이 구분할 수 있다.

- 지속적인 관계(로열티 Loyalty)를 얻기 위한 고객관리
  습관적으로 자사의 제품이나 서비스를 구매하도록 하는 마케팅 행위
- 고객 특성에 따른 관리
  개별적인 고객에 대한 1:1 마케팅
  고객의 수익 기여도에 따른 차별적 전략수립
- 정보기술에 의한 관리
  빅데이터 등 데이터를 통해 이용, 전망 등을 예측
  휴면고객 활성화
  잠재고객, 휴면고객 정보를 이용한 전략적 영업

- 전사적 차원에서의 관리
  목표 마케팅(target marketing)가능
  비용 절감 효과

고객 로열티(Customer Royalty)

고객 로열티는 특정 서비스를 일관되게 재이용하고, 반복적으로 이용하고 싶어하는 깊은 관여도이다. 로얄티 행동은 반복구매성, 서비스에 대한 신뢰성, 추천성, 지지성 등이 있다.

고객만족이 높을수록 재이용율이 높고, 로얄티도 높다.

(3) 고객진화 단계

고객과의 관계는 시간의 지남에 따라 잠재 고객, 신규 고객, 반복고객(단골고객), 그리고 이탈 고객으로 진화할 수 있다. 진화 과정에 따라 따른 고객의 감정이나 욕구, 행동을 이해하고, 그에 맞는 마케팅 전략을 실행해야 한다.

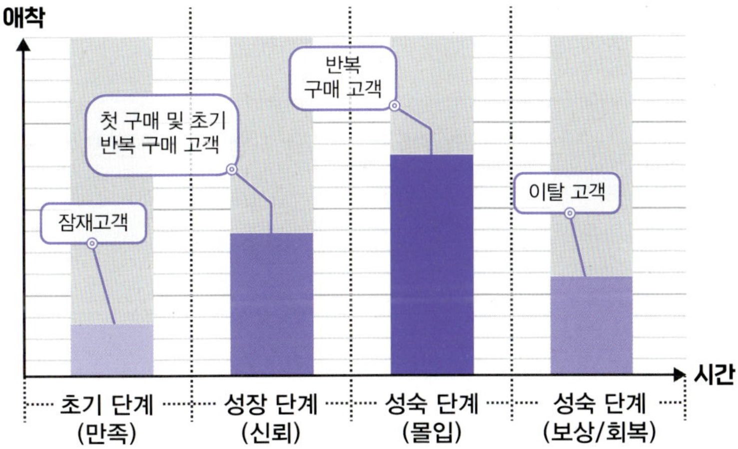

그림 8-5 고객의 진화단계

(1) 잠재 고객(potential customer)

자사의 제품이나 서비스를 구매하지 않은 사람들 중에서 향후 고객이 될 수 있는 잠재력을 가지고 있는 고객을 말한다. 잠재 고객은 첫 거래를 위해 고객만족관리가 중요하다.

(2) 신규 고객

첫 구매를 한 고객을 말한다. 구매 과정이나 구매한 서비스 품질에 따라 진화과정이 달라질 수 있다. 서비스 품질관리를 통해 신뢰가 형성되면 반복 구매 고객으로 발전이 가능하다.
모든 고객이 다 중요하지만, 서비스를 1번 이상 경험한 고객 관리를 하는 것은 경영에 있어 매우 효율적이며, 경제적인 방법이다. 왜냐하면 잠재고객 유치를 위해서는 기존고객 유지의 약 5배~6배 정도의 비용이 소요되기 때문이다.

(3) 반복구매고객

신규 고객 중 서비스가 기대와 요구 수준에 부합되어 지속적으로 구매를 하는 고객이다.
관계가 성숙되고 안정화 단계라고 할 수 있다.

고객의 몰입도와 충성도를 높이기 위해 AS 서비스 등 지속적인 피드백, 브랜드 이미지 관리가 필요하다. 고객을 등급화하여 멤버십 혜택 등을 적용하는 것도 이 단계에 해당되는 마케팅 활동이다.

(4) 이탈 고객

더 이상 자사 제품이나 서비스를 이용하지 않는 고객이다. 이탈한 이유를 파악하여 마케팅에 활용해야 한다.

> **☑ 고객 이탈률(Defection Rate)을 줄일수록 기업의 수익은 늘어난다.**
>
> 고객이탈률이 5% 감소하면 은행은 85%, 보험은 50%, 자동차서비스는 30% 수익이 늘어난다.
> 고객이탈률이 2% 감소하면 원가를 10% 절감하는 효과가 있다.
> 고객이탈률을 50% 줄이면 기업 성장률은 2배가 된다.

(5) 고객관계관리(CRM) 종류

고객관계관리는 프로세스 관점에 따라 분석 CRM, 운영 CRM, 협업 CRM으로 나눌 수 있다.
정확한 데이터 분석(DW 기반)을 통한 고객접근방법을 제시하고, 운영 CRM을 통해 ERP와 연계한 확장성 통합 솔루션 제공한다.

협업 CRM은 인터넷을 활용하거나 전자상거래 활용을 통해 사이트 방문 고객의 로그파일 분석하거나 고객성향 파악이 가능하게 한다.

표 8-1. CRM 분류

분석 CRM(Analytical CRM System)	운영 CRM(Operational CRM System)
· 고객정보를 활용하기 위해 고객 데이터를 저장하고 분석하는 IT 시스템 · 정확한 데이터 분석을 통한 고객접근방법을 제시 · 과학적 분석이 중요	· 고객과의 접점을 자동화함으로써 고객관리를 효율화 할 수 있음 · 영업활동자동시스템, 고객지원시스템이 해당
협업 CRMCollaborative CRM System)	
· 분석과 운영 시스템의 통합을 의미 · 인터넷을 기반으로 한 비즈니스 성장, 온라인화의 가속화로 이에 대응하는 CRM · 인터넷, 전자상거래 활용으로 방문고객의 로그파일 분석, 성향 분석 가능	

(6) e-CRM

e-CRM(electronic customer relationship management)은 인트라넷, 엑스트라넷, 인터넷 등 넷 환경을 사용하는 CRM 방법을 말한다. e-CRM은 정보기술(IT)을 사용하는 고객과과의 모든 형태의 관계관리를 포함하며, CRM과 비교할 때 e-CRM 조직 간 협업을 위한 통합 정보는 고객과의 소통에 더 효율적일 수 있다.

전세계적으로 e-비즈니스가 급속도로 확산되면서 온라인 고객에 대한 관심은 더 높아지고 있다. 오프라인 분야에서 주로 적용되었던 CRM을 온라인 분야에 그대로 적용하기 어렵다는 인식하에 e-CRM이 본격적으로 등장하게 되었다.

e-CRM은 상품, 서비스, 콘텐츠를 온라인상의 고객접촉 수단과 원리를 활용하여 고객 정보를 수집하고, 필요에 맞게 가공하여 전략적으로 분석하여 활용하는 방법이다. 이를 통해 고객 만족도를 향상시키고, 고객충성도를 증진시킬 수 있기 때문에 경영에도 도움이 된다.

e-CRM의 장점을 2가지로 정리하면 다음과 같다.

첫째, 고객 데이터 분석을 통해 숨겨진 요구를 파악할 수 있다.

많은 기업들이 신규 고객 창출보다 기존 고객 유지를 위해 노력하고 있다. 따라서 축적된 고객데이터 분석을 통해 고객의 숨겨진 요구사항을 파악하여 충족시킴으로써 고객 충성도를 높일 수 있다.

둘째, 경쟁우위를 확보할 수 있다.

고객의 요구와 성향을 파악하여 필요로 하는 정보를 제공할 수 있고, 일대일 서비스를 제공하기 용이하기 때문에 경쟁 기업에 비해 경쟁우위를 선점하기 유리하다.

3 마케팅 프로세스

마케팅이 어떻게 계획되고, 실행되는지를 순서대로 나열하면 다음과 같다.
마케팅은 시장조사, STP, 마케팅믹스, 실행, 통제 과정으로 이루어진다.

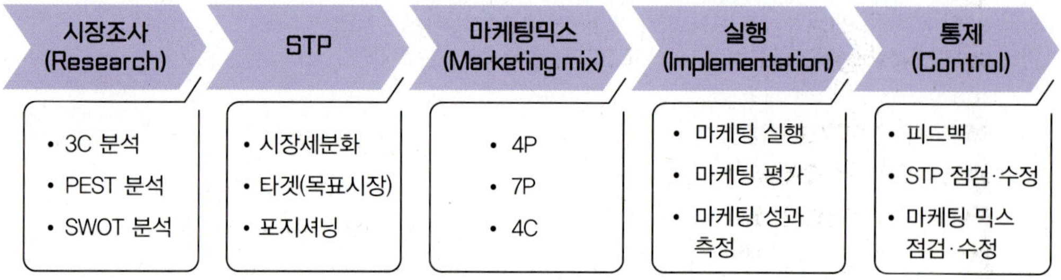

그림 8-6 마케팅 프로세스

1) 시장조사

시장 조사는 마케팅의 출발점이며 다양한 자료를 체계적으로 획득하고, 분석하는 객관적이고 공식적인 과정이다. 서비스(상품)가 어떻게 구입되어 사용되며, 어떤 평가를 받고 있는가를 조사하여 분석을 통해 미래를 예측하고 시장전략 수립 지침을 제공하고자 하는 미래 지향적인 활동이다.

시장조사는 조직 외부만 하는 것이 아니라, 조직 내부 분석도 면밀하게 이루어져야 한다. 다각적이고 다양한 조사를 통해 정보를 수집하는 것이 중요하다.

시장조사를 통해 얻어진 정보는 중요한 전략적 의사결정에 도움이 되기 때문에 목표시장, 경쟁사, 기업환경 등에 관한 구체적이고 실질적인 자료 수집과 분석이 이 단계에서 이루어져야 한다.

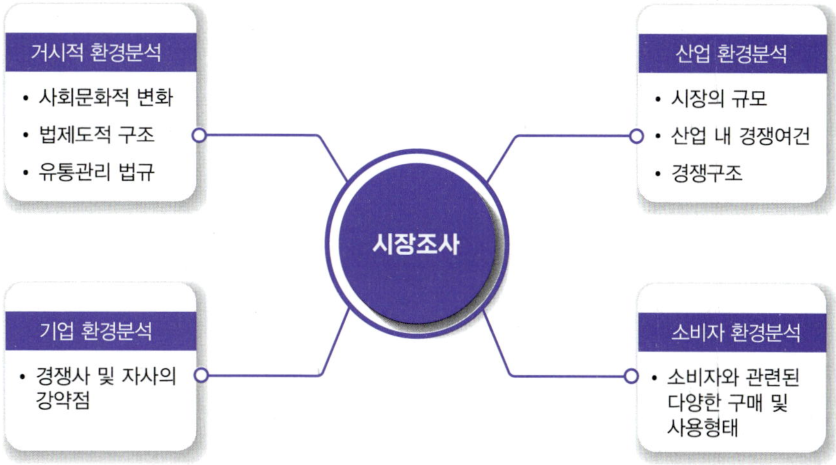

그림 8-7 시장조사

서비스(상품) 시장 분석을 위해서 많이 사용하는 방법은 3C분석, PEST분석, SWOT 분석 등이 있다.

(1) PEST 분석

정치(Politic), 경제(Economic), 사회(Society), 기술(Technology)부문으로 나누어 분석하는 방법이다.

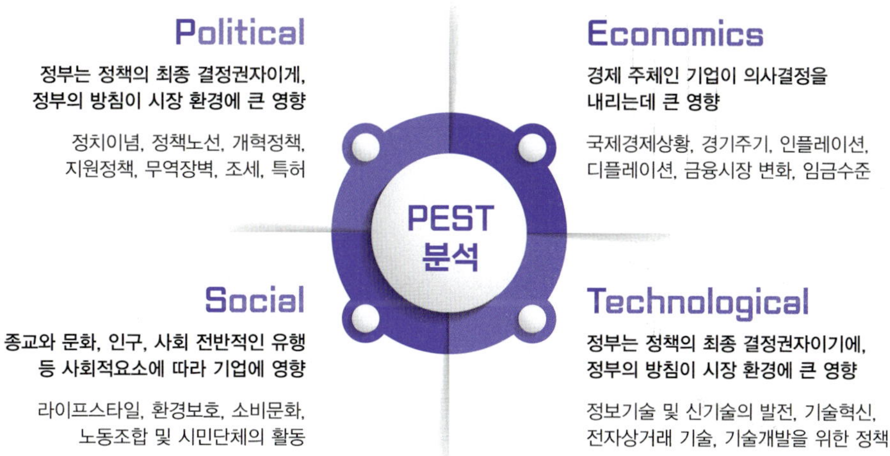

그림 8-8 PEST 분석

(2) 3C 분석

3C는 회사(Company), 고객(Customer), 경쟁사(Competitor)를 분석하여 마케팅에 활용하는 방법이다.

- 회사(Company)
  시장에서 우리 기업의 위치, 사업목표, 강점과 약점, 그리고 사업기회를 파악
- 고객(Customer)
  고객의 서비스(상품)에 대한 요구와 분석하여 동종업계의 시장 동향, 목표시장과 사업의 기회를 확보
- 경쟁사(Competitor)
  경쟁기업, 경쟁사업에 대한 분석을 하여 우리 기업의 마케팅에 활용

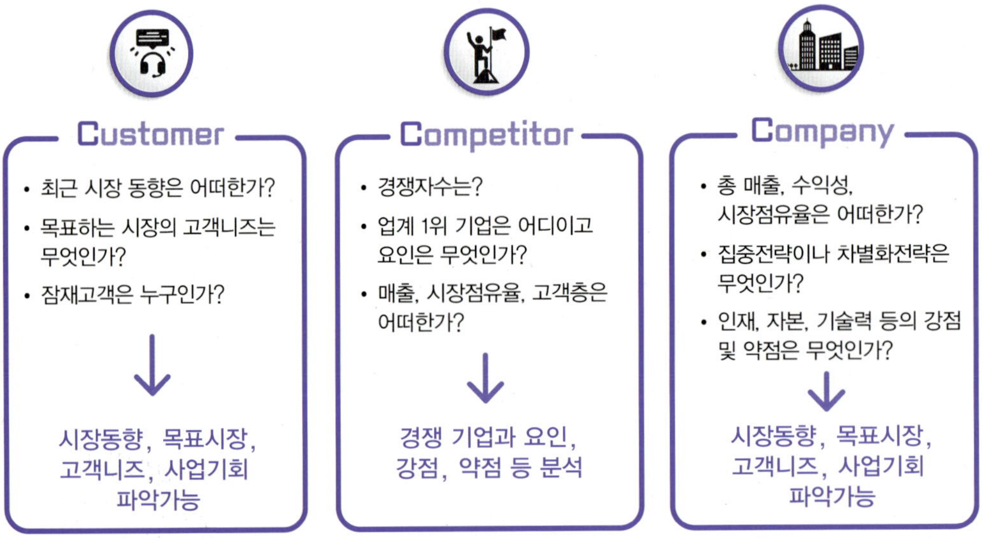
Customer
• 최근 시장 동향은 어떠한가?
• 목표하는 시장의 고객니즈는 무엇인가?
• 잠재고객은 누구인가?
시장동향, 목표시장, 고객니즈, 사업기회 파악가능
Competitor
• 경쟁자수는?
• 업계 1위 기업은 어디이고 요인은 무엇인가?
• 매출, 시장점유율, 고객층은 어떠한가?
경쟁 기업과 요인, 강점, 약점 등 분석
Company
• 총 매출, 수익성, 시장점유율은 어떠한가?
• 집중전략이나 차별화전략은 무엇인가?
• 인재, 자본, 기술력 등의 강점 및 약점은 무엇인가?
시장동향, 목표시장, 고객니즈, 사업기회 파악가능

그림 8-9 3C 분석

(3) SWOT 분석

조직 내부의 강점(Strength)과 약점(Weakness), 외부의 기회(Oppourtunity)요인, 위협(Threat)요인을 나누어 분석하는 기법이다.

SWOT 분석은 경영학 분야에서 많이 활용되었으나 지금은 거의 모든 산업분야에서 다 활용하고 있으며, 특히 의료기관 경영에서도 필수 과정이 되었다.

SWOT 분석에서 강점(Strength), 약점(Weakness)은 내부적 요인으로 우리 회사(조직)가 가진 강점과 약점, 기회(Opportunity)요인, 위협(Threat)요인의 약자인 O와 T는 외부적 요 인으로 시장의 성장과 축소에 따른 기회와 위협요소들을 의미한다.

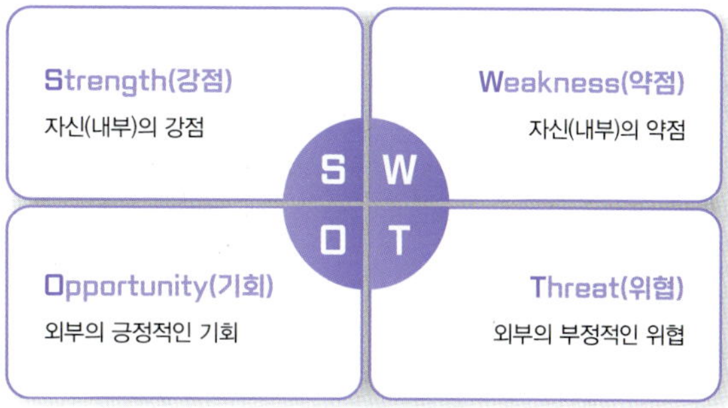
Strength(강점)
자신(내부)의 강점
Weakness(약점)
자신(내부)의 약점
S
W
O
T
Opportunity(기회)
외부의 긍정적인 기회
Threat(위협)
외부의 부정적인 위협

① SWOT 분석 매트릭스

내부 환경에서의 강점과 약점, 외부환경에서의 기회와 위협 요인을 파악하여 매트릭스를 만들어서 활용한다.

이를 통해 강점은 살리고 약점은 최소화시키며, 기회는 활용하고 위협은 피하거나 억제할 수 있는 마케팅 전략을 수립할 수 있다.

	Strength (강점)	Weakness (약점)
Opportunity (기회)	SO 전략 강점을 이용하여 기회를 잡는 전략	WO 전략 약점을 제거하며 기회를 이용하는 전략
Threat (위협)	ST 전략 강점을 활용하여 위협에 대처하는 전략	WT 전략 약점을 제거하며 위협을 회피하는 전략

그림 8-10 SWOT 분석 및 전략 수립

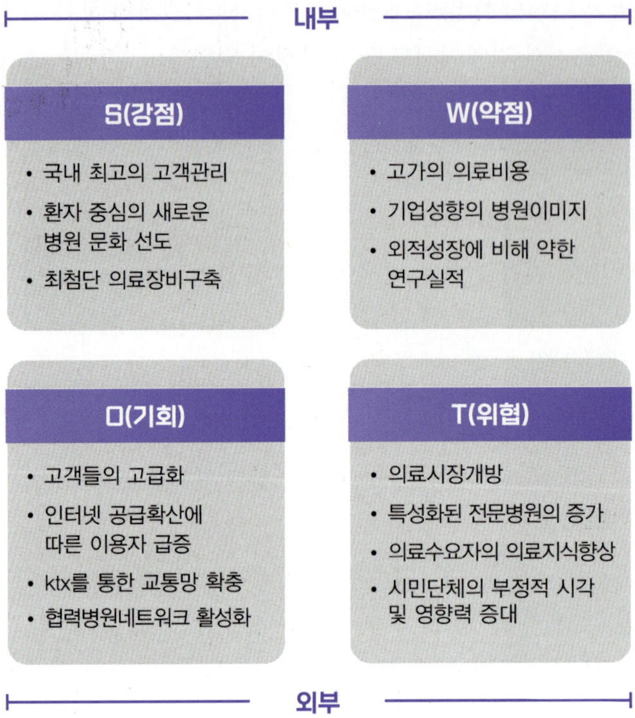

그림 8-11 삼성서울병원의 SWOT 분석 사례

② SWOT 분석 전략

• SO 전략 강점을 살려낼 만한 시장 기회는 어떤 것인가?

내부의 강점과 외부의 기회를 극대화하는 가장 성공적인 전략이다. 높은 기술 경쟁력을 갖춘 병원들은 의료개방 추세에 맞춰 해외시장을 공략하고 진출하는 기회로 삼는 등 공격적인 전략이 필요하다.

• ST 전략 강점을 살려서 직면한 위협을 어떻게 피할 수 있을까?

강점을 가지고 위협을 회피하거나 최소화하는 전략으로 내부의 강점을 극대화하여 외부의 위협요소를 최소화한다. 병원 인지도가 높은 대학병원들이 경쟁적인 의료시장 상황에 대처하기 위하여 시설, 환자, 서비스, 마케팅 능력 등을 활용하는 다각화전략이 바람직하다.

• WO 전략 **약점 때문에 기회를 잃지 않으려면 어떻게 해야 하는가?**

약점을 보완하여 기회를 살리는 전략으로 내부의 약점과 외부의 기회를 극대화한다. 외부의 기회를 극대화하기 위하여 내부의 약점을 보완하고 기술을 개발하거나 자원을 보충하는 등의 국면전환전략이 필요하다.

• WT 전략 **약점과 위협으로 발생할 최악의 사태를 어떻게 피할 수 있을까?**

약점을 보완하면서 동시에 위협을 회피하거나 최소화하는 전략으로 내부의 약점과 외부의 위협을 최소화한다. 상황에 따라 규모의 축소나 공동개원, 폐업 등을 고려하는 방어적 전략이 요구된다.

2) STP

서비스 범주와 소비자 욕구에 근거하여 동질적인 여러 개의 그룹으로 나누고(Segmentation), 조직 내 · 외부 상황과 능력을 고려하여 경쟁에서 우위를 선점할 수 있는 시장을 선정한다.(Targeting)
그 다음 고객들에게 요구를 충족시키고 욕구에 가장 적합하다는 각인(Positioning)을 시키는 것을 STP전략이라고 한다.

오늘 날 병원을 둘러싼 외부환경, 고객의 욕구를 분석하여 병원이 다겟으로 삼을 고객을 명확하게 규정하는 것이 STP전략의 시작이며, 이들에게 차별화된 제품과 서비스로 가치를 전달하는 것이 STP전략의 핵심이다.

구체적인 STP 내용은 본 교재 4. STP 전략에서 다루었다.

3) 마케팅 믹스(marketing mix)

마케팅 믹스(marketing mix)란 일정한 환경적 조건과 시점에서 여러 가지 형태의 마케팅 수단들을 적절하게 결합하는 전략이다. 하나의 서비스(상품)에 사용할 전략을 구성하거나 사용된 전략을 조정하는 일이다.

1960년 마케팅 믹스는 제품(Product), 가격(Pricing), 장소(Place), 촉진(Promotion), 4가지 요소로 소개되었다. 보편적으로 마케팅 요소 4P를 적절하게 섞어서(믹스) 마케팅을 하는 것이다. 이후 3가지 요소를 추가하여 7P로 활용하기도 한다.

또 4P's를 좀 더 고객중심으로 진화시킨 4C's도 오늘날 마케팅에 많이 활용된다.

구체적인 마케팅 믹스 내용은 본 교재 5. 마케팅 믹스 전략에서 다루었다.

4 STP 전략

STP는 전체 시장을 구성하는 잠재고객들을 동질적인 기준을 통해 하위시장으로 나누는 과정인 세분화(Segmentation), 시장세분화 통해 나눈 하위시장 중 기업이 표적으로 하여 마케팅 수행 시 가장 좋은 성과를 제공해주는 시장 선정하는 타겟 설정(Targeting), 그리고 고객의 마음에 어떻게 자리 잡을 것인가를 결정하는 단계인 포지셔닝(Positioning)으로 구성된다.

진행과정은 그림과 같다.

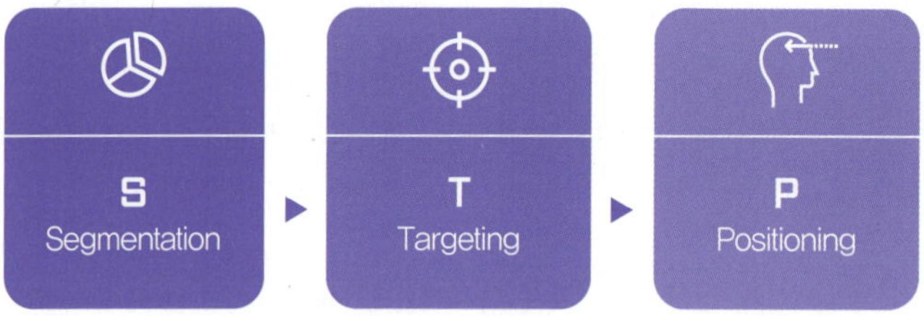

표 8-2. STP 전략 진행 단계

S	세분화수준의 결정	전체 시장 혹은 특정 세분시장 혹은 몇 개의 세분시장 제품 단위에서 경쟁 혹은 혜택 수준에서 경쟁
	세분화기준의 설정	하나의 변수보다 몇 개의 변수를 동시에 사용 (인구통계, 심리분석, 행동분석 변수 등)
	세분시장의 평가	크기, 경쟁상황, 성장 가능성, 접근 가능성, 가용자원 등을 고려하여 평가
T	표적시장의 선정	각 세분시장을 평가한 후 창업기업에 가장 적합한 표적시장을 선정
P	포지셔닝	표적시장에서 제품을 소비자들이 어떻게 인식하게 할 것인지를 정함

1) 시장세분화(Segmentation)

다양한 연령, 직업, 가치관, 소비태도 등 다양한 다수의 소비자가 있는 시장을 일정 기준에 의해 세분화하는 것이다. 일반적으로 비슷한 욕구, 공통적인 수요와 구매행동 등으로 그룹화하게 된다.
이를 통해 기업이 시장 전체를 타겟으로 획일적인 제품을 개발하거나, 고객 특성에 맞춰 모든 제품을 개발하지 않고, 집중해야 할 고객층에 대한 마케팅 노력을 집중할 수 있게 된다.

의료서비스 이용고객의 경제적 수준이 높아지고, 의료정보가 대중화되면서 과거보다 더 다양하고 섬세한 욕구와 취향, 그리고 라이프스타일을 가지게 되었다. 정보기술의 발달로 고객을 더 섬세하게 세분화할 수 있게 되면서 의료마케팅에서도 고객세분화는 마케팅을 위해 꼭 필요한 과정이 되었다.

표 8-3. 시장세분화 기준 예

구분	구분 변수	구분 기준	특 징
개인적 특성 변수	인구통계학적 변수	연령, 성별, 생활주기, 소득수준, 직업, 교육수준, 가족 수	가장 많이 사용하는 기본 변수로 직접적 영향을 주는 변수
	심리적 변수	라이프 스타일, 동기, 개성	상품개발, 주력상품 선정에 도움
	지리적 변수	지역(도시 및 농촌 등), 행정구역, 기후	정확한 시장규모, 파악이 용이하고, 세분화 비용이 적게 듦
소비 행동적 변수	구매행동 변수	사용량, 브랜드 충성도	고객 행동방식 이해에 도움
	추구편익 변수	기능적인 효익, 심리적인 효익	서비스(제품) 개발에 활용
	행동 분석적 변수	의료이용경험, 충성도, 고객욕구, 고객태도	특정병원에 대한 고객 성향을 파악하는데 도움

다양한 변수 기준이 있으나, 어느 것도 절대적이지는 않다. 또 세분화 기준은 업종이나 서비스(상품)의 종류에 따라 달라질 수 있다. 따라서 척도는 시장 특성에 맞게 적절한 것을 선정해야 한다.

시장세분화는 다음과 같은 조건이 전제되어야 한다.

- 동질성(Identifiability)
  세분 시장 내 소비자 욕구가 동질적이어야 하고, 비슷한 성향을 가지고 있어야 한다.
- 접근 가능성(Accessibility)
  세분시장이 어떤 특성을 가진 소비자들로 구성되어 있고, 접근하는 방법을 알아야 한다.

- 측정가능성(Measurability)
  각 세분시장의 규모와 구매력 측정이 가능해야 한다.
- 실천가능성(Substantiality)
  세분된 시장이 독자적인 마케팅 활동을 할 수 있을 정도의 수익성과 가치가 보장되어야 한다.
- 차별적 반응
  마케팅 전략에 따른 세분시장의 반응이 각각 달라야 한다.

2) 표적시장 선정(Targeting)

세분화로 나누어진 시장 중 조직 목표 달성을 위해 어떤 곳에 집중할 것인가를 선택하는 과정이다. 경쟁 우위를 확보하기 위한 선택을 할 수도 있고, 시장에 대한 평가로 선택하여, 그것에 맞는 마케팅을 할 수도 있다.
일반적으로 마케팅 목표와 자원, 그리고 각 세분시장의 평가를 종합하여 하나 혹은 복수의 가치 있는 세분시장을 표적화(Targeting)한다.

표적시장을 선정하는 방법에는 시장 특성을 바탕으로 하는 시장 중심의 표적화 전략, 시장의 특성과 서비스(상품)의 특성을 결합하는 시장-서비스 중심의 표적화 전략이 있다.

(1) 시장 중심의 표적화 전략

시장 특성을 바탕으로 접근하는 마케팅 전략으로 3가지로 구분할 수 있다. 다수의 공통적인 욕구에 초점을 맞춘 비차별적 전략, 세분시장별로 각각 다른 마케팅 믹스 투입하는 차별적 전략, 특정한 세분시장을 선정하여 집중하는 집중적 전략이다.

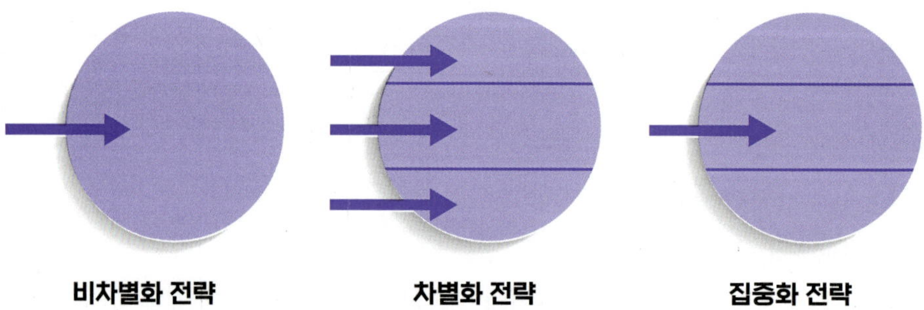

그림 8-12 시장 중심의 표적화 전략

① 비차별화 전략

각 세분시장의 차이는 고려하지 않고 하나의 제품으로 전체시장에 마케팅 활동을 전개하는 방법이다.

비차별적 마케팅은 제품표준화, 대량생산, 대량유통, 대량판매 등 규모의 경제성으로 제비용을 절감할 수 있는 장점이 있다. 하지만 시장의 기회가 상대적으로 작다는 단점이 있다.

대중적이면서 보편성 높은 제품, 예를 들면 설탕, 유제품 등의 생활필수품 판매에 활용되는 전략이다.

② 차별화 전략

세분화된 각 시장 소비자의 상이한 욕구에 대응할 있는 마케팅믹스를 개발하여 적용하는 전략이다.

각 시장별로 맞춤 마케팅으로 만족도가 전체적으로 증가하고, 기본적으로 전체시장에 다 개입하게 되므로 특정한 시장이 사라지거나 축소되어도 기업에 비교적 영향이 적게 받는다는 장점이 있다. 하지만 비용이나 다양한 상품개발에 대한 부담이 크고 마케팅 관리가 복잡해진다는 단점이 있다.

의류, 화장품 등 세분시장의 구분이 명확한 경우나 비교적 규모가 큰 기업에서 활용할 수 있는 전략이다.

③ 집중화 전략

여러 개의 세분시장 중에서 하나의 세분시장만을 표적시장으로 정해서 마케팅에 집중하는 방법이다.

많은 세분시장 중 하나의 시장에만 집중된 역량을 투입할 수 있으므로 마케팅 비용을 절약할 수 있고, 전문적인 마케팅 활동이 가능하다는 장점이 있다. 하지만 사회적 변화나 시장기호 변화에 크게 영향을 받을 수 있고, 경쟁자 진입에 대한 위험부담이 크다

자원이 제한적이거나 세분시장을 확장하거나 새로운 세분시장으로의 진출을 위해 교두보 확보를 하고자 하는 경우 적합한 전략이다.

(2) 시장-서비스 중심의 표적화 전략

시장의 특성과 서비스(상품)의 특성을 결합하여 접근하는 마케팅 전략으로 5가지로 구분할 수 있다.

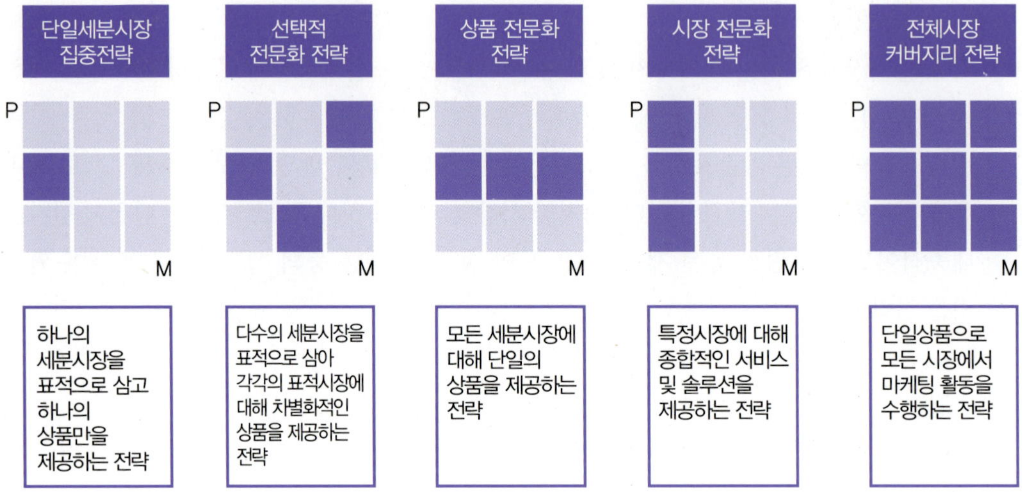

* P: 상품, M: 세분시장

그림 8-13 시장-서비스 중심의 표적화 전략

① 단일시장 집중화 전략

단일 세부시장만을 선택하여 마케팅을 집중하는 전략이다. 투입할 자원이 한정되어 있는 경우, 시장에서 각인되기에 가장 쉬운 방법으로 병원에서 특정 세분시장을 대상으로 특수한 치료방법을 전문화하는 방법이 해당된다.

② 선택적 전문화 전략

세분시장 중에서 가장 가치가 있다고 판단되는 시장을 다시 표적화하고, 그 시장의 욕구에 적합한 서비스(상품)를 제공하는 전략이다.

③ 서비스(상품) 전문화 전략

한 가지 서비스(상품)를 여러 개의 세분시장에 판매하는 마케팅 하는 전략이다. 즉 특화된 서비스(상품)에 집중하는 방법으로 특정한 질병이나 진료과목을 특화시킨 전문병원이 해당된다.

④ 시장 전문화 전략

특정 고객층이 지닌 다양한 욕구를 충족시키기 위해 다양한 서비스(상품)을 판매하는 전략이다. 20대 여성을 타겟으로 하는 패션브랜드에서 의류, 신발, 가방 등을 다 판매하는 경우가 해당된다.

⑤ 전체시장 커버리지 전략

전면적인 공략방법으로 모든 세분시장에 각각 다른 형태의 서비스(상품)를 제공하는 전략이다. 가용자원이 풍부한 대형 종합병원의 경영전략이 해당된다.

3) 포지셔닝(positioning)

고객에게 인식되고자 하는 이상향으로 기업과 서비스(상품) 이미지가 다 포함된다.

'고객은 우리를 어떤 이미지로 생각하는가?'에서 시작하여 '우리는 ○○○하는 이미지로 각인되면 좋겠다.'라는 방향으로, 즉 마케팅 방량을 좌우하는 전략이다.

물론 긍정적인 각인이 되도록 하는 과정이다.

의료마케팅에서 많이 활용되는 포지셔닝 전략은 다음과 같은 것이 있다.

(1) 선점전략(Preemptive Strategy)

경쟁병원보다 먼저 예상하고, 먼저 영역을 장악하는 방법으로 선도자 우위(first-entrant advantage)를 획득하기 위하여 경쟁이 발생하기 전에 시장에 진입함으로써 지배적 위치를 선점하는 것이다. 브랜드 인지도를 높이기 쉽고, 소비자들이 제품과 브랜드를 동일하게 기억하기 쉽다는 장점이 있다.

예) 해열진통제 → 바이엘 아스피린 연상

(2) 틈새시장(niche market)전략

으로 고객 구매 패턴, 기호, 선호도 등을 분석하여 고객에게 충분한 가치가 있는 새로운 포지션을 탐구하여 그것을 차지하는 것이다. 특정 소비자 집단, 일부 품목, 특정 지역을 집중적으로 공략함으로써 제한된 자원을 집중적으로 활용하여 비교우위를 확보할 수 있다.

니치 마케팅(niche market)은 틈새를 뜻하는 Niche와 시장을 뜻하는 Market이 합쳐진 용어로 다른 사람이 모르는 좋은 낚시터의 은유적 표현이기도 하다. 틈새를 비집고 들어가는 것과 유사해서 우리말로 틈새시장이라고 부른다.

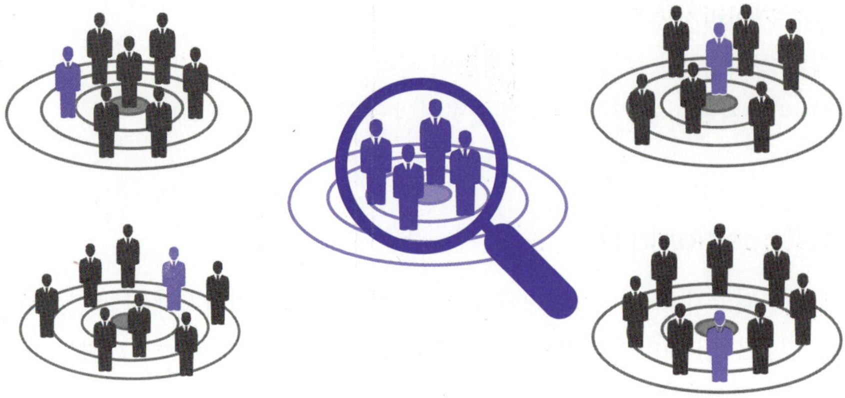

(3) 1등 마케팅전략

1등의 범위를 넓혀 몇 개 병원이나 제품들을 묶어 1등 그룹으로 고객에게 인식시키는 방법이다. 1등, 즉 우리나라에서 최고는 아니지만 Big 3, Big5와 같이 최고를 포함한 그룹에 속한다고 홍보하여 고객에게 각인시키는 방법이다.

5 마케팅 믹스(marketing mix) 전략

4C는 고객가치(Customer Value), 비용(Cost), 편의시설(Convenience), 소통(Communication)이다.

소비자들의 구매력이 높아지고, 충분해진 구매력을 이용해서 서비스(상품)을 선택하게 되면서 제공자 입장에서는 고객의 니즈를 만족시켜야 더 높은 입지와 성공이 보장되게 되었다. 제공자 간 경쟁은 치열해졌고, 고객이 제품을 구매하게 하기까지의 마케팅 개념은 그 어느 때보다 중요해졌다.

마케팅 믹스(marketing mix)란 일정한 환경적 조건과 시점에서 여러 가지 형태의 마케팅 수단들을 적절하게 결합하는 전략이다. 하나의 서비스(상품)에 사용할 전략을 구성하거나 사용된 전략을 조정하는 일이다.

1960년 마케팅 믹스는 제품(Product), 가격(Pricing), 장소(Place), 촉진(Promotion), 4가지 요소로 소개되었다. 즉 가장 보편적인 마케팅 요소 4P's를 적절하게 섞어서(믹스) 마케팅을 하는 것이다.

운송수단과 미디어의 혁신적인 변화로 전통적인 마케팅 믹스의 구성요소의 중요도 차이가 커지면서 4P의 단순 적용은 무리가 발생했다. 이에 4P를 개량하고 인터넷 마케팅에서 더욱 중시되는 네 가지 요소인 4C(Cost, Convenience, Consumer, Communication), 기존 4P에 과정(Process), 물리적 근거(Physical evidence), 사람(People)이라는 3가지 요 소를 추가하여 확장한 7P's도 널리 활용되고 있다.

1) 마케팅 믹스 4P

유형재인 상품과 무형재인 서비스는 특성의 차이로 인해 약간의 차이가 있으나, 두 가지 모두 4P's는 마케팅의 기본적인 요소에 해당된다.

표 8-4. 마케팅 믹스(4P's)

기업	4P's	의료기관
품질, 상표, 제품분류, 포장, 제품계획, 서비스	제품(product)	의료행위, 의료의 질, 의료기능
광고, 인적판매, 판매원, 판매촉진, 홍보	촉진(promotion)	의료광고, 홍보, 건강증진활동, 사회교육프로그램
기본가격, 가격정책, 신용조건, 할인	가격(price)	진료수가, 감면기준
입지, 접근성, 시장범위	유통(place)	진료시스템, 네트워크병원, 협력병원, 경영형태, 경영주체

(1) 제품(product)

상품 그 자체의 물리적인 특성이나 품질, 보조서비스, 브랜드 등 모두가 제품(product)에 해당된다. 의료서비스에서는 진단, 치료 행위, 상담 등 병원에서 고객이 제공받는 모든 서비스가 포함된다고 할 수 있다.

(2) 촉진(promotion)

광고, 판촉, 홍보 등 판매를 활성화시키기 위한 활동이 해당된다. 촉진(promotion) 개념이 확장되면서 온・오프라인 모두에서 새롭고, 다양한 방법이 많이 등장하고 있다.

병원은 광고에 엄격한 제약조건들이 있어 직원들에 의한 촉진과 공식화된 홍보 방법들을 주로 사용하고 있다.

☑ 병원 홍보의 핵심사항

① 우수성 : 우수한 전문인력
② 전문성 : 특수종합검진

③ 친절성 : 직원이 친절한 병원
④ 청결성 : 깨끗하고 안락한 병원
⑤ 첨단성 : 첨단검사장비
⑥ 통일성 : 통일되고 산뜻한 유니폼
⑦ 정보제공 : 원내팜플렛, 게시판 활용

(3) 가격(price)

가격(price)이라는 요소는 거래비용만 국한하는 것이 아니라, 거래조건, 할인, 차별화 등이 다 해당된다.

병원에서 의료수가는 의료행위에 대한 보상이다. 전 국민이 건강보험가입자(피부양자)인 우리나라 의료수가는 국민건강보험공단과 의약계를 대표하는 요양급여비용 협의회간의 계약으로 결정된다. 의료공급자인 병원은 환자에게 진료비에 대한 부담이나 강요를 해서는 안 되며, 의료서비스는 비용(cost)보다는 치료의 가치(value)와 편익(benefit)이 강조되어야 한다.

(4) 유통(place)

유통(place)이란 서비스(상품)에 대한 정보를 전달하고, 고객에게 이전하는 것이 포함된다. 고객이 언제, 어디서 제품을 구매하느냐? 하는 것으로 물리적인 접근(위치, 접근성, 시설), 시각적인 접근, 정보에 의한 접근이 있다.

병원에서는 진료전달체계, 프랜차이즈 시스템, 공동개원 등이 직접적인 유통경로이면서 유통에 영향을 주는 요소이다.

2) 4C

1960년대에 창안되어 대중화된 4P는 오늘날 마케팅에 적용하기는 한계가 있고, 좀 더 고객중심으로 마케팅을 실행하기 위해 1990년에 4C가 새로 제시되어 활용되고 있다. 4C는 고객가치(Customer Value), 비용(Cost), 편의시설(Convenience), 소통(Communication)이다.

인테넷 마케팅이 발달하면서 소비자 중심의 4C가 마케팅 믹스에 더 효율적으로 활용되고 있다.

(1) 고객가치(Customer Value)

고객에게 전달하고자 하는 것, 고객이 서비스(상품)를 통해 받는 가치를 말하며, 가치는 고객이 원하는 모든 것이라 할 수 있다.

생산자 관점(4P's)에서 제품(Product)만 보지 말고, 고객이 가지는 가치나 혜택, 고객가치(Customer Value)에 초점을 맞춰야 한다.

(2) 고객비용(Customer Cost)

고객의 필요와 욕구를 충족시키는 비용과 가치를 말한다. 고객이 원하는 제품에 대한 고객이 합리적이라고 생각하는 가격이다.
제품의 가치와 서비스의 대가로 받는 가격(Price)은 고객이 지불하는 가치인 비용(Cost)의 관점으로 바뀌야 한다.

(3) 편의성(Convenience)

고객이 서비스(상품)를 구매하기 위한 편리성을 말한다.
생산자 관점(4P's)에서 유통경로를 만들어 고객에게 전달하는 유통(Place)은 고객이 쉽고, 편리하게 접근할 수 있는 편의시설(Convenience)로 변화해야 한다.

(4) 고객과의 의사소통(Communication)

고객에게 안내, 예약 등의 전달이나 원할한 의사소통을 맣하는 것으로 브랜드이미지에 큰 영향을 준다.
생산자 관점(4P's)에서 일방향으로 고객에게 알리는 촉진(Promotion) 행위는 고객과의 만남을 통해 서로 이해하는 관점에서 고객과의 소통(Communication)중심으로 변화해야 한다.

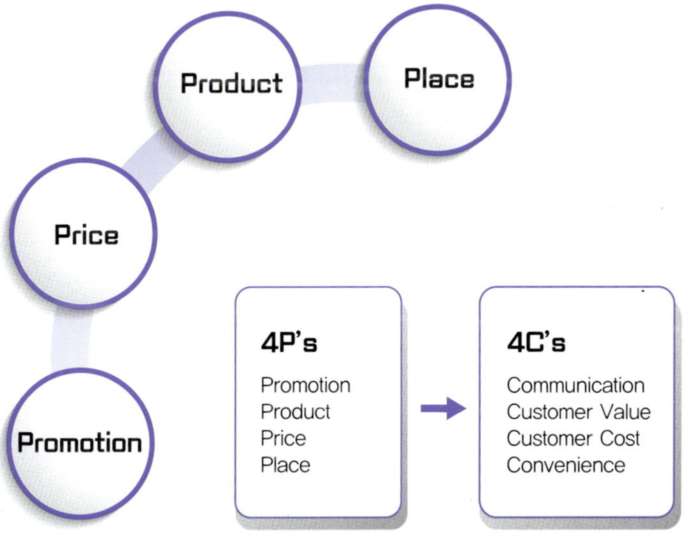

3) 마케팅 믹스 7P

기존의 마케팅믹스 4가지 요소(4P's)에 3가지 요소를 포함시켜 7P's를 완성하였다. 고객과의 상호접촉이 마케팅에서 중요한 변수로 작용하게 되면서, 인적요소(Person)를 추가하여 강조하게 되었다.

(1) 사람(Person)

사람(Person)에는 서비스 제공에 참여하는 모든 사람이 포함된다. 그들이 고객을 대하는 태도, 전문성, 마인드 등이 마케팅에 매우 중요한 요소가 되기 때문에 직원 교육・훈련의 중요성이 더 높아지고 있다. 직원의 동기부여나 만족도 재고을 위해 적정한 보수, 자부심을 높이는 것도 매우 중요한 과정이다.

(2) 과정(Process)

서비스가 제공되는 절차나 메카니즘, 서비스 활동 흐름을 말한다. 포괄적인 의미에서 서비스 제공 및 운영시스템 등을 포함한다.

병원의 경우 고객이 편리하게 이용할 수 있는 진료프로세스, 예약시스템, 불만접수시스템 등 전반적인 병원운영시스템이 해당된다.

(3) 물리적 단서(Physical Evidence)

무형의 서비스를 미리 확인하거나 신뢰성을 높이기 위한 유형적인 요소를 말한다. 예를 들면 조직의 슬로건, 매장 인테리어, 간판 등 고객이 접하는 유형재는 다 포함된다.

- 외부 환경: 시설, 간판 등의 안내표지판, 주차장, 주변 환경
- 내부 환경: 내부인테리어, 표지판, 가구, 실내 환경, 배경음악
- 기타 유형요소: 유니폼, 팜플렛, 영수증, 종이백

병원에서의 물리적 단서(Physical Evidence)는 HI(Hospital Identity), 간판, 병원시설, 그리고 상담할 때 사용하는 인체모형, 유니폼 등이 해당된다.

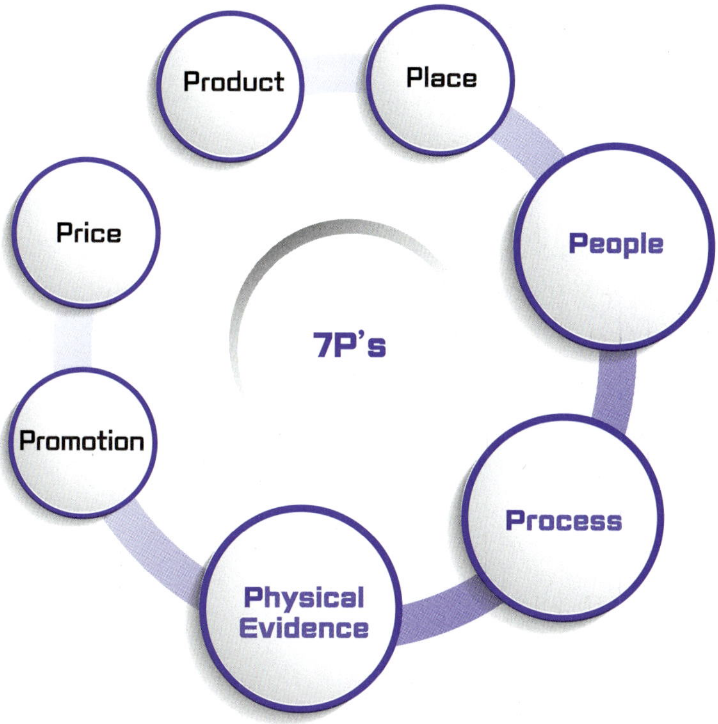

그림 8-14 마케팅 믹스 7P

4) SCAP 개념

Keith Davis(1962)는 마케팅 믹스, 4P's를 SCAP으로 분류하고 정리하였다. SCAP을 의료서비스에 적용하면 다음과 같다.

(1) S(service)

진료 및 진료 부대서비스의 질을 유지하고 향상시키기 위한 노력으로서 우수한 의료진과 의료장비의 확보 및 직원 친절도 향상, 새롭고 다양한 서비스 개발 등이 포함된다.

(2) C(cost)

의료비는 정부의 규제나 비영리라는 특성으로 인하여 매우 제한되므로 원가의 분석이나 관리에 더욱 중요성이 부여된다는 의미이다. 우리나라는 국가적 차원에서 진료수가를 통제하고 있으므로 의료수요가 비용의 영향을 비교적 덜 받는다.

(3) A(access)

소비자의 의료에 대한 물리적 · 시간적 · 절차적 접근과 전달방법은 소비자 중심으로 이루어지는 것이 의료마케팅에서 제일 중요한 요소이다.

(4) P(promotion)

일반상품 촉진행위는 광고, 판촉, 인적판매, 홍보 등으로 구성되지만 의료서비스의 경우, 광고규제나 윤리적 제약 등으로 인해 홍보활동 외에 병원의 명성, 이미지 확립에 많은 노력을 기울여야 한다.

PART Ⅲ
병원코디네이터

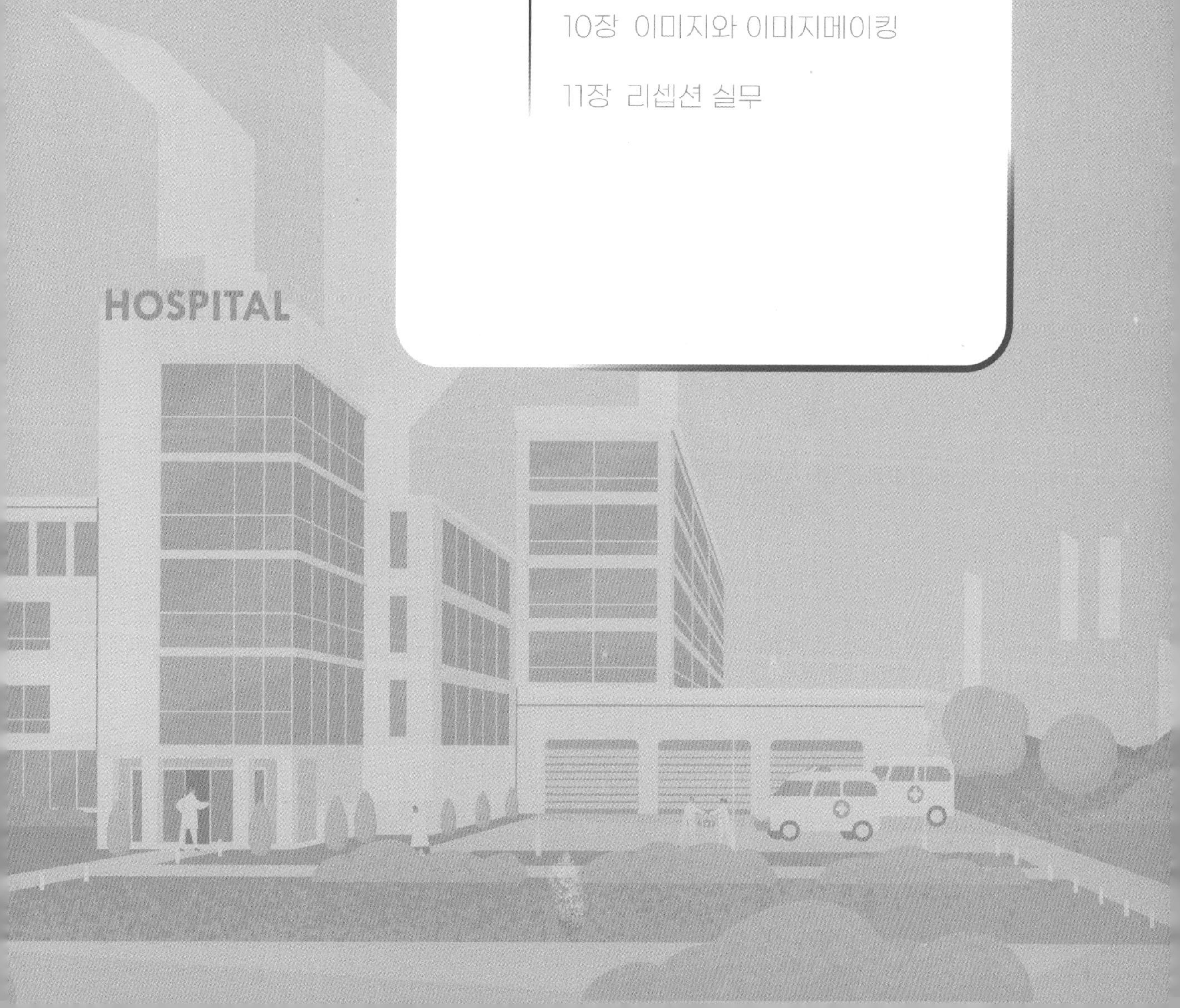

9장 병원코디네이터의 이해 (Hospital Coordinator)

1 병원코디네이터(Hospital Coordinator) 업무 및 자질

- 코디네이션(coordination) : 조화, 조정력
- 코디네이트(coordinate) : 동등한, 대등한, 조화(균형)있게 정리하다.
- 코디네이터(coordinator) : 대등하게 하는 사람(것), 조정자

코디네이터란 여러 사람의 의견을 종합하는 사람, 진행자라는 의미다.

병원코디네이터는 의사와 환자, 환자와 직원, 의사와 직원의 관계를 원활하게 조정하여 최고의 시너지 효과가 날 수 있도록 하는 중간관리자다. 병원 분위기 연출과 차별화된 서비스 제공을 통해 병원을 홍보하며 고객 상담, 접수 · 수납 및 예약 관리, 병원 마케팅, 직원교육 업무도 수행한다. 병원경영 효율을 높일 수 있도록 의료서비스를 기획하고, 관리하며 개선하는 역할을 담당하므로 병원서비스매니저라고도 한다.

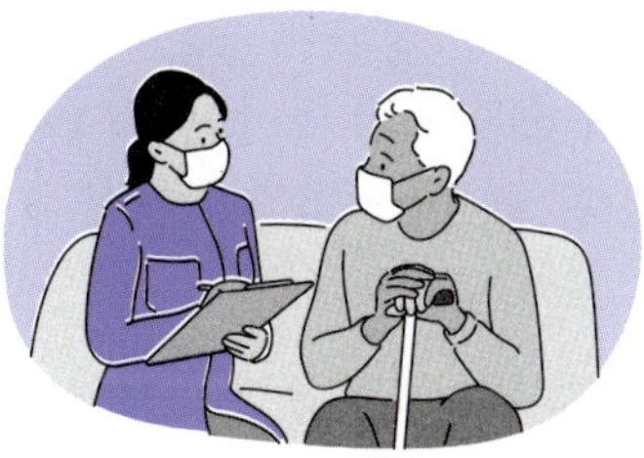

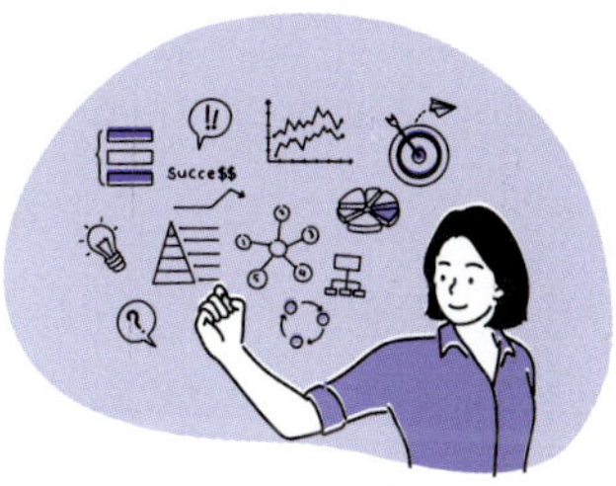

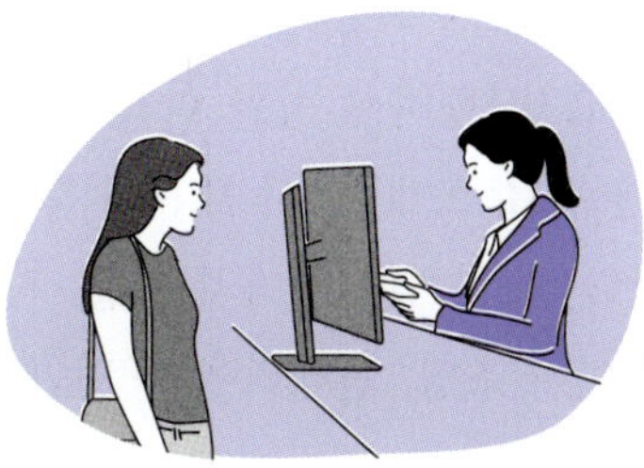

☑ 병원코디네이터 정의

병원에서 고객(환자, 원장, 직원)의 가치창출을 위하여 고객응대서비스, 진료지원, 고객상담, 고객관리, 의료기관 조직 및 재무관리, 의료서비스 기획 및 마케팅 그리고 의료기관 이미지 관리 업무와 관련된 분야에서 의료서비스를 제공하는 전문가

– 대한병원코디네이터협회(2007) –

병 · 의원에서 고객(환자, 원장, 직원)의 가치창출을 위하여 고객응대서비스, 진료지원, 고객상담, 고객관리, 의료기관 조직 및 재무관리, 의료서비스 기획 및 마케팅 그리고 의료기관 이미지 관리 업무와 관련된 분야에서 의료서비스를 제공하는 전문가이다.

– 유형식 · 이선동 · 심소영(2011) DACUM기법에 의한 병원코디네이터의 직무분석. 대한예방한의학회지 제15권 제3호 –

병원코디네이터 유래는 명확하지 않지만 1990년대 초 미국에서 환자들에 대한 서비스 향상을 위해 관련 교육을 받은 리셉셔니스트(receptionist)를 고용한 것이 발달된 개념이라고 알려져 있다.

우리나라에 병원코디네이터가 처음 도입된 것은 1994년 미국의 병원경영 사례를 벤치마킹한 치과병원에서였다고 알려져 있다. 그 후 국내 경기침체로 인해 병원경영 위기를 맞으면서 경쟁력 강화 차원에서 성형외과, 피부과, 한방병원, 치과, 비만 클리닉 등을 중심으로 병원코디네이터를 채용하게 되었다.
1997년 매일경제와 정보통신정책연구원이 선정한 신지식인에 병원코디네이터가 선정되면서 국내에서는 더 알려지기 시작했고, IMF와 의약분업(2000.7.1)을 거치면서 비급여 진료가 많은 1차 의료기관을 중심으로 병원 업무 효율성과 의료서비스 부가가치 상승을 위해 병원코디네이터에 대한 수요가 늘어나게 되었다.

의료서비스는 변화의 시대를 맞이하였다. 생활수준 향상과 높아진 고객 의식 변화에 발맞추어 양질의 서비스와 최상의 진료가 화두가 되었다. 의료수요자는 의사의 프로필, 인테리어, 병원 규모는 기본이고, 자신이 존중받을 수 있고, 수준 높은 서비스를 받을 수 있는 병원을 선택하게 되었다. 따라서 의료서비스는 공급자 중심에서 수요자 중심이 되었고, 병원 경쟁력은 고객을 최우선으로 하는 고객감동 서비스가 되었다.

이에 병원 마케팅 전략을 수립하고, 실행하여 병원 수익을 증가시킬 수 있는 전문가, 의료진이 소홀하기 쉬운 고객 상담이나 진료 스케줄, 사후 관리 등 고객과 병원의 교량적 역할을 수행할 상담사의 필요성이 높아졌다. 또한 병원이미지 확립, 직원 친절 교육, 그리고 병원을 찾는 환자들의 심리를 파악해 음악이나 조명, 인테리어 등 편안한 병원 환경을 조성할 서비스

매니저도 필요하다.
이런 역할을 수행하는 사람이 바로 병원코디네이터이다.

병원코디네이터가 되기 위해 요구되는 특별한 학력조건이나 자격요건은 없다. 사설 교육기관에 교육과정이 개설되어 있기도 하고, 대학관련 학과에서 교과목 개설을 통해 전문가를 양성하기도 한다.
병원코디네이터가 되면 리셉션코디네이터, 상담코디네이터, 서비스코디네이터, 기획코디네이터 등으로 세분화 되어 일하기도 하며, 병원서비스 강사, 병원 컨설턴트로 일할 수도 있다.

병원 간 경쟁이 가속화되고, 차별화 경영전략 도입으로 병원코디네이터에 대한 수요는 당분간 계속 증가될 것으로 예상된다.

1) 병원코디네이터의 업무

병원에서 고객이 접하는 접점을 3가지로 구분한다면, 리셉션 코디네이터는 첫번째 접점과 세 번째 접점에서 주요역할을 담당하게 된다.

첫 번째, 병원 내 · 외관의 시설 및 인테리어 등 환자가 병원의 환경 등과 만나는 환경접점 (Environment Encounter)

두 번째, 직접 진료를 받으면서 만나는 진료 접점(Treatment Encounter)

세 번째, 진료와 무관한 응대로 만나는 비진료 접점(Non-Treatment Encounter)

(1) 서비스 제공

몸과 마음이 불편한 고객들이 만족할만한 의료서비스를 제공해야 한다. 다양한 고객의 특성을 고려하여 상황에 맞는 친절하고 적절한 서비스로 다시 찾고 싶은 병원이 될 수 있도록 해야 한다.

(2) 진료상담

상담은 고객의 현재 증상과 요구사항을 파악하여 진료계획을 수립하는 첫 단계이며, 중요한 과정이다. 상담을 통해 얻어진 정보는 진료에 중요한 자료일뿐 아니라, 고객을 파악하여 관리하는데 중요한 자료로 활용된다.

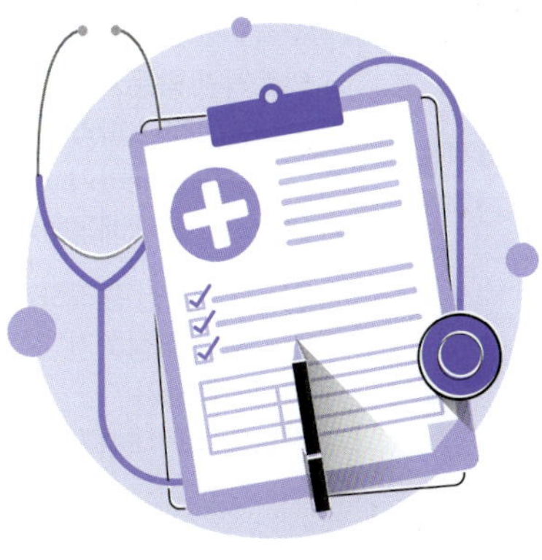

상담이라는 커뮤니케이션 과정을 통해 고객의 욕구를 파악하고 고객과의 유대감, 친밀감을 쌓아 병원에 대한 신뢰를 높여야 한다.

(3) 진료지원

병원코디네이터는 고객응대 서비스를 전문적으로 하지만 원무 업무를 겸하거나 간호사, 치위생사, 의료기사 업무와 병행하기도 한다. 이런 경우는 진료에 대한 전문적인 지식을 바탕으로 구체적인 진료절차와 방법에 관하여 상담이 가능하고 치료과정에 직접 참여도 하기 때문에 전문적인 사후 관리도 가능해진다.

(4) 병원경영관리

경영 효율을 높이기 위하여 병원마케팅 업무를 한다. 구체적으로 각종통계자료(내원환자의 일반적인 사항. 방문동기 및 치료내역, 재방문율 등)를 분석하여 병원홍보전략을 수립하고, 홍보활동을 담당한다.

병원경영에서 중요한 부분인 인사관리, 자원관리를 효율적으로 하는 방법을 연구하여 실제 환경에 적용하기도 한다.

(5) 서비스 품질관리

병원코디네이터는 고객을 접점에서 응대하는 역할 뿐 아니라, 병원의 모든 직원(의료진, 행정직원 등)들이 서비스 마인드를 가지고 이를 실천할 수 있도록 관리하는 역할을 한다. 병원의 청결, 직원의 복장, 태도 등 이미지 관리를 하는 것은 병원서비스 관리로 연결되고, 고객만족을 극대화시킬 수 있는 지름길이다. 필요한 경우, 서비스 교육을 계획하여 직접 교육훈련을 수행하기도 한다.

표 9-1. 병원코디네이터 직무

임무(Duty)	과업(Task)	
의료기관 고객응대 서비스	· 의료기관 방문고객 맞이 준비하기 · 고객진료정보 파악하기 · 대기고객 응대하기 · 의료기관 고객배웅하기	· 의료기관 방문고객맞이 · 진료접수하기 · 진료비수납하기
진료지원	· 진료대기시간 관리하기 · 진료시간 조정하기 · 재진예약하기 · 진료예약 안내하기(SMS,전화)	· 진료팀지원하기 · 진료 후 주의사항 설명하기 · 리콜서비스하기(치료과정포함)

임무(Duty)	과업(Task)	
의료기관 고객상담	· 진료전 상담하기 · 진료경과 점검하기 · 인터넷상담 답변하기	· 진료 후 치료계획 설명하기 · 전화상담 답변하기
의료기관 고객관리	· 의료기관 고객정보 분류하기 · 의료기관 VIP특별서비스 제공하기 · 진료상품 안내하기	· 의료기관 고객기념일 축하하기 · 의료기관 컴플레인 고객 관리하기 · 의료기관 온라인 회원 관리하기
의료기관 재무관리	· 의료기관 수입 결산하기 · 의료기관 미수금 관리하기 · 의료 소모품 재고 파악하기 · 의료기관보험 청구하기	· 의료기관 비용 지출 결산하기 · 원무 통계 분석하기 · 의료소모품 구매 요청하기
의료서비스 기획	· 의료기관 서비스 평가 기획하기 · 의료기관 서비스 평가 결과 분석하기	· 의료기관 서비스 평가하기 · 의료기관 서비스 개선 계획 수립하기
의료서비스 마케팅	· 의료기관 고객만족도 조사계획 수립하기 · 의료기관고객 만족도조사 분석하기 · 의료기관 홍보용 자료 수집하기 · 의료기관 홍보물 제작하기 · 의료기관 신규상품 기획하기 · 의료기관 정보분석하기	· 의료기관고객 만족도조사 실시하기 · 의료기관고객 서비스행사 기획하기 · 의료기관홍보 계획 수립하기 · 의료기관 홍보물 배부하기 · 의료기관정보 수집하기
의료기관 조직관리	· 의료기관 조직파악하기 · 의료서비스 메뉴얼 작성하기 · 의료기관내부 고객 서비스 교육 실시하기 · 의료기관 내부고객 만족도 조사 계획 수립하기 · 의료기관 내부고객 만족도조사 분석하기 · 원내회의 주관하기	· 의료기관 조직 기능 파악하기 · 의료기관 내부고객 서비스 교육 계획 수립하기 · 의료기관 내부고객 서비스 교육효과 평가하기 · 의료기관 내부고객 만족도조사 실시하기 · 의료기관 내부고객 만족도 증진 활동하기
의료기관 이미지관리	· 의료기관 내부고객 용모복장 체크리스트 작성하기 · 의료기관 내부고객 용모복장 개선사항 제시하기 · 의료기관 고객 접점별 체크리스트 작성하기 · 의료기관 고객 접점별 개선 이행사항 제시하기 · 의료기관 게시물 점검하기	· 의료기관 내부고객 용모복장 체크리스트 결과 분석하기 · 의료기관 내부고객 용모복장 개선 이행사항 확인하기 · 의료기관 고객 접점별 체크리스트결과분석하기 · 의료기관 고객 접점별 개선 이행사항 확인하기
자기 계발	· 병원코디네이터 업무관련 자격증 취득하기 · 병원코디네이터 관련 최신 정보 수집하기 · 외국어 능력 배양하기 · 원내 교육프로그램 이수하기 · 병원 코디네이터 관련 동아리활동하기	· 의료시장 관련 최신 정보 수집하기 · 컴퓨터 활용능력 배양하기 · 관련기관 벤치마킹하기 · 원외 교육프로그램 이수하기

출처 유형식 · 이선동 · 심소영(2011). DACUM기법에 의한 병원코디네이터의 직무분석. 대한예방한의학회지 제15권 제3호

2) 병원코디네이터의 자질

깔끔한 정장차림에 미소 띤 얼굴, 친절한 말투로 병원시설을 안내하고, 병원이용을 알려주는 사람을 병원코디네이터라고 하지는 않는다.
진료상담, 고객관리, 고객접점관리, 병원마케팅과 경영지원 등 의료서비스 전반을 관리하는 병원코디네이터는 치료과정, 병증, 그리고 고객 심리상태까지도 파악할 수 있어야 하고 커뮤니케이션 능력도 갖추어야 한다.

병원코디네이터가 업무수행을 위해서는 다음과 자질을 갖춰야 한다.

(1) 서비스 기술

- 고객 요구사항을 파악하는 기술
- 고객 욕구를 충족시킬 수 있는 서비스 기술
- 시간, 장소, 상황(TPO)에 맞게 자신과 병원을 표현하는 기술
- 의사소통 기술(communication skill)

☑ T.P.O

Time(시간), Place(장소), Object(목적)도 될 수 있고, Time(시간), Place(장소), Occasion(행사, 경우)도 될 수 있다.

(2) 서비스 태도

- 고객지향적이고 이타적인 사고
- 다른 사람을 배려할 줄 아는 따뜻한 감성
- 문제 상황에 대처할 수 있는 융통성
- 맡은 업무에 대한 책임감과 조직에 대한 사명감
- 편안하고 신뢰감을 줄 수 있는 자연스러운 미소
- 상황에 맞는 표현과 유머를 구사할 줄 아는 센스

(3) 리더십

- 조직 내 · 외적인 상황을 정확하게 파악하여 조직의 비전(Vision)을 제시할 수 있는 능력
- 따뜻한 감정을 전달할 수 있는 인간미
- 조직구성원들이 조직목표 달성에 자발적이고 의욕적으로 참여할 수 있도록 기회를 제공하고 지도 · 지휘하는 능력

- 타인의 감정을 이해하고 공감하며 수용할 수 있는 유연한 사고
- 목표를 수립하고 과업을 계획할 수 있는 결단력과 추진력
- 결과에 대해 책임질 줄 아는 책임감

(4) 서비스 지식

- 의료정책, 최신 정보 · 동향에 관한 지식
- 서비스 및 경영에 관한 지식
- 전문적인 의학 및 의학지원 지식
- 성격에 따른 행동유형 이해에 관한 지식
- 갈등상황 대처에 필요한 지식

(5) 행정업무처리능력

- 계획서, 보고서, 교안 등의 문서를 작성하는 능력
- 문의 사항에 대하여 정확하고 적절하게 응대할 수 있는 능력
- 필요한 정보를 정리해서 전달할 수 있는 프리젠테이션 능력
- 신속하고 정확하게 업무를 처리하는 능력

(6) 창의성

- 주도적으로 생각하고, 능동적으로 업무 처리를 하는 자세
- 다른 조직(기관)의 특징을 파악하는 통찰력과 벤치마킹할 수 있는 유연함
- 자신의 지식을 융 · 복합할 수 있는 사고와 기술
- 새로운 동향과 변화를 즐기고, 도전하는 자세

3) 병원코디네이터 구분

(1) 업무수준별 구분

업무 숙련도에 따라 초급, 중급, 고급병원 코디네이터로 나눌 수 있다. 진료과목과 병원의 규모에 따라서 수준별로 담당하는 업무에 차이가 있을 수 있다.

① 초급 코디네이터

관련 업무 경험이 없거나 처음 시작하는 초급 코디네이터는 진료 접수, 진료비 수납 고객을 응대하는 업무를 주로 수행한다. 병원을 방문한 고객이나 동반고객에게 병원시설 안

내나 진료 안내 업무, 대기실을 포함한 병원환경 관리 업무도 수행한다.

진료에 필요한 각종 지원업무, 즉 전화 문의나 전화예약, 그리고 온라인 예약 관리, 병원 게시판 관리, SNS를 활용한 병원홍보활동도 하게 된다.

② 중급 코디네이터

업무가 숙달되면 고객 정보를 분류하여 단골고객, 충성고객들도 전담하게 된다. 특정한 진료 분야와 진료 후 관리 업무도 수행하게 된다. 온라인, 오프라인에서 직접 홍보활동 업무를 담당하기도 하고, 의료 미수금관리와 건강보험 청구 등의 행정업무도 수행한다. 내부 직원들을 대상으로 하는 서비스 교육 지원이나 직접 교육을 담당하기도 한다.

③ 고급 코디네이터

숙련도가 높은 코디네이터는 병원의 고객응대 매뉴얼 점검, 재 매뉴얼, 병원 마케팅, 대외업무 등을 수행하게 된다. 고객접점을 분석하여 고객만족도를 높일 수 있는 방안을 제시하고 병원 수익 분석을 통해 병원 마케팅 전략을 수립하여 실행도 한다. 또한 협력업체 발굴 및 계약, 대외홍보도 한다.

VIP고객이나 관심고객을 관리하고 내부 직원 서비스 교육, 팀워크 향상 프로그램을 기획하고 진행하는 업무를 담당하게 된다.

(2) 진료과목(분야)별 구분

병원코디네이터는 진료과목에 따라 성형외과코디네이터, 치과코디네이터, 피부과코디네이터, 안과코디네이터, 한방코디네이터(한의원), 비만코디네이터, 산부인과코디네이터 등으로 구분할 수 있다.

① 한방 코디네이터

한의원은 음양오행이나 체질분류를 근간으로 병증을 치료하고 있다. 진단 근거와 치료 방법에 대한 상담을 위해 전통의학과 한방요법에 대한 기본 지식이 있어야 한다.

다른 의료기관에 비해 가족단위 응집력과 입소문 의존도가 높은 특성으로 인해 전문 코디네이터가 꼭 필요하며, 단골고객관리에도 소홀함이 없어야 한다.

② 치과 코디네이터

치과는 다른 진료과목과 비교해서 의료법, 고객 특성, 치료 방법에 차이가 있다. 임플란트나 교정처럼 고가의 비급여 진료과목 비중이 높고 신경치료와 같은 비교적 간단하지만 여러차례 내원해야 하는 경우도 있다.

치과코디네이터는 고객에게 예상 진료비를 설명하여 치료계획을 수립하고, 예약관리, 해피콜을 전담한다. 전문적인 고객관리와 의료진이 챙기기 힘든 부분을 미리 살피고 전체적인 병원 관리도 담당한다.

③ 비만 코디네이터

외모에 대한 관심과 생활수준이 높아짐에 따라 몸매 관리를 전문적으로 하는 병원이 많아지고 있다. 생활습관과 식습관 변화로 과체중 비율이 높아짐에 따라 의학적, 미용적 체중조절에 대한 수요가 높아졌다. 체중관리는 단시간에 해결되지 않고 약물과 주사를 이용한 치료, 식단관리, 운동을 포함한 생활관리가 지속적으로 이루어져야 하기 때문에 전문 관리사, 즉 비만코디네이터가 필요하다.

(3) 업무내용별 구분

수행하는 업무에 따라 리셉션 코디네이터, 서비스 코디네이터, 기획코디네이터, 진료상담 코디네이터, 외국인 환자 응대를 전담하는 의료관광 코디네이터로 구분할 수 있다.

① 리셉션 코디네이터

리셉션코디네이터는 고객을 맞이하는 것 외에도 전화응대, 대기고객, 동반고객 응대 등을 수행한다. 진료 상황을 파악하여 대기시간을 고객에게 알려주고 진료 프로세스와 병원 편의시설, 자율 검사기기 사용법까지도 친절하게 안내해주어야 한다. 또한 불만을 가장 많이 토로하는 곳이 데스크이기 때문에 불만고객을 응대하는 것 역시 리셉션코디네이터의 몫이다.

리셉션은 고객을 처음 대면으로 만나는 공간이다. 리셉션에서 만난 코디네이터 태도는 병원과 의료에 관한 전반적인 이미지와 신뢰로 연결된다. 따라서 리셉션코디네이터는 용모나 복장, 말투, 상담능력에서 전문성을 갖추어야 하며, 병원의 대표라는 마음가짐을 잊어서는 안 된다.

병원코디네이터가 리셉셔니스트에서 시작된 개념인만큼 리셉션은 모든 병원코디네이터가 갖춰야 할 기본 능력이며, 병원코디네이터의 핵심역량이다.

표 9-2. 리셉션 코디네이터 업무를 위한 환경 점검리스트

구분	항목	확인사항	점검
데스크	데스크	고객과의 커뮤니케이션이 시작되는 곳으로 항상 청결하고 정돈된 상태를 유지한다.	
		가급적 아무 것도 올려놓지 않는다.	
	약속노트	당일 예약된 고객을 구분하여 약속노트에 정리한다. 예) 신환 / 구환, 의사별, 진료과목별, 진료내용별, 기타	
		일자별로 예약된 고객의 진료내용 및 시간을 고려하여 관리한다. 예) 수술환자, 일반 환자, 간단시술환자, 기타	
		예비고객명단리스트를 확보하여 따로 정리한다.	
	진료기록부	해당 일자별로 구분하여 예약고객 진료기록부를 관리한다.	
		진료가 끝난 고객의 진료기록부를 제자리에 정리한다.	
데스크	컴퓨터, 프린트	인터넷, 보험청구 프로그램의 작동에 이상이 없는지 수시로 확인한다.	
		컴퓨터와 프린터 연결 상태, 용지를 확인한다.	
	전화 등	연결 상태를 확인한다.	
		자동응답기 작동 시 메시지를 확인하고, 가급적 빠른 시간 내에 처리하도록 한다.	
대기실	읽을거리	오늘 신문이 도착했는지 확인한다.	
		표지상태를 확인한다.	
		월간지는 발행월을 확인한다. (날짜가 많이 지난 잡지들은 환자와의 커뮤니케이션 실패로 전달될 수 있기에 주의한다.)	
	소파	소파상단의 이물질이 묻었는지, 소파표면이 뜯어지지 않았는지 확인한다.	
대기실	음료대	차 종류는 최소 3~5종 정도로 다양하게 준비한다.	
		음료대 주변 환경은 항상 점검한다. (커피얼룩이 음료대 주변으로 묻어있는 경우가 많다.)	
	음악	진료 시간대에 맞는 음악을 선정하여 준비한다.	
		오전 경쾌한 음악(피아노 음악)	
		오후 세미클래식(피곤하고, 예민할 수 있으므로 심신을 편안하게 해 줄 수 있는 음악)	
	게시판	한 달에 한번, 또는 매 주마다 정검한다.	
		진료안내 및 치료예시 등을 게시한다.(진료에 대한 정보로 고객 이해에 도움을 줄 수 있다)	
		신규고객 환영 안내문을 마련한다.	
		진료 일정표는 매일 바꿔서 게시한다.	

② 서비스 코디네이터

병원에서 제공하는 모든 서비스에 관련된 업무를 담당한다. 즉 의료서비스 전반을 기획하고, 관리하기 위해서는 모든 업무가 다 필요하기 때문에 서비스 코디네이터에 포함된다고도 할 수 있다.

고객이 의료서비스를 경험하는 모든 것이 다 하나하나의 접점이므로 진료과정에 대한 전체적인 조망이 필수 요건이다. 고객이 필요로 하는 것과 원하는 것을 파악하여 이를 충족시킬 수 있도록 노력해야 한다. 그리고 고객만족을 위해 고객접점을 점검하고, 접점별 내부 직원 응대방법을 표준매뉴얼화 하여 이를 관리해야 한다.

③ 기획 코디네이터

기획코디네이터는 병원관리와 의료시장 조사, 고객 분석을 통한 병원마케팅, 병원홍보를 전담한다. 인터넷과 스마트폰 대중화로 병원홈페이지를 포함한 온라인에서 고객관리, 진료예약, 병원게시판 운영이 이루어지고 있다. 다양한 SNS는 병원홍보, 고객관리, 불만접수 등 병원과 고객을 이어주는 창구역할을 하며, 신규고객 유치에도 활용도가 높다.

하지만 정보 확산 속도가 폭발적으로 일어날 수 있기 때문에 부정적인 이미지 확산이라는 부담스러운 측면도 있다.

기획코디네이터는 홈페이지 관리를 위한 사진편집, 동영상 업로드 등의 멀티미디어 기술도 갖추어야 하지만 사회변화와 고객 트렌드를 읽는 안목도 중요한 덕목이다.

④ 진료상담 코디네이터(트리트먼트 코디네이터)

진료 전 상담을 통해 얻어진 고객정보를 의료진과 공유하여 치료계획을 수립하고, 직접적으로 치료에 참여하는 코디네이터를 말한다. 전반적인 치료실 관리와 수술스케줄 관리, 사후관리도 담당하기 때문에 간호사와 같은 임상 경력이 있는 사람이 주로 담당한다.

종합병원에서는 진료 전 예진을 담당하기도 한다. 치료 방법과 관리에 대한 구체적인 상담을 통해 고객증상과 요구사항을 파악하여 진료계획 수립을 하며, 상담을 통해 고객과의 유대감, 친밀감을 쌓아 고객이 병원과 치료과정에 대하여 신뢰할 수 있도록 하여야 한다.

⑤ 국제의료관광코디네이터

국제화되는 의료시장에서 외국인환자를 유치하고 치료과정에서 통역을 담당한다. 또 체류 기간 동안 숙박, 관광, 쇼핑 안내를 한다. 의료관광 마케팅, 의료관광 상담을 시작으로 진료리스크 관리 등도 담당하기 때문에 외국어와 외국문화에 능통해야 하고, 관련정책 · 정보를 인지하여 활용할 수 있어야 한다.

우리나라는 의료관광을 신성장동력으로 선정하여 글로벌 헬스케어 산업 발전을 통한 대외경쟁력 향상을 도모하고 있다.

2 병원코디네이터(Hospital Coordinator)의 고객응대 실무

코디네이터(Reception Coordinate)는 긴장될 수 있는 병원 대기실을 밝은 분위기로 만들어 주고 차별화된 서비스를 제공해 병원에 대한 친밀감을 높이고, 신뢰를 높일 수 있게 한다.

접수 및 고객응대, 대기실 분위기 조성, 병원고객관리 관련 행정업무 등을 포함하여 리셉션에 관계된 모든 접점(전화응대, 불만고객응대, 예약, CRM, 해피콜, 리콜 등)을 총괄적으로 수행하는 역할을 한다.
경우에 따라 리셉션 코디네이터가 진료접수와 진료상담을 진행하기도 한다.

1) 방문고객 응대

병원에 고객이 방문하면 이름과 주소, 생년월일 등의 기본적인 인적사항에 대한 질문을 가장 먼저 받게 된다. 하지만 고객은 어디가 불편한지, 얼마나 불편한지에 대한 관심을 먼저 받고 싶어 한다. 모든 의료기관이 고객만족이라는 가치에 집중하고 있는 오늘날, 방문고객을 응대하는 방법도 고객중심으로 변화되어야 한다.
방문, 진료상담, 배웅 등 상황에 따라 고객 응대 프로세스는 달라져야 한다.

(1) 방문고객 고객응대 프로세스

표 9-3. 방문고객 고객응대 프로세스

프로세스	응대 방법
고객이 문을 열었을 때	· 들어서는 순간 앉은 자리에서 일어서면서 인사한다. (큰소리로)"어서 오십시오"
고객이 가까이 다가왔을 때	· 정중하게 눈을 맞추며 상황에 맞는 인사말과 함께 인사한다. "안녕하십니까? 무엇을 도와드릴까요?" 주의) 어떻게 오셨습니까?는 주의하여야할 질문이다. 예를 들어 치아가 불편해서 치과에 내원한 고객에게 '어떻게'라는 질문은 적절하지 못한 응대표현이다.

고객이 데스크 앞에 섰을 때	· 예약된 고객인 경우 "혹시 000님 되십니까? (예약노트를 확인하며) 오늘 3시 10분에 예약되어 있습니다. 병원을 찾는데 어려움은 없었습니까?" · 예약없이 내방한 고객인 경우 접수 전 고객의 증상부터 확인한다. "예~ 지금 특별히 많이 불편한 데가 있으신가요? 아, 네. 많이 힘드셨겠네요. 실례지만 성함이 어떻게 되시죠? 네, 000님, 잘 알겠습니다. 바로 진료 받을 수 있는지 확인하고 말씀드리겠습니다." (확인한 후) "0분 후에 진료 받으실 수 있습니다. 조금만 기다려 주시겠습니까?"
대기 시간이 발생하는 경우	· 양해를 구하고 대기실로 안내한다. 고객을 안내하거나 방향을 가리킬 경우, 손가락을 사용하지 않고 손바닥을 사용하여야 한다. "이전 진료가 조금 지연되서 예약시간보다 조금 늦어질 것 같습니다. 죄송합니다만, 잠시만 기다려 주시겠습니까?" "차 한 잔 드릴까요?"

(2) 진료상담 고객응대 프로세스

표 9-4. 진료상담 고객응대 프로세스

프로세스	응대 방법
상담 전	· 먼저 인사를 하고 고객이 부담 없이 상담할 수 있는 분위기를 조성한다. "안녕하십니까? 저는 섭수를 담당하고 있는 000입니다. 언제부터 증상이 있었습니까? "네, 어느 정도(혹은 어떻게)인지 구체적으로 말씀해 주시겠습니까?"(증상 설명을 들은 후) "많이 불편하셨겠네요." "지금 담당선생님이 진료 중이신데 얼마나 기다려야 하는지 알아보고 말씀드리겠습니다. 그 전에 진료에 도움이 되는 몇 가지 내용을 확인하겠습니다."
상담 중	· 고객의 말을 진심으로 경청하며 적절히 반응한다. 고객의 말에 반응하며 맞장구를 친다. "아~네, 그러셨군요. 많이 힘드셨겠습니다." 메모를 하며 상대방의 말을 성의 있게 듣고 있다는 표현을 하고, 필요할 때는 내용을 한번 더 되짚어준다. 시선은 '상대의 눈 → 손이나 서류 → 다시 눈 맞춤' 순으로 자연스럽게 옮긴다. 고객의 이야기를 중간에 중단시키지 않는다. 중요한 부분은 다시 질문하여 내용을 정확하게 확인한다. "그러니까, 00부터 ~했다는 말씀이시죠?" 고객의 말을 다 듣고 난 후, 고객의 요구사항과 불편사항을 요약하여 고객에게 다시 확인한다.

(3) 고객배웅 프로세스

표 9-5. 고객배웅 프로세스

프로세스	응대방법
진료를 받고 나왔을 때	· 고객의 만족 여부를 확인하다. "오늘 우리 병원을 방문하셔서 진료받으시면서 불편하신 점은 없으셨습니까?"
치료가 종료된 경우	· 재방문을 할 경우를 대비하여 연락처를 안내한다. · 치료가 종료된 경우 "다시 불편한 곳이 생기시면, 명함에 적힌 전화번호로 전화주시기 바랍니다."
귀가 고객의 경우	· 고객에게 끝인사를 한 후, 친절히 출구 또는 엘리베이터까지 안내한다. "감사합니다. 또 불편한 곳이 생기면 언제든지 찾아주십시오." "정성을 다하겠습니다. 안녕히 가십시오." 고객이 먼저 돌아설 때까지 기다렸다가 돌아선다.

2) 불만고객 응대

미국의 기상학자 에드워드 로렌츠(E. Lorentz)는 브라질에 있는 나비의 날갯짓이 미국 텍사스에 토네이도를 발생시킬 수도 있다는 과학이론 즉, 나비효과(butterfly effect)이론을 발표했다. 나비효과는 기상현상에서 시작된 용어지만, 서비스 현장에서도 많이 적용된다.

직원의 가벼운 실수나 작은 관리 소홀이 고객에게는 다른 의미로 전달되고, 나비효과가 되어 엄청난 불만으로 나타날 수 있다.

불평도 애정에서 나온다는 말이 있다. 해결해 줄 거라고 믿고 불만을 말하는 고객은 정말 불만사항이 해결된다면 충성도는 배가 될 수 있다.

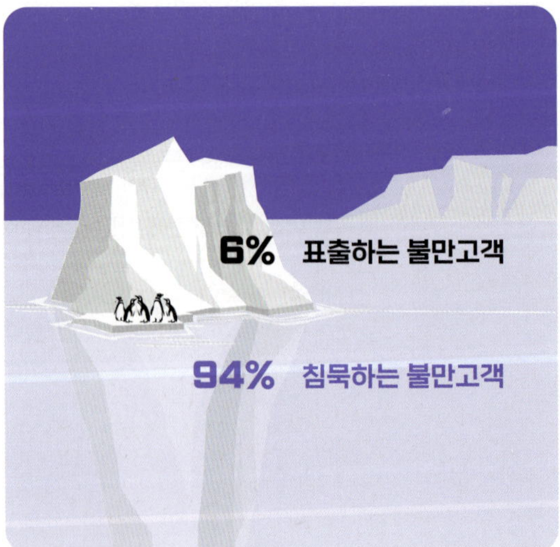

불만이 발생한다 해도 반응하는 방법은 고객마다 다르다.

직접 불평을 제기하거나 법적 조치 취하기, 소비자 단체에 호소하는 등 적극적으로 반응하는 경우와 무반응, 서비스(상품) 이용 중지 및 지인에게 부정적 감정을 토로하는 등 개인적이거나 소극적 반응하는 경우가 있다.

불만이 생긴 고객 중 불만을 표현하는 고객은 6%에 불과하다. 자신의 시간을 할 애하여 불평을 기업에 말하는 고객은 그나마 해당 기업에 애정이 있으며, 불평이 개선될 것이라는 희망을 가지고 있는 경우다.

특히 불만을 표현한 고객은 불만사항을 개선하는 등 진지하게 대응하면 재방문하거나 특히 고객의 충성도도 높일 수 있기 때문에 불만대응 프로세스는 매우 중요하다.

문제는 서비스가 불만스러워도 불평을 하지 않는 94%의 고객이다.

그들은 문제에 대한 단서를 주지 않아 서비스(상품)를 개선할 기회조차 주지 않는 것이다. 그리고 기업에 대한 불만족 경험을 가족이나 지인에게 전달함으로써 기업이미지에 부정적 영향을 줄 수 있다.

따라서 불평 고객을 볼 때 '진상' 또는 '악성'으로 보기 보다는 더 좋은 관계, 좋은 서비스를 지속하기 위한 상호 도움이 되는 관계로 바라보고, 점검하는 자세가 중요하다.

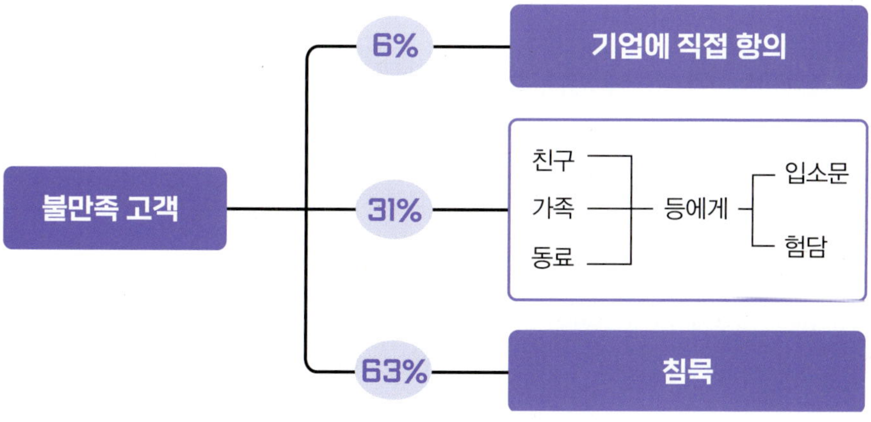

그림 9-1 불만고객 표현 방법

(1) 컴플레인(Complain) 클레임(Claim)

불만고객 응대 시 먼저 점검해야하는 것은 그 불만이 컴플레인(Complain)인지 클레임(Claim)인지 구분하는 것이다.

둘 다 불평같지만, 목적과 내용이 다르기 때문에 대응 프로세스도 달리해야 한다.

컴플레인은 자신의 불만족한 상황을 표현하고 시정, 개선, 사과를 요구하는 것이 목적이다.

클레임은 사업자에게 실직적인 책임과 보상을 요구하는 것이 목적이다.

표 9-6. 컴플레인(Complain), 클레임(Claim) 구분

유형	컴플레인(Complain)	클레임
목적	자신의 불만족한 상황을 표현하고 시정, 개선, 사과를 요구하는 것	사업자에게 실직적인 책임과 보상을 요구하는 것
내용	고객의 주관적인 느낌, 개인적인 감정에 의한 불만, 불평 예) 맛이 없어요. 가격대비 서비스가 별로예요. 직원이 불친절해요.	제도나 정책 등에 근거, 객관적인 관점에서의 피해 예) 음식에서 머리카락이 나왔어요. 배송상품이 파손 되었어요.
대응	금전 또는 물질적 보상보다는 진정성 있는 사과와 대안제시, 또는 개선 약속	피해 사실이 분명하기 때문에 그에 알맞은 교환, 환불, 보상적 대응이 필요

(2) 불만고객 응대 프로세스

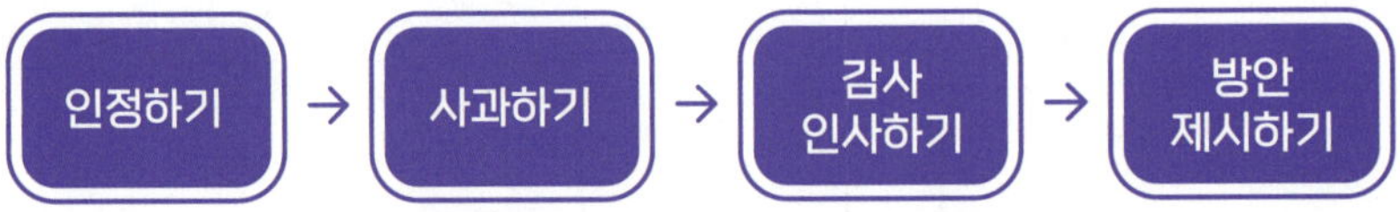

그림 9-2 불만고객 응대 프로세스

① 인정하기

고객의 말과 행동에 대해 공감하고, 존중한다는 의미이다. 무조건 수용하고 고객의 요구에 찬성한다는 것이 아니라, 비록 인정하기 힘든 불만사항일지라도 고객의 의견을 존중하는 자세가 필요한데, 이 과정에서 고객의 상황이나 입장을 인정하는 표현을 해 주는 것이 좋다.

② 사과하기

불만에 사과를 해야 할 경우에는 진정성 있는 해야 한다. 고객님 죄송합니다. 제가 꼼꼼히 체크했어야하는데 누락이 되었나 봅니다. 불편을 드려서 정말 죄송합니다. 등 정중한 동작을 취하며 잘못된 부분을 구체적으로 언급하며 사과해야 한다.

③ 감사 인사하기

잘못된 서비스에 대해 인지하게 해주고, 개선할 기회를 주신 점에 대해 감사한 마음을 적극적으로 표현해야 합니다. 지적한 불만사항을 개선한 후 가능하다면 피드백 해주면 불

만고객을 충성고객으로 발전시켜 나갈 수 있다.

④ 방안 제시하기

앞으로 어떻게 개선할 것인지, 해결방안이나 대안, 도의적 책임에 따른 약속을 고객에게 구체적으로 말해주는 것이 좋다. 직원 교육을 더 철저하게 해서 같은 일이 반복되지 않도록 하겠다. 내지는 제도가 개선될 수 있도록 상부기관에 보고하겠습니다. 등 구체적인 방안을 제시해야 한다.

또한 대안 중에는 교환이나 환불해주는 방법도 있지만, 경우에 따라 보상을 하는 경우도 있다. 보상은 자체적으로 명확한 기준이 있어야 한다. 고객에 따라 보상이 달라진다면 신뢰를 얻을 수가 없다.

고객이 화가 났을 때, 하면 안 되는 말

- **'죄송합니다. 고객님'**
  무작정 미안하다고 하면, 진정성도 전달되지 못해 고객의 화만 더욱 키우게 된다.
- **'제가 말씀을 드렸는데, 못 들으셨다니까 죄송해요' '이 부분은 제가 죄송합니다. 그런데 고객님,…'**
  조건부로 사과를 하거나 일부만 사과하는 행위
- **'소리 지르지 마세요, 여기서 이러시면 안 돼요'**
  부정적인 말은 화가 난 사람에게 이래라 저래라 명령조로 말하거나 제지하는 말은 감정을 더욱 상하게 하고, 무시한다고 느낄 수 있다.
- **'고객님 화가 나셨겠지만 조금만 천천히 말씀해 주시면 원활한 해결을 위해서 노력하겠습니다.'**
  워딩 자체를 긍정화하는 것이 필요하다.
- **늦게 받아서 죄송합니다. → 기다려주셔서 감사합니다.**
  소리지르지 마세요. → 조금만 천천히 말씀해주시겠어요?
- **'이번 주가 바쁜 날이라서요' '저희 규정이 이래서요'**
  회사의 관점이나 사유는 핑계로 들릴 수 있다. 회사의 입장이 아닌 고객의 관점에서 해석되는 상황을 이해하고 있다는 식의 표현을 하는 것이 좋다.

3) 전화응대

리셉션코디네이터 업무는 전화 상담부터 시작한다고 하여도 과언이 아니다. 고객은 병원을 방문하기 전에 병원위치, 진료예약, 간단한 상담이나 대면해서 물어보기 다소 민망한 내용을 상담받기 위해 전화를 하게 된다.

성형외과나 미용시술 진료비의 경우 전화를 통해 알아보고 방문 결정을 하기도 한다.

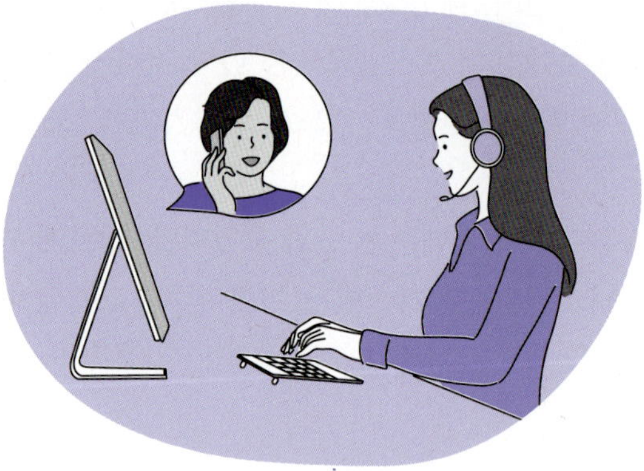

요즘은 전문적인 상담을 하는 콜센터를 운영하는 병원도 증가하고 있다. 하지만 전문 콜센터를 운영하지 않는 병원이나 의원의 경우, 고객응대와 전화응대를 동시에 하는 상황들이 자주 발생한다.

병원의 상황에 따라 주로 문의하는 항목을 미리 설정하고, 응대법을 표준화하여 매뉴얼을 만들고 대비한다면 업무의 효율과 상담의 효과를 높일 수 있다.

전화로 상담을 하는 고객은 일단 병원에 관심을 가지고 있는 고객이며, 방문고객이 될 수 있다는 생각으로 친절하게 응대해야 하며, 직접 방문으로 연결될 수 있도록 하는 것이 전화응대 업무의 마무리이다.

전화응대업무는 다음과 같은 특성이 있다.

첫째, 대면(對面)이 아닌 전화라는 연결매개체를 통한 보이지 않는 만남이라는 특징이 있다. 보통의 대화는 의사전달의 부족한 점을 비언어적인 요소(표정, 태도, 제스쳐)들이 보충해 줄 수 있지만, 전화는 말로 표현하는 것이 유일하기에 주의를 요한다. 비록 고객이 보이지는 않지만 눈앞에 있다는 생각으로 밝은 미소와 명랑한 음성, 그리고 정성을 다하는 적극적인 자세가 상대방에게 전달되도록 하여야 한다.

둘째, 짧고 많은 만남이라는 특징이 있다. 고객은 결코 기다리지도 않으며, 직원의 업무능력과 내부적으로 바쁜 업무를 이해하려고 하지도 않기 때문에 업무가 아무리 바빠도 고객의 전화를 외면할 수는 없다. 짧고 어긋난 통화, 부적절한 전화응대는 병원의 전반적인 서비스에 대한 부정적인 평가가 될 수도 있다.

셋째, 전화는 고객이 내원하기 전에 병원을 만날 수 있는 사전적인 수단이며, 치료가 종료된 후에도 병원으로부터 지속적인 서비스를 받을 수 있는 사후적인 수단으로 활용될 수 있다. 그러므로 전화응대 서비스나 시스템이 관리되지 못한 경우는 문제가 발생하여도 원인을 알기 힘든 경우도 있다.

표 9-7. 전화응대의 3가지 특성

구분	특성
보이지 않는 만남	· 의사전달에 한계가 있다. · 감정 전달이 어렵다.
짧고 많은 만남	· 문제 발생 소지가 비교적 많다. · 전문성 부족 시 비효율성이 초래된다. · 병원의 전반적 이미지를 좌우한다.
사전, 사후적 만남	· 다른 서비스에 연쇄적인 영향을 준다. · 전화응대에 대한 직원들의 책임감이 다소 낮다. · 문제 발생시 원인을 찾기 어렵다.

전화도 받는 경우와 거는 경우의 응대 프로세스가 다르다

(1) 전화 받기

업무시간에 이루어지는 전화응대는 다른 고객들도 보고 들음으로써 간접 경험이 될 수 있기 때문에, 다리를 꼬거나 발끝을 까닥거리면서 전화를 받으면 안 된다. 또 전화를 건 고객에게 병원 이미지를 각인시키는 첫 접점이 되기 때문에 전화를 받기 전 메모 준비가 꼭 필요하다. 비록 보이지 않는 만남이지만 전화는 정중한 마음가짐과 반듯한 자세로 받아야 한다.
전화 받기는 받기 전, 통화, 받은 후 응대방법이 구분된다.

각 상황의 매뉴얼을 제시하면 다음과 같다.

① 전화 받기 전

메모하기 편리하도록 왼손으로 수화기를 들 수 있는 위치에 전화기를 둔다.

↓

메모지와 필기구를 준비한다.

↓

전화를 받기 전 표정과 목소리를 한 번 가다듬고 전화를 받는다.

↓

전화벨이 3번 울리기 전에 전화를 받는다.

↓

부득이 전화벨이 3번 이상 울리고 난 후 전화를 받은 경우에는 "늦게 받아 죄송합니다. 고객님"하고 사과의 표시를 해야 한다.

그림 9-3 전화받기 전 매뉴얼

② 전화 통화하기

통화는 주변 소리가 섞이지 않게 조용한 곳에서 한다.

문의사항에 대해서는 정중하고 성의 있게 대답하고 설명이 복잡하거나 민감한 사안에 대한 질문에는 책임자와 연결하거나 되도록 방문을 유도하여야 한다. 부재중이거나 통화가 힘든 사람을 찾는 경우라면, 상황을 설명하고 상대에게 전달여부를 확인한 후 정확하지만 간략하게 메모를 전달한다.

첫인사 후 소속과 이름을 말한다.

↓

상대방의 말을 끝까지 경청한 후 응대한다.

↓

단답형으로 짧게 대답하기보다는 따뜻하고 호의적인 말투로 응대한다.

↓

전화를 끊기 전에 중요한 내용은 한 번 더 확인한다.

↓

상황에 맞는 적절한 끝인사로 마무리한다.

그림 9-4 전화 통화 매뉴얼

③ 전화 통화 후

상대가 전화를 끊는 것을 확인하고, 수화기를 내려놓는다.

↓

통화 후 한 번 더 전화가 끊긴 것을 확인 한다.
(전화가 끊긴 줄 알고 업무를 보다가 상대가 황당해지는 경우가 발생할 수 있다.)

↓

통화로 전달받은 내용은 신속하게 처리한다.

↓

처리 여부를 알려줘야 하는 경우라면 반드시 처리결과도 신속하게 알린다.

그림 9-5 전화 통화 후 매뉴얼

표 9-8. 전화응대 자기점검표

	점검사항	예	아니요
1	벨이 3번 울리기 전에 전화를 받았습니까?		
2	자신의 표정과 목소리를 가다듬고 전화를 받았습니까?		
3	전화해 주신 고객에 대해 반가운 마음으로 선화를 받았습니까?		
4	자신의 이름을 또박또박하게 말했습니까?		
5	메모지는 준비되어 있습니까?		
6	전화한 용무는 명확하게 파악하였습니까?		
7	전화를 끊기 전에 한 번 더 전화 내용을 확인하였습니까?		
8	웃는 얼굴로 성의 있게 끝까지 응대 하였습니까?		
9	반말이나 속어 등을 사용하지 않았습니까?		
10	상대의 말(질문)을 중간에 끊진 않았습니까?		
11	끝맺음 인사를 적절하게 했습니까?		
12	상대방이 끊고 나서 전화를 끊었습니까?		

(2) 전화 걸기

직접 전화를 걸어야 하는 상황에서는 용건을 되도록 간결하게 요약해서 통화한다. 사적인 내용으로 전화를 하는 경우에는 점심시간이나 휴식시간, 업무가 끝난 시간에 전화를 해야 한다.

상대의 전화번호, 소속, 직위, 이름을 확인한 후 전화를 건다.

↓

통화에 필요한 자료는 미리 챙긴다.

↓

첫 인사 후 자신의 신분(소속, 이름)을 밝힌다.

↓

통화하고자 한 상대가 맞는지 확인을 한다.

↓

상대가 업무로 바쁠 시간이거나 말하고자 하는 내용이 조금 길면,
통화가능여부를 먼저 물어본다.

↓

용건을 마치면 상황에 맞는 끝인사를 한다.

그림 9-6 전화 걸기

(3) 적절한 전화응대 표현방법

전화를 받을 때는 상대를 확인할 수 없고, 전화를 건 용건도 미리 파악할 수 없는 경우가 대부분이다. 그래서 전화응대는 반드시 경어를 사용해서 정중하게 해야 한다.

병원에 전화를 거는 모든 대상은 고객이거나 잠재고객이라는 마음으로 심지어 잘못 걸린 전화에도 친절하게 응대할 필요가 있다. 대면해서 대화할 때에는 굳이 필요없는 격식이 전화응대에서는 반드시 필요한 경우도 있다.

표 9-9. 상황에 따른 전화응대

상황	전화응대
전화를 받았을 때	"정성을 다하겠습니다. ○○○병원(의원), ○○○입니다. 무엇을 도와드릴까요?"
다른 사람에게 전화를 연결할 때	"○○○를 연결해 드리겠습니다. 잠시만 기다려 주십시요."
전화를 연결 받았을 때	"전화 바꿨습니다. ○○○입니다. 무엇을 도와드릴까요?"

상황	전화응대
3번 이상 전화벨이 울리고 나서 전화를 받았을 때	"오래 기다리게 해서 죄송합니다."
통화하고자 하는 사람이 부재중일 때	"실례가 안 된다면,…" "죄송합니다. ○○○이 잠시 자리를 비우셨는데요. 메모를 남겨 드리겠습니다."
문의 전화를 끊기 전에	"더 궁금하신 점 없으십니까?"
교통수단을 문의할 때	"고객님 계신 곳이 어딥니까?" "어떤 교통수단을 이용하실 계획이십니까?"
통화상태가 안 좋을 때	"죄송하지만, 고객님. 통화상태가 안 좋아서 그러는데 다시 한 번 걸어주시겠습니까?"
고객응대 중에 전화가 걸려 오는 경우	"실례합니다만, 지금 다른 고객님과 상담 중이시라서요. 잠시 후 전화 드리겠습니다."
전화로 답변하기 힘든 내용을 질문하는 경우	"시간을 내서 한번 방문해 주시겠습니까? 상세하고 친절하게 상담해드리겠습니다."

☑ 이런 표현은 ⇒ 이렇게 표현하는 것이 이미지가 Up

"잠깐만 기다려 주십시오." ⇒ "잠시만 기다려 주십시오."
"나중에 전화하세요." ⇒ "다시 한 번 전화주시겠습니까?"
"알겠습니다." ⇒ "처리해 드리겠습니다."
"안 됩니다." ⇒ "곤란합니다."
"불러드리겠습니다." ⇒ "안내해 드리겠습니다."
"헷갈려서요." ⇒ "혼돈하였습니다."
"값이 쌉니다." ⇒ "가격 저렴합니다."
"왜 찾으십니까?" ⇒ "무슨 일로 찾으십니까?"
"전화 돌려드리겠습니다." ⇒ "연결해 드리겠습니다."
"깎아드리겠습니다." ⇒ "고객 할인해 드리겠습니다."

4) 서비스 사후 관리

(1) 해피콜(Happy Call)

해피콜은 고객의 사용 후 실감, 만족도 조사, 재구매 의사 등을 확인하는 것을 말한다. 해피콜은 고객이 내방하여 직접 체험한 서비스에 대한 만족도를 확인하는 일종의 커뮤니케이션 방법이다.

이 제도는 혹시 발생할 수 있는 고객의 불만을 자체 내에서 흡수하고, 시정해 나감으로써 고객만족도를 높이겠다는 의도를 가지고 있다. 또한 해피콜은 한 걸음 더 나아가는 고객관리로 고객의 진료상담이나 예약사항 뿐 아니라, 고객의 인적 사항이나 성격, 직업, 취미생활 등을 파악하여 고객과의 유대관계(fellow-ship)를 더 돈독하게 하는데 도움을 줄 수 있다.

(2) 리콜(Recall)

병원에서 리콜은 진료가 끝난 후에도 계속해서 정기적인 검진 등을 통하여 장기 예후를 좋게하는 시도, 노력을 의미하는 것으로 활용하고 있다. 따라서 병원에서의 리콜 제도는 진료의 연장이라고 할 수 있다.

리콜 관리는 치료의 문제점을 조기에 발견할 수 있고, 서비스가 종결된 이후 다시 내방까지의 스스로 관리에 대한 평가를 할 수 있다. 이를 통해 병원 입장에서는 고객이 전문적인 도움 없이는 치료의 질(quality)을 높일 수 없다는 것을 상기시킬 수 있는 기회로 활용할 수 있다.

3 진료비 관리

1) 건강보험의 개요

우리나라 국민의료보험은 1977년 7월 직장의료보험을 시작으로 1989년 전 국민의료보험으로 정착되었으며, 이 후 국민건강보험공단의 조직통합(2000년 7월)이 이루어지면서 재정 완전 통합으로 시스템이 관리되고 있다.

이러한 일련의 과정을 거쳐서 변화된 국민건강보험은 모든 국민을 강제가입 대상으로 하고 있다.

건강보험(Health Insurance)이란 질병, 부상, 분만, 사망 등으로 인한 경제적 위험에 대비하기 위하여 재정적 준비를 필요로 하는 다수인의 자원을 결합하여 의료수요를 충족시켜 주는 사회보험제도의 형태이다. 즉, 국민의 질병, 부상에 대한 예방, 진단, 치료, 재활과 출산, 사망 및 건강증진에 대하여 보험급여를 실시함으로써 국민보건을 향상시키는 사회보장 제도인 것이다.

우리나라는 국민건강보험을 의료구매자인 보험가입자와 의료공급자인 요양기관(병 · 의원), 그리고 제3자 지불자인 국민건강보험공단에 의하여 관리 · 운영되고 있다.

보건복지부는 건강보험사업의 관장자로서 건강보험관련 정책을 결정하고, 건강보험 업무 전반을 총괄한다. 그리고 건강보험심사평가원은 요양기관(병 · 의원)으로부터 청구된 요양급여 비용을 심사하고, 요양급여 적정성을 평가한다.

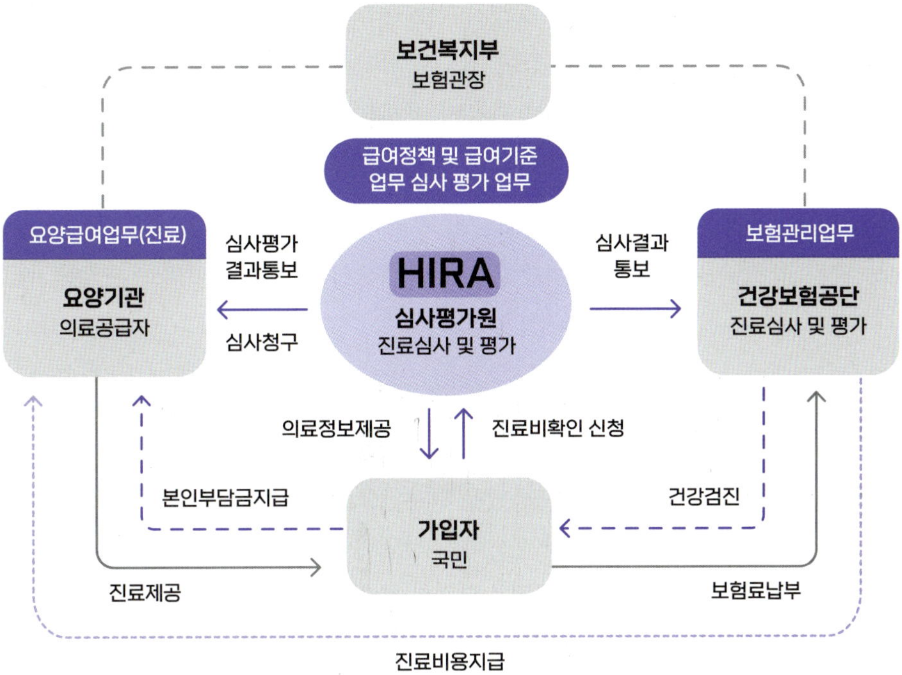

그림 9-7 건강보험지불제도

2) 건강보험 청구방법과 업무

건강보험체계에 따라서 건강보험 서비스 현장인 의료기관에서 의료구매자에게 의료서비스를 공급하고, 의료공급자는 국민건강보험법에 의해 설립된 건강보험심사평가원에 요양급여 대상 진료비 심사를 청구한다.

진료비용은 보건복지부가 고시하는 요양급여 비용 청구방법, 심사청구서, 명세서 서식 및 작성요령에 따라 수진자별 진료내역을 월 단위로 종합하여 각각의 명세서를 작성하여 청구한다. 청구 방법은 전자문서교환방식(EDI, Electronic Data Interchange), 전자매체(디스켓 등), 서면 중 한 가지 방법을 선택하여 청구하면 된다.

전자문서교환방식은 명세서 출력이 생략되며, 자료 우송이 자동화되어 청구업무가 편리하며, 심사기관에서 따로 입력할 필요가 없어 현재 일반적으로 사용되고 있다. 또 청구 자료 오류가 방지되고, 서면이나 디스켓청구보다 진료비 지급기간을 단축시킬 수 있다는 장점이 있다.

건강보험청구업무 담당자는 의료적인 지식과 청구에 대한 이해를 바탕으로 건강보험정책에 따른 의료수가 변화와 제도변화에 신속하게 대응할 수 있어야 한다.

진료비는 발생주의(Accrual basis) 원칙에 입각하여 진료행위와 동시에 진료수입으로 인식된다. 병원에서는 고객의 진료비가 수입(Income)이 된다. 수익(Profit)은 환자에게 제공한 재료와 용역의 대가로 받을 권리가 생긴 진료비 전체를 의미하며, '현금수입 + 외상매출금 + 미수금 = 수익'을 말한다. 비용은 수익을 위해 소요되는 재화와 용역의 원가를 말한다.

진료비 수납은 고객의 진료비 흐름을 관리하는 수납활동 처리업무로서 리셉션코디네이터 회계업무의 핵심이다. 고객에 대한 진료행위가 이루어짐과 동시에 병원의 정책에 따라서 미수금이 생기지 않도록 계속 확인해야 한다.

3) 진료 미수금

발생주의 원칙에 의하면 진료행위를 하였을 경우, 진료비가 발생하면서 진료수입으로 인식된다. 인식된 수입이 즉시 수납 처리되지 못하면 진료미수금이 발생한다.
진료 미수금은 '선진료 후수납' 방식의 진료과정에서 업무특성에 따른 불가피성 등으로 발생된다. 하지만 시간이 많이 경과되어도 체납된 진료비는 쉽게 받기 어렵기 때문에 담당자는 진료 미수금 예방을 위해 적극적으로 노력해야 한다.

진료비를 청구할 때는 친근하지만 단호한 자세가 필요하며, 또한 체계적이고 다양한 수납 방법을 제시하여 미수금이 발생되지 않도록 하여야 한다.

진료 미수금이 병원에 미치는 피해는 다음과 같다.

첫째, 금전적 손해를 보게 된다. 병원 진료행위를 위하여 사용된 재화와 용역의 비용을 병원이 안게 되어 병원 손실이 발생될 수도 있다.

둘째, 고객을 잃게 된다. 고의성이 없었다 하더라도 미수금 수납이 빨리 이루어지지 않으면 시간이 흐를수록 비용 지불 의지가 희미해질 수 있다. 그리고 병원은 미래에 창출될 수 있는 고객 가치를 상실하게 된다.

셋째, 소개 고객이 줄어든다. 병원에 대한 만족과 좋은 관계가 유지되었을 때, 소개가 활성화 되기 때문이다.

넷째, 병원 이미지가 나빠질 우려가 있다. 고객과의 커뮤니케이션이 단절된 상황에서 발생될 수 있는 오해로 인하여 이미지가 나빠질 우려가 있다.

다섯째, 시간과 경비가 발생된다. 미수금이 발생되면 전화, 우편, 방문 등 이에 부가되는 업무량과 비용이 곧 병원의 지출이 된다.

미수금은 예방만큼 중요한 것이 없다. 직접적인 진료행위가 이루어지기 전 단계에서 고객과의 정확한 커뮤니케이션, 치료계획 상담시 비용에 대한 설명, 그리고 보험절차 등을 주의하여 처음부터 미수금이 발생되지 않도록 담당자와 병원 전 직원이 최선을 다해야 한다.

4) 진료비 미수 고객관리

병원 진료 중 고객에게 진료비를 2회 이상 청구하였으나 미납하거나 미수금이 일정금액을 초과한 고객은 미납 고객으로 간주하고 별도의 관리가 필요하다.

담당자의 노력에도 불구하고 미수금이 발생된다면 병원과 고객을 위해서 적극적인 자세로 문제를 해결해야 한다.

(1) 1단계 - 가능한 빨리 고객이 미수금을 해결할 수 있도록 지불 방법을 제시하여야 한다.

시간흐름에 따른 미수금 회수율은 지불해야 하는 날짜로부터 30일이 경과하면 회수율 93.8%, 90일이 지나면 73.6%, 189일이 지나면 57.8%, 1년이 지나면 26.6% 정도이다. 미수금이 발생한지 1개월 내에 회수하는 것이 1년이 지난 다음에 회수하는 것보다 약 3.5배 정도 높다.

따라서 발생된 시점에서 가급적 빨리 해결할 수 있도록 해야 한다.

병원의 상황과 고객 사정에 따라 다음과 같은 지불 방법을 선택한다.

① 즉각 지불하는 방법
7일 이내 미수금을 지불하는 방법이다.

② 30일 이내 지불하는 방법
미수 금액의 일부는 지불하고 나머지는 한 달 이내로 지불하는 방법으로 다음 내원하는 날짜를 정하여 정확한 시간과 약속내용을 제시하고, 별도의 미수고객 관리노트를 고객이 있는 자리에서 작성하여 고객으로부터 내용을 확인받도록 한다.

③ 분할 상환하는 방법
미수금 총액의 절반을 지불하고, 나머지는 몇 달에 걸쳐서 분할 지불하는 방법이다. 이 방법은 시간 흐름에 따른 회수율 내용과 같이 악성미수금으로 발전될 수 있기에 고객에 따라 여러 가지 방법을 제시할 필요가 있다. 또한 고객미수관리노트를 작성하여 관계서류와 함께 보관하며, 전화를 통해 진료비 납부기일이 임박했음을 고지하고 그 결과를 기록한다.

(2) 2단계 - 전화와 편지로 요구하라.

고객이 약속한 날짜에 지키지 못한 경우에는 다시 전화로 새로운 지불날짜를 약속하고, 또 다시 지불하지 못하였다면 그 다음 단계는 편지를 이용하여 진료비가 완불되지 않고 있음을 알려야 한다. 이때 반드시 전화로 고객의 수납상황을 먼저 확인한 후 발송하여야 한다.

진료비 독촉에 따른 편지발송은 지불하지 못하는 고객의 상황에 따라서 편지와 내용증명을 이용하여 발송하고 일반적으로 최대 90일이 경과하여도 지불하지 못한 고객에게는 담당 의사의 최종 동의를 얻어서 법적인 대응을 포함한 내용을 첨부하거나 미수금회수 노력에 대한 보충자료로 활용한다.

PART Ⅲ
병원코디네이터

9장 병원코디네이터의 이해

10장 이미지와 이미지메이킹

11장 리셉션 실무

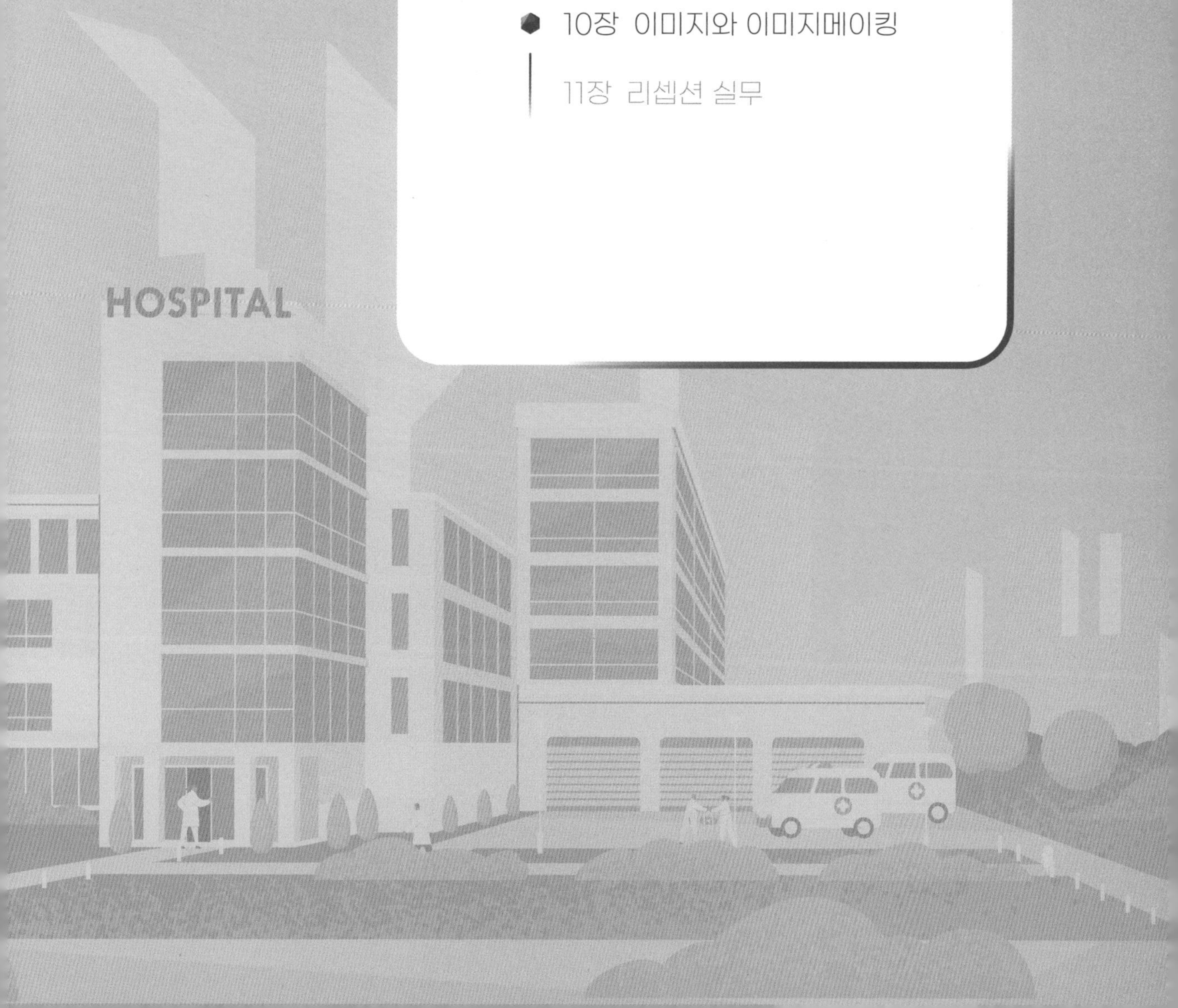

10 장 이미지(Image)와 이미지메이킹(Image Making)

1 이미지(Image)

이미지(Image)는 다른 사람이나 사물에 대해 받는 느낌 또는 받은 느낌을 말한다. 느낌이라는 것은 주관적인 개념이기 때문에 같은 대상에 대해서도 사람마다 가지는 이미지가 달라진다.

비슷한 말로 인상(印象)이 있는데, 인상은 영어로 impression으로 image와 엄연히 다르지만, 두 단어는 유사한 의미로 사용되기도 한다. Impression은 서로 관계가 없이 사람의 외모를 보고 받는 느낌이라면, Image는 관계나 교류를 해 본 후 받은 느낌이라고 할 수 있다.

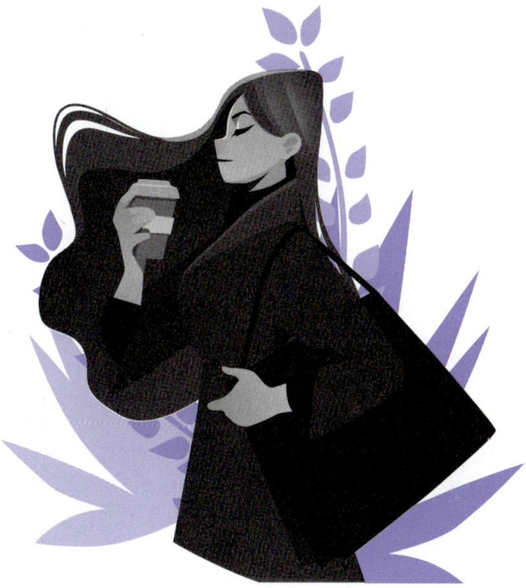

1) 첫인상

첫인상은 두 번 줄 수 없고, 장점을 보여주기에는 너무나 짧은 시간에 이미지가 형성되므로 신중을 기해야 한다.

알버트 메러비안(Albert Mehrabian)은 '외모(appearance)와 몸짓(body language, visual image)은 첫 인상(impression)의 55%를 차지한다'고 하였다. 보통 첫인상은 7~8초 이내에 결정되며, 이성에 대한 매력과 호감의 판단은 3초 이내에 끝나기 때문에 가치관이나 생각을 상대에게 전달하기 전에 첫인상은 결정되는 경우가 대부분이다.
나머지 38%는 청각적 요소, 말의 내용은 불과 7%에 불과하다고 하였다.

55%를 차지하는 시각적 요소란 단순히 잘생긴 남자, 예쁜 여자를 의미하는 것이 아니라 깔끔한 복장, 조심스러운 행동 등 눈에 보이는 모든 것을 의미한다. 청각적 요소는 목소리와 말투에 해당하는 것으로 전달하고자 하는 메시지에 적합한 목소리 톤과 속도를 구사하는 것이 중요하다.

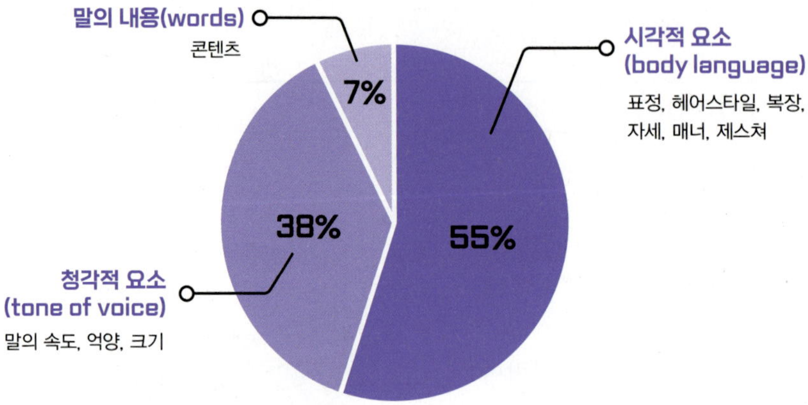

그림 10-1 메라리안 법칙

첫인상은 이미지 형성에 결정적인 역할을 하며, 채용 면접이나 미팅에서는 첫인상이 성공 여부의 결정적인 역할을 하게 된다.

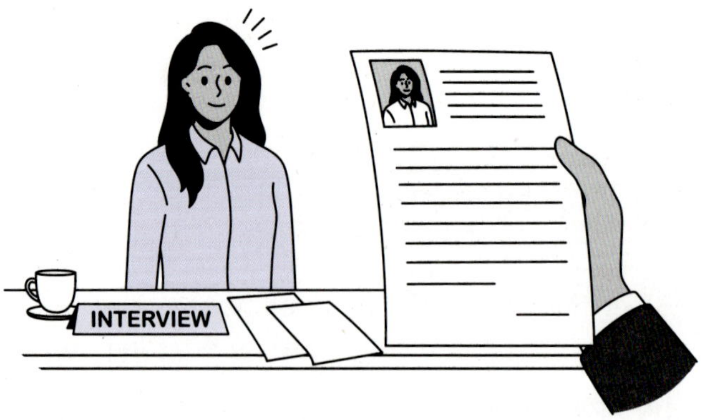

첫인상 관리가 중요한 또 한 가지 이유는, 초두효과 때문이다. 한 번 각인된 첫인상은 바뀌기 힘들다는 것이다.

첫인상의 중요성을 설명하는 이론

- **초두 효과(Primacy effect)**
  먼저 입력된 정보가 나중에 입력된 정보보다 인상(이미지)형성에 강력한 영향을 미친다는 것으로 한마디로 첫인상을 말한다. 즉, 처음 봤을 때 부정적 이미지를 받았다면, 그것을 긍정적 이미지로 변화시키려면 그 반대의 경우보다 몇 배 노력이 더 필요하다.
- **현저성 효과(Vividness effect)**
  첫눈에 들어오는 특성으로 긍정적인 특성보다는 부정적인 특성이 인상 형성에 강력하게 작용된다. 그러므로 열 가지를 잘했을 때보다 한 가지를 잘못했을 때 강한인상을 남기게 된다.
- **인지적 구두쇠 효과**
  주변의 것을 인식하는데 있어 가능하면 적은 노력을 들이려는 경향이 있다. 상대방은 우리에게 여러 번의 기회를 주지 않기 때문에 첫 만남이 가장 중요하다는 의미이다.
- **맥락효과**
  처음에 들어온 정보가 나중에 들어온 정보의 처리 지침이 되어 전반적인 맥락을 제공한다. 첫 만남에서 긍정적인 모습을 보여줬다면. 다른 일도 잘 할 것이라 기대를 갖게 된다.
- **후광 효과**
  인상이 좋으면, 성격도 좋고 능력도 출중할 것 같다는 평가를 하기 쉽다.

2) 이미지(Image)

이미지는 곧 그 사람의 상품가치가 된다.
이미지 영향력은 개인에게는 물론, 사회문화를 형성해 나갈 만큼 크다. 이미지를 잘 활용할 줄 아는 사람이 메시지 전달력도 좋다.

이미지는 자신이 평가하는 자신의 모습이 아니라 다른 사람의 인식이다. 좋은 이미지는 내면, 외면에 모든 것이 잘 조화를 이룰 때 만들어 지는 것이다.

이미지 형성 = 내적 이미지 + 외적 이미지 + 상대방의 인식

이미지는 외적인 모습뿐만 아니라, 내부로부터 만들어져서 외부로 표출되는 종합적인 모습이라고 할 수 있다. 외부로 드러나는 용모, 표정, 태도, 언행, 성품은 심성, 성격, 습관, 욕구,

그리고 감정에 의해서 형성되고 변화할 수 있다.

- 용모는 심성과 성격에 의해서 만들어진다. 심성이나 성격이 다르다면 지금과 용모도 다를 것이다.
- 표정은 심성과 감정 상태에 의해서 만들어진다. 표정은 사람의 기본적인 심성과 달라지는 감정에 의해서 연출된다.
- 자세나 태도는 감정 상태와 욕구에 의해서 표출된다. 감정상태에 따라 자세나 태도는 달라지고, 욕구성향에 따라서 표현이 다르게 나타난다.
- 언행은 욕구와 습관에 의해서 만들어진다. 추구하는 바와 길들여진 습관에 의해서 언행은 다르게 나타난다.
- 성품은 성격과 습관에 의해서 형성된다. 성격이 습관을 만들어 가고 습관은 성격형성에 상호 보완 작용을 하여 성품으로 굳어진다.

이미지는 내적, 외적, 사회적 이미지로 구분할 수 있다.

(1) 내적 이미지

개인의 내면에 형성되어 있는 의식과 정서를 포함한 본질적인 이미지를 의미한다. 사람의 내면은 밖으로 표출되며, 이것은 곧 사회적인 이미지로 형성되기도 한다.
즉 밖으로 표현되는 이미지는 그간 살아온 인생의 시간이 있다.

외모가 사람의 평가기준이 되기도 하지만, 외모는 내면에 의해서 조종되기 때문에 내면적인 가치라고 할 수 있다. 따라서 내면의 생각과 마음가짐이 무엇보다 중요하다.
마음 가짐은 얼굴의 표정으로 드러나기 때문에 대표적인 내적 이미지라고 할 수 있다. 온화한 눈빛, 따뜻한 입매 등 외적으로 확인되는 내적 마음가짐이다.

(2) 외적 이미지

내면의 본질이 종합적으로 외부로 표출되어 나타나는 현상적인 이미지를 의미한다. 자신의 본질과 진가를 오해 없이 표현하려면 적절한 현상경영이 요구된다.
내적 이미지와 비교해서 변화시키기는 오히려 수월하다.

단 몇 초 만에 결정되는 첫인상에 있어 외적 이미지는 매우 중요한 요소이다.
한 사람의 외적이미지는 신분과 맡은 역할에 따라 달라질 수 있다. 상황에 맞게 외적 이미지를 전략적으로 활용할 수 있어야 한다.
외적 이미지는 신체적 조건 외에도 복장 등이 해당된다. 복장을 보면 개성, 추구하는 이미지가 드러난다.

(3) 사회적 이미지

개인의 본질과 현상이 대인관계에서 상대적 교류로 나타나고 형성되는 관계적인 이미지를 의미한다. 개인 이미지의 관점에서 볼 때 대인관계란 독특한 개체간의 현상적 충돌에서 오고가는 정서적 물리적 교류를 의미한다. 이러한 의미에서 대인관계는 교류경영이라고 할 수 있다.

사회적 지위나 평판은 이미지로 이어지는 경우가 많은데, 특히 직업은 긍정적인 선입견을 형성하기도 하지만, 부정적인 선입견이 되기도 한다.

2 표정(表情)

표정(表情)은 근육의 움직임에 의해 얼굴에 감정이 드러나는 모습으로, 내적 상태의 외적 표출이라고 할 수 있다. 따라서 표정을 보고 감정을 읽을 수도 있고, 의사소통을 하기도 한다. 때로는 수 마디 말보다 단 하나의 표정이 훨씬 더 많은 것을 전한다.

밝고 자연스러운 표정을 위해서는 긍정적인 마음이 우선되어야 한다. 그 다음은 평소 자신의 표정을 점검하고 연습을 통해 자연스럽고 여유로운 표정을 터득해야 한다.

1) 미소

얼굴로 나타낼 수 있는 표현은 다양하지만, 미소만큼 강하고 친밀감을 적극 표현할 수 있는 수단은 없다.

미소는 여유로움, 편안함, 즐거움, 그리고 카리스마를 표현하기도 한다. 격투기나 복싱선수들이 링 위에서 보이는 여유로운 미소는 승리에 대한 확신, 파워의 표현이기도 하다. 중국에는 웃는 얼굴이 아니면, 가게 문을 열지마라는 속담이 있다. 즉 미소는 서비스의 기본이며, 매너이다.

병원에서 미소로 고객을 대한다는 것은 '당신에게 호의를 가지고 있으며, 언제라도 당신을 맞이할 준비가 되어 있다'는 메세지를 전달하는 방법이다.

표 10-1. 스마일 테스트

번호	항목	체크
1	당신은 잘 웃는 편입니까?	☐
2	당신은 자신의 웃는 얼굴이 마음에 듭니까?	☐
3	당신의 웃는 얼굴에 대해서 칭찬을 받아본 적이 있습니까?	☐
4	당신은 웃었을 때 입 모양과 치아에 자신이 있습니까?	☐
5	당신의 치아는 깔끔합니까?	☐
6	웃을 때 입에 손을 대는 버릇이 있습니까?	☐
7	사진 찍을 때 자연스럽게 웃는 얼굴을 취할 수 있습니까?	☐
8	웃는 얼굴은 건강을 위해 좋다고 생각합니까?	☐
9	당신은 대화를 할 때 웃음 띤 얼굴을 유지하십니까?	☐
10	당신은 웃음이 많은 편입니까?	☐

(1) 미소의 종류

① 호감미소 vs 비호감미소

모든 미소가 호감에서 시작되는 것은 아니다. 또한 긍정적인 감정으로 미소를 지어도 자연스럽지 않거나 진정성이 전달되지 않는 경우도 있다.

표정이 자연스럽지 않거나 따뜻한 눈빛이 동반되지 않으면 호감 전달이 되지 않을 수도 있다.

구분	내용	이미지
호감미소	· 양쪽 입꼬리가 올라간다. · 눈, 입 등 모든 얼굴근육이 밝은 표정이 되게 한다. · 시선을 마주보면서 웃는다. · 진심이 담겨있다.	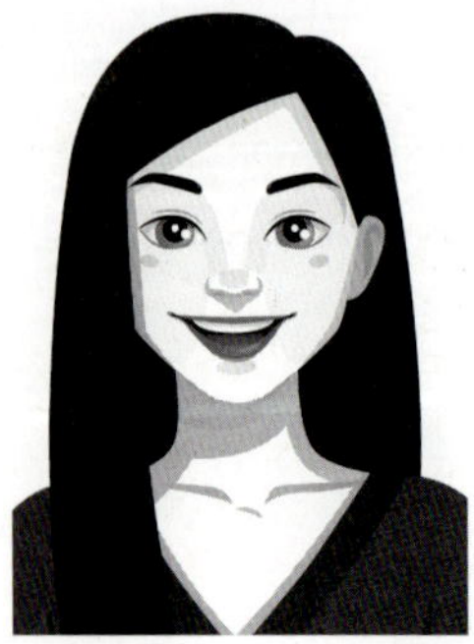

비호감미소	· 지나치게 크게 웃는다. · 다른 곳(위, 아래)을 보면서 웃는다. · 비웃는다. · 좌 · 우 중 한쪽 근육만 움직인다.	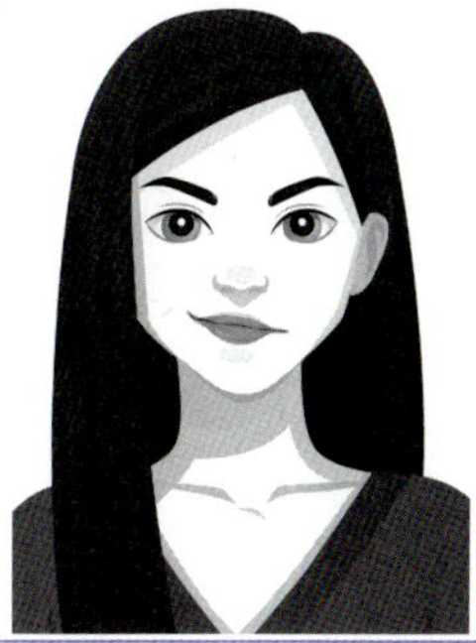

② 뒤센미소 vs 팬암미소

진짜 기쁨이나 행복에 겨운 웃음이나 미소를 뒤센 미소라고 한다. 뒤센 미소는 입주위 근육(구륜근)과 눈 주위 근육(안륜근)을 함께 사용하여 활짝 웃는 것을 말한다.

뒤센 미소의 상대적인 개념으로 사용되는 팬암미소는 직업적인 미소를 뜻하는 말로 팬암 항공사 승무원들이 공식적으로 우아하게 웃는 미소를 말한다. 백화점 미소라고도 하며, 눈은 웃지 않고 입만 웃는 이미지, 일종의 감정 노동 상황에서 볼 수 있다.

구분	내용	이미지
뒤센미소	· 눈가에 까치발 주름이 잡힘 · 광대뼈가 봉긋하게 올라감 · 입술 끝이 위로 올라감 · 매력적인 미소 · 진짜 웃음	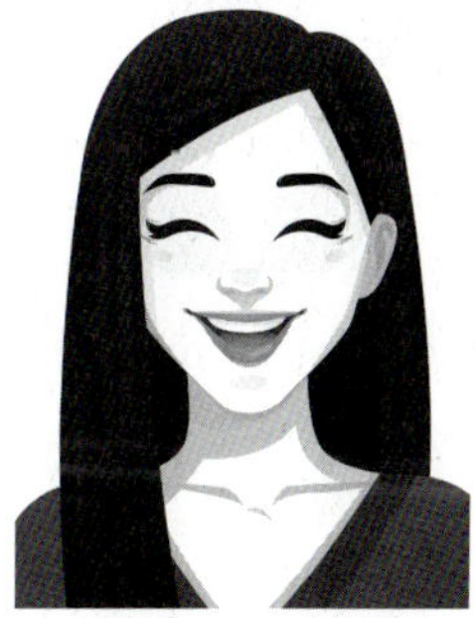
팬암미소	· 눈가 주름에 변동이 없음 · 뺨의 변화가 없음 · 입술이 좌우로 벌어짐 · 우아한 미소 · 가짜 미소	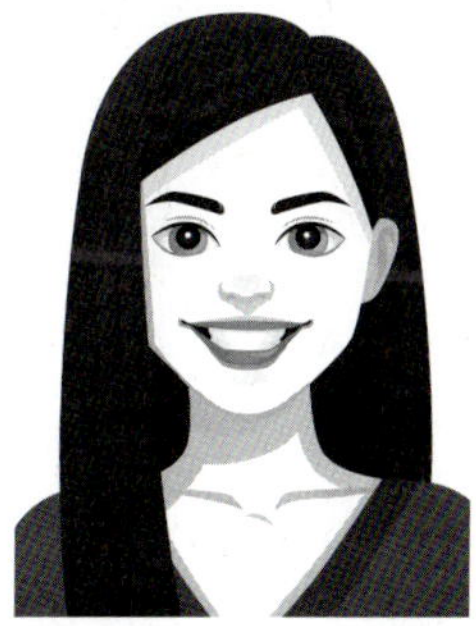

(2) 미소 연습

자연스러운 미소는 안면근육 이완에서 시작된다. 특히 긴장된 상태에서는 근육이 뻣뻣해지면서 표정이 더 굳어진다, 이런 경우에는 눈썹에 힘을 주고 위, 아래로, 양 볼은 바람을 불어넣은 상태에서 왼쪽, 오른쪽, 위, 아래로 움직이면서 빨리 안면 근육을 풀어주어야 한다.

안면 근육을 이완시킨 후 미소 연습을 해야 한다.

① 눈 주위 근육 이완하기

- 미간을 최대한 움직이지 않고 눈썹만 위, 아래로 움직인다.
- 얼굴은 움직이지 말고 시선만 오른쪽, 왼쪽, 위쪽, 아래쪽으로 옮겨 본다.
- 눈동자를 시계방향, 반시계방향으로 각각 2바퀴씩 크게 돌려본다.

② 입술 근육 이완하기

아))) 에))) 이))) 오))) 우)))

거울을 보며 아, 에, 이, 오, 우를 각각 3초 이상씩 소리를 내면서 연습한다. 이 방법은 입 주변 근육을 풀어주며, 발음교정에도 도움이 된다.

- 입을 최대한 크고 동그란 원을 만들면서 '아~'하면서 3초간 유지한다.
- 양 입술 끝을 최대한 늘려서 직사각형을 만들면서 '에~'하면서 3초간 유지한다.
- 아래 · 윗니를 붙이고, 치아가 최대한 많이 드러나도록 입을 양 옆으로 늘리면서 '이~'하면서 3초간 유지한다.
- 입술을 동그랗게 오므리면서 '오~'하면서 3초간 유지한다.
- 입술을 모으고 쭉 내밀면서 '우~'하면서 3초간 유지한다.

③ 미소 연습하기

- 얼굴 턱과 양 귓가 사이에 양손을 받치고 양 눈썹 위쪽으로 얼굴을 밀어 올려준다.
- '스마일~' 소리를 내면서 입술꼬리를 최대한 올리고 5초간 미소를 짓는다.(턱을 들지 않도록 주의한다.)
- 턱을 받치고 있던 손을 떼고, 5초간 유지한다.
- Before와 After를 사진을 찍어 비교해서 살핀다.
- 이 과정을 반복해서 연습한다.

(3) 미소의 효과

① 마인드 콘트롤 효과

웃다보면 기분이 좋아지는 감정 변화 뿐 아니라 언행도 상냥하고 친절하게 변한다. 기분이 좋을 때만 웃는 것이 아니라 항상 밝은 표정을 유지하면 웃을 일이 많아진다. 또한 웃음은 엔돌핀 분비를 통해 명료한 사고와 행복한 감정이 들게 하므로 불안과 불편한 상황 해소에 도움이 된다.

② 감정이입 효과

웃음은 자신만 기분 좋아지게 하는 것이 아니라 상대방도 기분 좋아지게 만든다. 웃음이 전염된다는 말이 있듯이 다른 사람에게 미소를 지으면, 상대도 나에게 미소를 지어보인다. 반대로 무표정이나 화난 표정은 상대를 경계하게 하고, 불편한 상황을 야기하기가 쉽다.

오래된 친구나 부부가 서로 닮아간다는 말은 외모가 닮는 것이 아니라 표정이 닮아간다는 말이 있다. 닮고 싶은 사람을 잘 관찰하거나 미소가 예쁜 사람이 미소 짓는 방법을 잘 살펴봐서 그 사람의 습관을 따라 하다 보면 비슷한 표정을 연출할 수 있다.

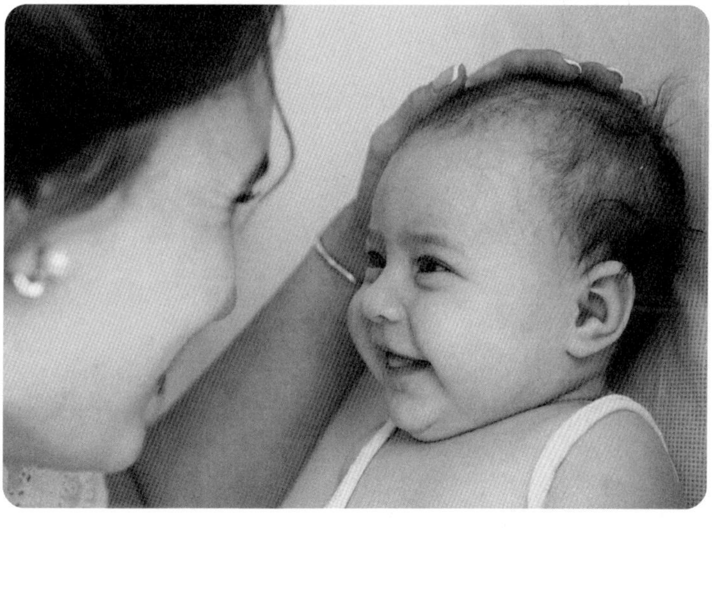

③ 건강증진 효과

스트레스를 받으면 코르티솔(Cortisol) 호르몬이 분비되어 혈압과 맥박이 상승되는데, 기분 좋게 웃고 나면 코르티솔 수치가 내려가면서 면역력 상승 효과가 있다. 면역력이 상승되면, 질병에 잘 걸리지 않고, 걸리더라도 회복을 빨리할 수 있다.

긍정적이고 행복한 생각은 기분을 좋게 하며, 자연스럽게 미소 짓게 한다. 평소 기분 좋은 기대와 긍정적인 생각을 많이 하면 표정이 밝아질 수 밖에 없다.

④ 호감 효과

웃는 얼굴은 인상을 좋게 하고, 친근감을 높여 호감형 외모로 보일 수 있다. 많이 웃고, 잘 웃으면 얼굴 전체 근육이 자극을 받아 활력이 생기므로 젊어 보이는 효과를 얻을 수 있다.

처음 만나거나 어색한 상황에서 미소는 긴장감을 해소하고 분위기를 부드럽게 만드는 효과가 있다.

⑤ 신바람 효과

웃으면서 일하면 더욱 의욕적으로 할 수 있다. 직장에서 내부 구성원들의 밝은 미소는 신바람 나는 조직 분위기 조성과 나아가 고객 만족을 이끌어 수익 창출이라는 시너지 효과를 만들 수도 있다.

감정 전염의 미러링 효과

인간의 감정 · 행동은 전염되는 특징이 있다. 내가 행복한 표정을 지으면 상대방도 행복해지는 미러링(mirroring)이 일어난다.

한 실험에서 타인이 겪는 스트레스를 보는 것만으로도 자신 역시 스트레스를 받는다. 친소관계(낯선 사람인지 혹은 친밀한 파트너인지), 경험방식(직접 알고 지내는 주변 사람인지, 아니면 TV를 통해서나 간접적으로 얼굴을 접하는 사람인지), 남녀에 상관없이 타인이 겪은 스트레스를 보고 100명 중 26명이 스트레스 호르몬이 증가한 것으로 나타났다.

스트레스를 겪는 타인이 낯선 사람이면 피험자(타인의 스트레스 현장을 접한 사람)의 스트레스 호르몬(코티솔)이 약 10% 정도 증가하지만 해당 인물이 파트너인 경우엔 스트레스 호르몬 분비가 약 40% 정도 증가했다.

비디오로 타인이 스트레스를 겪는 것을 봤을 땐 24% 정도, 현장에서 타인이 직접 스트레스를 받는 모습을 지켜보면 약 30% 정도 피험자의 스트레스 호르몬 분비가 증가했다.

즉 행복해지려면 행복을 위해 투자하기보다 행복을 해치는 것으로부터의 전염을 피하는 것도 현명한 방법이다.

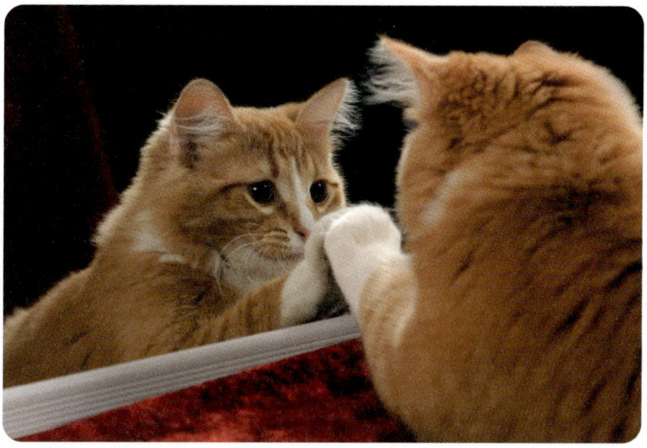

3 복장

복장은 외적 이미지에서 큰 부분을 차지한다. 상담이나 발표를 할 때 복장이 주는 인상은 강렬할 뿐 아니라, 대화를 시작하기 전 이미 50% 이상의 성패를 가를 수 있는 결정적인 요소로 작용할 수 있으므로 적절한 복장 선택은 바디 랭귀지의 첫걸음이라 할 수 있다. TPO에 맞지 않는 복장은 자신감을 감소시키고, 신뢰감을 떨어뜨리는 요소가 될 수 있다.
즉, 복장은 자신감의 준비과정이며 분위기에 맞는 복장은 성공의 지름길이다.

병원은 이미지와 기능성을 고려해서 가운이라 부르는 유니폼을 착용하는 경우가 대부분이다. 진료시에는 위생과 청결을 나타내는 흰색가운을 착용하고, 수술실에서는 눈의 피로를 줄이기 위하여 혈흔과 보색인 녹색이나 하늘색 가운을 주로 착용한다.

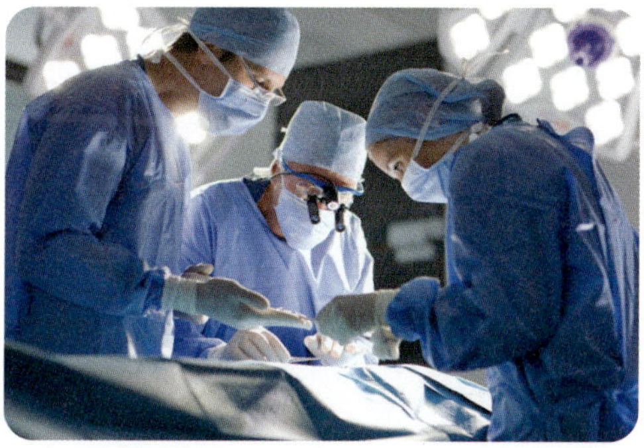

수술실 가운

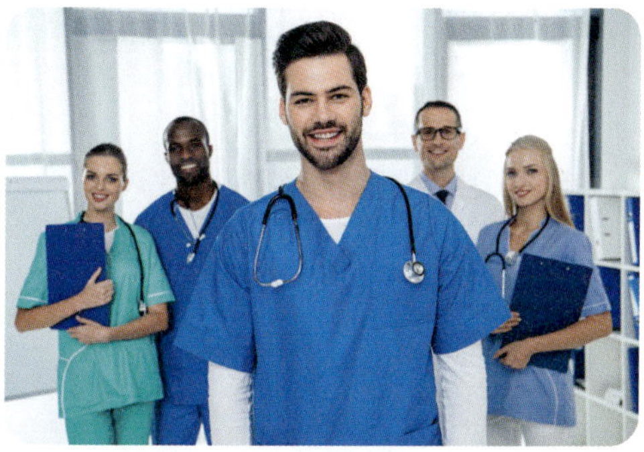

실용성을 갖춘 의료서비스 유니폼

1) 남성의 경우

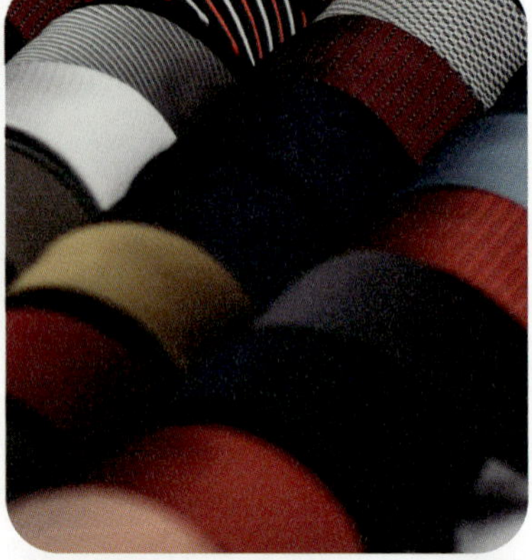

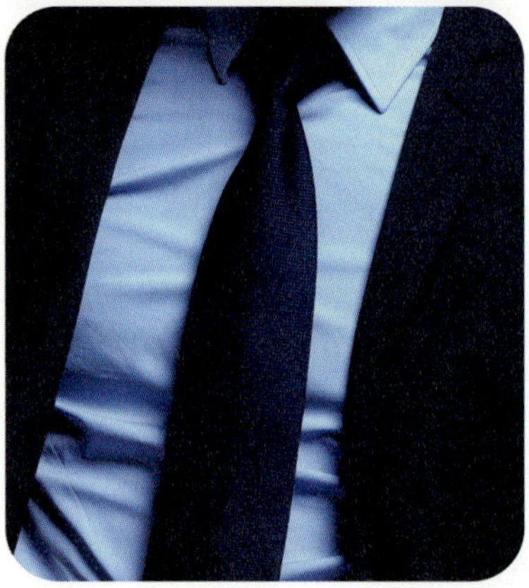

남성 복장은 여성에 비해 디자인이나 색상이 다양하지 않고, 직업이나 사회적 인식도 제한적이다. 정장은 짙은 감색이나 갈색, 검정 줄무늬가 약간 들어 있는 것이 일반적이다.

셔츠는 양복보다 밝은 색상을 선택하는 것이 기본이며, 흰색, 연한 갈색, 하늘색이 무난하다. 때에 따라 짙은 보라색이나 검은색 셔츠도 세련된 인상을 줄 수 있다.

마른 남성은 활동적이면서도 스마트해 보일 수 있도록 감청색이나 회색 양복이 좋고, 세로줄무늬는 피하는 것다. 넥타이는 진한 감색이나 사선 줄무늬가 시선을 좌우로 분산 시키는 효과가 있다. 키가 작은 사람은 야무진 이미지를 살릴 수 있도록 감청색이나 검정 세로줄무늬 양복이 무난하다. 체격이 큰 남성은 진한색 양복을 선택하고, 줄무늬 양복의 경우 간격이 넓으면 체격이 더 커보여서 위압감을 줄 수 있으므로 간격이 좁은 것을 선택하는 것이 좋다.

남성 정장에서는 V존에서 시선이 집중되는 넥타이를 셔츠와 매칭해서 개성을 표현하는 것이 일반적이다. 넥타이 색상이나 무늬는 피부톤과 상황에 따라 어울리게 선택해야 하며, 매는 방법은 얼굴형, 체형을 고려해야 한다.

일반적으로 얼굴 피부가 검은 편이면, 밝은 베이지 또는 연한 회색 같은 중간색 셔츠와 짙은 색 넥타이가 잘 어울리며, 키가 작고 통통한 체형이라면, 세로 또는 사선 줄무늬 넥타이로 시선을 분산시키는 것이 좋다.

- 레드 타이

  밝은 레드 색상의 타이는 강한 인상과 개성을 나타내고 자신감을 표현할 수 있다.

- 블루 타이

  블루계열(라이트 블루, 네이비 블루)은 신중하고, 신뢰감을 표현할 수 있고, 특별히 부담스럽지 않아 면접이나 중요한 비즈니스 미팅에 가장 많이 이용된다. 특히 블루계열의 타이는 웬만한 수트나 셔츠 색상과 매치해도 무난하다.

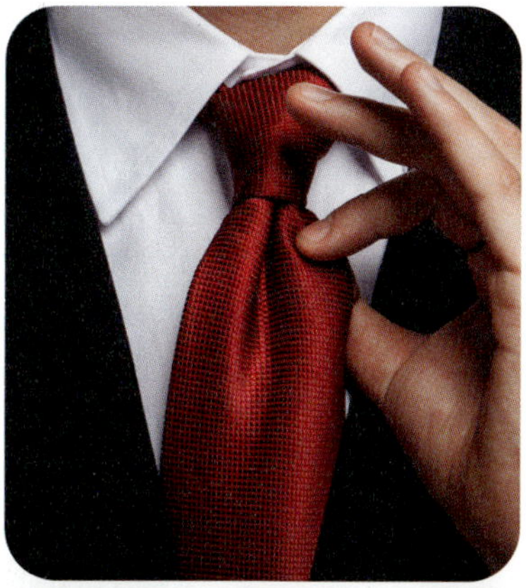

- 핑크, 오렌지 타이

  핑크, 오렌지톤의 타이는 따뜻하고 친근한 인상을 준다. 파스텔 핑크톤 타이는 봄, 여름에 컬러 셔츠와 매치하면 부드러운 인상을 줄 수 있다.

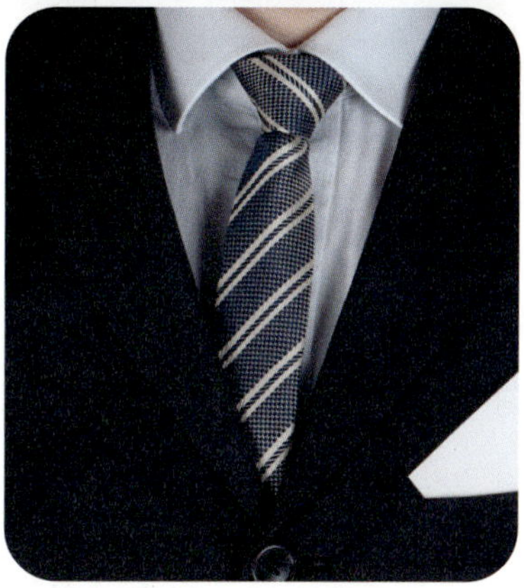

- 블랙, 화이트, 실버 타이

  블랙, 실버, 화이트 컬러 타이는 매우 포멀한 인상을 줄 수도 있고, 특별한 의식에 사용하기도 한다. 이 색상들이 단색으로 디자인된다면 격식과 무게가 느껴지는 인상을 줄 수 있지만, 적절한 패턴으로 디자인되어 있다면 격조 있는 스타일을 표현할 수 있을 것이다. 실버는 단색으로는 많이 사용하지는 않지만, 다른 색상 타이에 포인트 컬러로 많이 이용된다.

- 와인 컬러 타이

  진한 와인 색상 타이는 특별한 행사나 이벤트에 사용하기에 유용하다. 캐주얼 수트에도 잘 어울리고 다소 밋밋한 정장에는 포인트가 될 수 있다. 검정색 양복과도 잘 어울려서 비교적 가을, 겨울에 활용도가 높다.

- 멀티컬러 타이

  다양한 색상의 타이는 지나치지만 않다면, 젊고 생기 있는 이미지 연출과 개성표현에 효과가 있다. 타이에서 주를 이루는 색상과 피부색과의 조화를 염두에 두어야 하고, 다소 화려한 타이의 경우 전체 이미지에서 포인트로 활용하기에 적당하다. 이때 셔츠는 되도록 밝은 색상으로 선택하는 것이 좋다.

표 10-2. **용모복장 체크리스트(남성용)**

구분	항목	체크
머리	깨끗하게 이발 되었는가?	
	앞머리는 눈을 가리지 않았는가?	
	비듬은 없는가?	
얼굴	수염, 코털이 지저분하지 않는가?	
얼굴	치아는 깨끗하고, 입 냄새는 안 나는가?	
	눈은 충혈 되지 않았는가?	
셔츠	소매, 카라 부분은 더럽지 않은가?	
	단추는 느슨하지 않은가?	
	색상 무늬는 적당한가?	
	다림질은 잘 되어 있는가?	
넥타이	비뚤어져 있거나 풀어져 있지 않는가?	
	색상 무늬는 적당한가?	
	길이와 타이핀 위치는 적당한가?	
상의	너무 화려하지 않은가?	
	단추는 단정하게 잠겨 있는가?	
	주머니가 불룩하게 나와 있지 않은가?	
하의	다림질은 잘 되어 있는가?	
	벨트가 낡거나 너무 조여져 있지 않은가?	
손	손톱이 길거나 지저분하지 않은가?	
	너무 화려하거나 지나친 악세서리를 착용하진 않았는가?	
신발	잘 닦여져 있는가?	
	굽이 닳지 않았는가?	
양말	양말 색상이나 길이가 적당한가?	

2) 여성의 경우

여성은 차분한 회색이나 갈색, 화사한 베이지색, 검정 등 무릎길이의 스커트 정장이 일반적이다. 하지만 업무 활동성을 위해서 바지정장이나 원피스 형태의 유니폼을 입는 경우도 많다.

여성은 남성에 비해 의상 디자인이나 색상이 다양해서 선택의 폭이 매우 넓다. 하지만 너무 다양한 색상의 의상을 선택하면 산만한 인상을 줄 수 있으므로 한 번에 세 가지 정도로 색상을 제한할 필요가 있다.

체격이 큰 여성은 단색이나 원피스보다는 투피스 정장이 시선을 아래 · 위로 분산시킬 수 있으며, 작은 무늬나 지나치게 앙증맞은 액세서리는 체격을 강조할 수 있으니 지양하는 것이 좋다. 키가 작은 여성은 야무지고, 자신감 있어 보일 수 있도록 밝은 갈색이나 회색 정장, 재킷이 있는 원피스가 좋다.

신발은 하이힐을 신되, 불안해 보일 만큼 높은 것은 피하고 포인트로 시계나 팔찌를 이용하는 것이 이미지에 효과가 있다.

표 10-3. **용모복장 체크리스트(여성용)**

구분	항목	체크
머리	색상이나 컬이 적당한가?	☐
	청결하게 손질은 잘 되어 있는가?	☐
	일하기 불편하지 않은 스타일인가?	☐
	머리 장식이 너무 과하지 않는가?	☐
	앞머리가 눈을 가리지 않는가?	☐
얼굴	청결하고 건강한 느낌을 주는가?	☐
	화장이 너무 과하지 않은가?	☐
	화장이 흐트러지지는 않았는가?	☐
	눈 화장이 너무 짙지 않은가?	☐
	립스틱이 너무 짙지 않은가?	☐
유니폼	다림질은 잘 되어 있는가?	☐
	얼룩은 없는가?	☐
	스커트 끝단 처리는 깔끔한가?	☐
	올바르게 착용하였는가?	☐
손	손톱은 너무 길지 않은가?	☐
	매니큐어 색상이 너무 튀거나 벗겨져 있지는 않은가?	☐
스타킹	올이 터진 곳은 없는가?	☐
	예비스타킹은 가지고 있는가?	☐
양말	양말 색상이나 무늬가 눈에 거슬리지 않는가?	☐
신발	제대로 착용하였는가?	☐
	잘 닦여져 있는가?	☐
	너무 낡거나 뒤틀려 있지는 않은가?	☐
액세서리	지나치게 화려하지 않은가?	☐
	일에 방해가 되는 액세서리는 아닌가?	☐
	지나치게 강한 향수를 사용하지는 않았는가?	☐

4 이미지 메이킹(Image Making)

이미지는 타고나는 것이 아니라, 자신이 원하는 이미지, 보여주고 싶은 이미지로 만드는 것으로 외양을 갖춘다고 이미지가 완성되는 것은 아니다.

사람의 이미지는 그것을 표현해내는 주체의 정신, 심리가 없으면 존재할 수 없다. 불어로 이미지(image)는 마술(magic)과 철자 구성이 비슷하며, 보이지 않는 것을 나타나게 하는 것이란 뜻이 있다. 미술과 같이 하나의 이미지를 다양하게 만드는 것을 이미지 메이킹(image making)이라고 한다.

이미지 메이킹(image making)은 잘 생긴 사람, 멋있는 사람, 잘 하는 사람으로 연출하는 특별한 인상 형성 기법이 아니다. 누구나 가지고 있는 자신의 모습을 상대에게 멋있게, 개성있게 연출하여 좋은 인상을 만드는 방법이다.

상대에게 나의 모습을 어떻게 보여줄까?를 고민한 후, 자신의 이미지를 개선하여 좋은 인상을 창출해내는 기법으로 '무엇을 보여줄까?'가 아니라, '어떻게 보여줄까?'를 생각하는 작업인 것이다. 그렇다고 추한 것을 덮어서 겉만 보기 좋게 포장하는 것은 아니다.

내재된 숨은 아름다움과 잠재된 능력을 개발하고 훌륭한 매너로 행동함으로써 최적의 상태를 만드는 것을 말한다.

이미지 메이킹은 다른 사람의 시각에서 자신을 바라보고, 다른 사람의 생각을 열린 마음으로 받아들일 수 있어야 한다. 그리고 항상 나는 다른 사람에게 어떤 모습으로 비춰질까?를 점검하는 자세가 필요하다.

자신의 성향과 특징을 파악하고 업무와 추구하고자 하는 이미지를 잘 융합시키는 것이 중요하다.

1) 이미지 메이킹(image making) 효과

상황에 맞는 이미지를 연출은 사람의 능력을 배가시키고, 기회가 확대될 수 있다. 구체적인 효과는 다음과 같다.

첫째, 자기존중감이 높아진다.

정확한 자기 자신, 자아를 인식하고 자신의 이미지에 대해 스스로 긍정적인 생각을 갖게 되면, 자기존중감이 높아진다.

자아존중감은 매우 중요한 덕목이다. 스스로를 존중하고 긍정적으로 인지하면, 다른 사람에 대한 생각도 밝아질 수 있으면, 그것은 표정으로 드러나게 된다. 즉 선순환이 될 수 있다.

둘째, 자신감이 높아진다.

외적인 불만은 열등감이 될 수 있고, 열등감은 타인에 대한 편견과 오해를 야기할 수 있다. 그러면 대인관계를 원만하게 이어 나갈 수 없다.

자신의 개성에 맞고, 어울리는 이미지를 찾아 연출한다면, 열등감 극복과 자신감 제고를 통해 더 좋은 이미지를 형성할 수 있을 것이다.

셋째, 자신의 경쟁력을 높일 수 있다.

열등감을 극복되고, 자기존중감이 높아진다면 대인관계도 원만해진다. 원만한 대인관계는 직장에서의 자기 성취와 생산성 향상으로 이어질 수 있다.

또한 역량을 발휘할 기회가 생기거나 확대될 수 있고, 역량수준을 높여 자신의 경쟁력을 높일 수도 있다.

2) 이미지 메이킹(image making) 과정

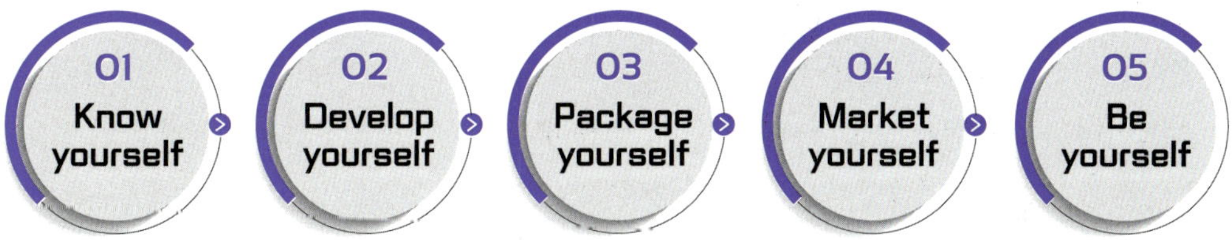
01
Know yourself
02
Develop yourself
03
Package yourself
04
Market yourself
05
Be yourself

그림 10-2 이미지메이킹 프로세스

(1) 1단계

Know Yourself – 자신에 대해 파악하고, 문제점을 찾는 단계

성공적인 이미지 메이킹을 위해서 가장 먼저 자신을 정확하게 파악하는 것이다. 자신의 장점과 단점을 편견 없이 정확하게 인지하여 장점은 부각시키고, 단점은 보완해 나가야 한다.

(2) 2단계

Develop yourself – 목표를 설정하여 자신을 계발하는 단계

자신의 개성이나 특성 분석을 통해 장점을 개발하여 자신의 가치를 극대화시켜야 한다.
이를 위해 강력한 첫인상 개발하여 긍정적인 관심을 유도하는 것도 방법이다.

(3) 3단계

Package yourself – 자신을 포장하는 단계

최고의 모습을 보여줄 수 있도록 복장, 메이크업 등 외형적인 모습에 신경을 기울여야 한다. 또 언어 표현, 품위 있는 행동으로 자신을 고급스럽게 포장할 수 있어야 한다.

나의 개성과 장점을 과하지 않지만 부족함도 없게 효과적으로 포장해야 하며, 풍부한 어휘력과 교양을 갖춰 어느 장소에서 누구와 대화해도 무리가 없도록 해야 한다.

(4) 4단계

Market yourself – 자신을 알리고 상품화하는 단계

자신을 잘 표현하고 다른 사람에게 자신의 가치를 광고하여 좋은 이미지를 알려야 한다.

첫 만남의 경우, 이미지 형성요소(메라비안 챠트)를 적절히 사용해야 한다. 비즈니스 상황에서는 첫인상이 모든 거래 상황에서 크게 영향을 미친다.

(5) 5단계(Be yourself)

Be yourself – 진실한 이미지를 전달하는 단계

좋은 이미지를 위해서는 상대를 진심으로 대해야 한다. 상대를 진심으로 존중하면 서로간의 신뢰감이 형성되어 좋은 이미지를 만들 수 있다.

상대를 진심으로 대하는 마음, 즉 자기 스스로에게는 진실해야 한다.

3) 병원코디네이터 이미지 메이킹(image making)

의료서비스는 무형이기 때문에 이미지 관리가 중요하다. 서비스를 경험하기 전에는 의료진의 명성, 전통, 평판에 의해서 사전 이미지가 만들어지지만 서비스 경험 후에는 내부 직원들의 태도, 병원환경 등이 이미지가 된다.

고객 입장에서는 인적 접점으로서는 처음 대면한 병원코디네이터 이미지가 병원이미지로 이어진다. 따라서 병원코디네이터는 자신의 가치를 높이고, 병원 이미지 제고를 위해 끊임없이 이미지를 관리해야 한다. 화려함보다는 신뢰감을, 언변력을 앞세운 호객행위보다는 진심으로 고객을 배려하는 마음을 전하도록 노력해야 한다.

고객에게 친근함을 주기 위해 너무 편하게만 응대한다면, 전문성이 떨어져 오히려 신뢰감을

주지 못할 수도 있기 때문에 전문성이 느껴질 수 있는 복장, 말투로 고객에게 신뢰감을 주는 것이 중요하다.

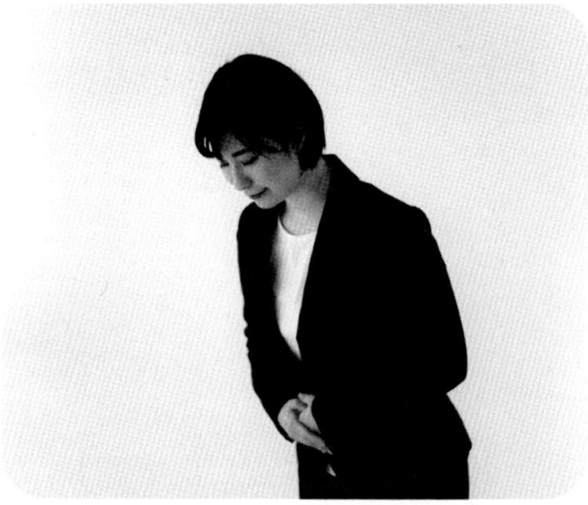

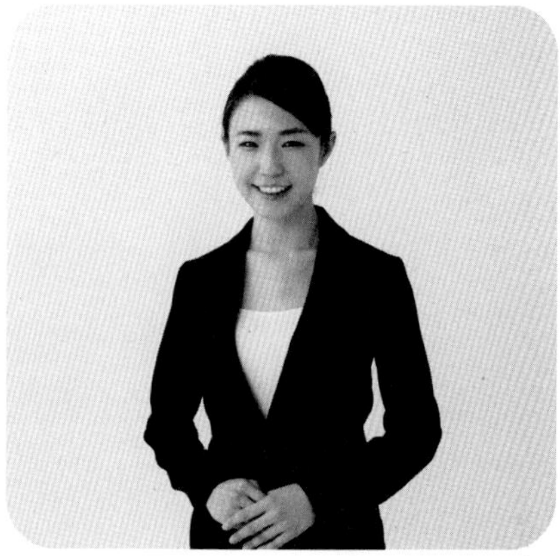

병원 면접에서는 온화함, 성실함 등의 장점을 짧은 시간 내에 각인시킬 수 있도록 이미지 메이킹 하는 것이 취업의 주요 전략이 될 수 있다. 얼굴 생김과 패션스타일만 보여지는 것이 아니라 따뜻함이 느껴지는 눈길, 자연스러운 표정, 안정된 시선, 건강하고 반듯한 자세, 말씨 등이 종합되어 시각적인 이미지를 완성한다. 또한 사람을 존중하는 마음, 긍정적인 자세, 정성을 다하는 마음 같은 내적 요소가 표출되면서 하나의 이미지가 완성된다.

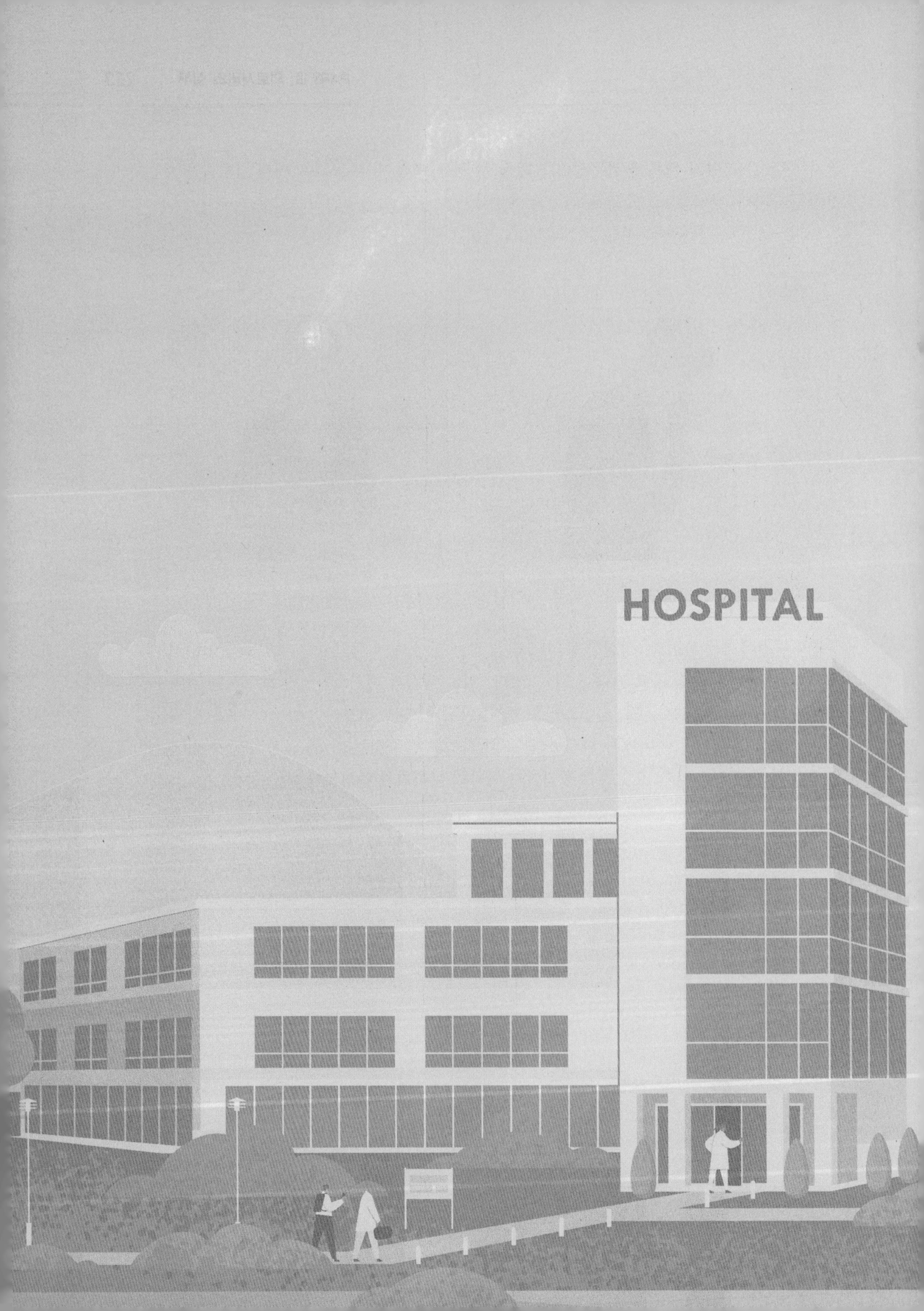
HOSPITAL

PART Ⅲ
병원코디네이터

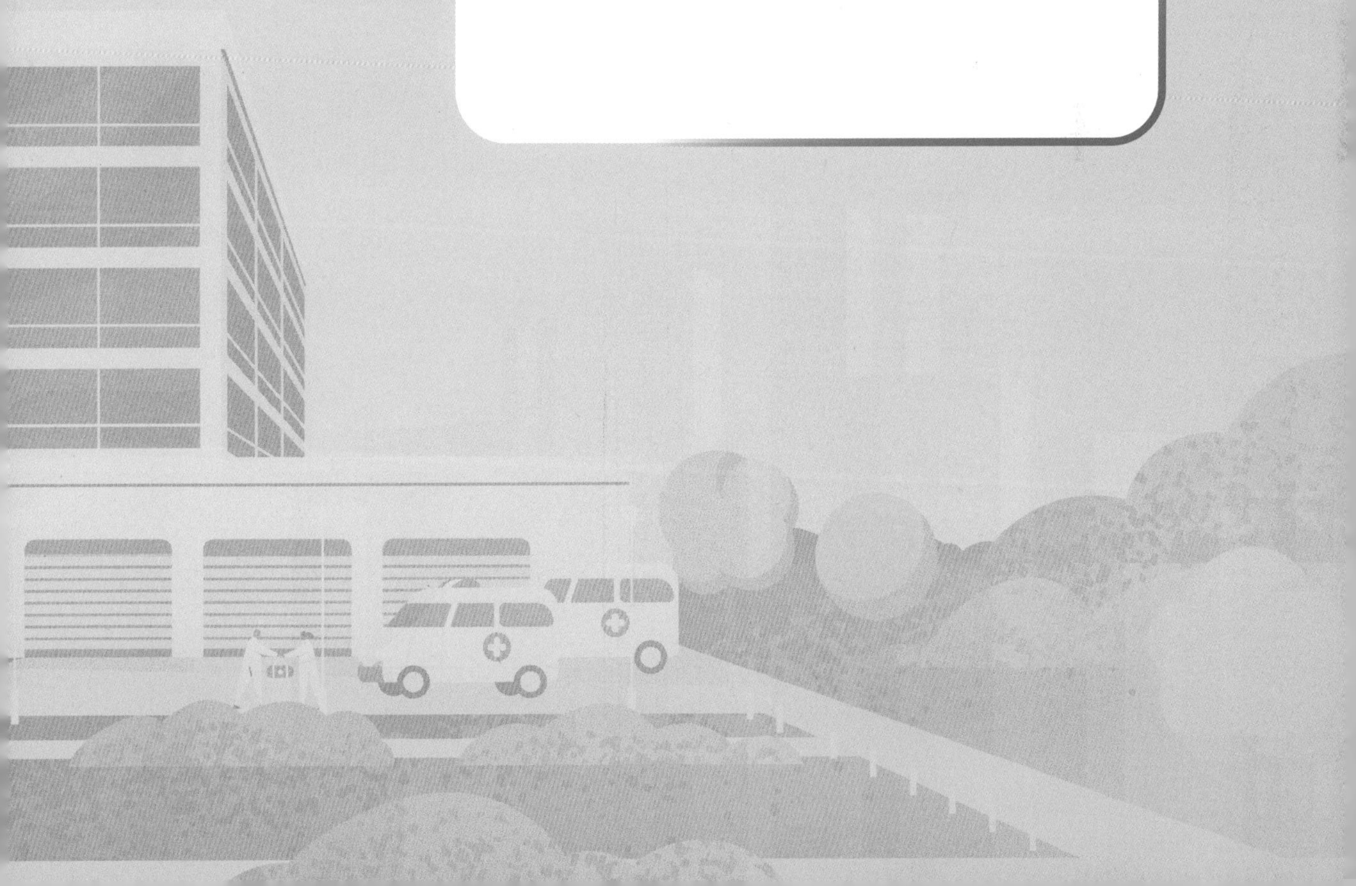

11장 병원코디네이터 매너(Manner)와 자세

1 매너(Manner)와 에티켓(Etiquette)

예절(禮節)

- 예의에 관한 모든 절차나 질서
- 예의가 있다 or 예의가 없다
- 예법을 지킨다 or 예법을 안 지킨다

매너(Manner)

- 사람의 태도나 일하는 방식
- 특정 사회·문화의 예의
- 매너가 좋다 or 매너가 나쁘다

에티켓(프랑스어,Etiquette)

- 사교상의 마음가짐이나 몸가짐
- 에티켓이 있다 or 에티켓이 없다

예절에서 '예(禮)'란 인간이 지켜야 할 규범이며, '절(節)'이란 규범을 따라 실행하고자 하는 행위를 말한다. 예절이란 인간이 지키고 행하여야 할 규범, 즉 예의범절을 말하는 것이다.

• 동양예절

동양예절의 기본은 실천 도덕인 유교에 바탕을 두고 있으며, 한국의 예절 또한 유교의 인(人), 의(義), 예(禮), 지(知), 신(新)에 기본을 두고 있다. 또한 동양예절의 근본은 자기를 낮추고 남을 높이는데 있으며 아울러 검소함과 진실함을 나타내는 데 있다.

• 서양예절

서양에서의 예절은 인간생활에 있어 인간과 인간이 연결수단인 언어와 동작의 형식을 가리키는 말로 에티켓 또는 매너로 표현하고 있다.

매너(Manners)는 라틴어 manuarius를 어원으로 한다. hand라는 뜻의 manus는 행동이나 습관, arius는 방법 또는 방식이라는 뜻이다. 따라서 매너란 사람들의 행동방식을 의미한다. 서로에게 불쾌감을 주지 않고, 물건을 소중하게 다루는 마음에서 시작된 습관으로 관계를 좋아지게 하는 행동방식이다.

어떤 일을 할 때 다른 사람을 배려하는 마음가짐, 인품, 교양을 바탕으로 이루어지는 우아한 몸가짐, 바르고 고운 말씨, 부드럽고 민첩하며 세련된 행동으로 표현된다.

상황별 매너

- 결혼식 하객은 너무 튀는 옷이나 주인공과 같은 색의 옷은 입지 않는다.
- 회식 자리에서는 주위 사람과 보조를 맞추어 음식을 먹는다.
- 엘리베이터를 이용할 때 여성을 배려한다.
- 차를 마실 때는 요란스럽게 소리를 내지 않는다.
- 식사 후 숟가락과 젓가락은 나란히 놓는다.
- 회의가 끝나면 의자를 제자리에 넣어두고 나간다.
- 신발을 벗어서 가지런히 정리하여 놓는다

프랑스어인 '에티켓(Etiquette)'은 예의범절이라는 뜻 이외에 명찰이나 꼬리표라는 의미도 있다. 표가 영어로 ticket인 것은 어원이 동일한 것으로 추정된다.

매너와 비교하면, 에티켓을 바탕으로 나타나는 행동이 매너라고 말할 수 있으며, 에티켓은 좀 더 강한 기준으로 사용된다. 공공의 약속, 공공장소에서의 유의사항이라는 의미로 많이 활용된다.

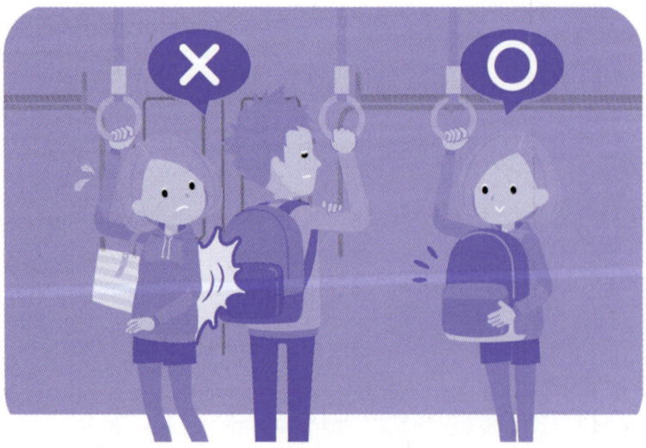

백팩의 습격

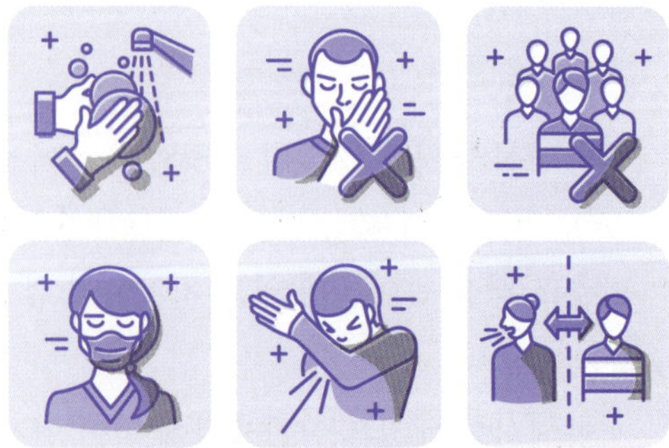

코로나 에티켓

에티켓은 행동에 국한되는 것이 아니라 대화에서도 지켜야 하는 에티켓이 있다.
예를 들어 날씨나 가족 안부, 취미(깊지 않게), 경제, 스포츠 등 일상생활과 관련된 비교적 가벼운 내용은 대화주제로 무난하다. 하지만 종교나 정치, 경쟁사 현황, 사업 기밀 등은 조심스럽게 다뤄야 하는 주제이다. 또 상사와 함께 하는 자리에서는 말참견이나 지나친 의견 개진, 고객에게 지나친 외래어나 전문용어는 가급적 삼가 하는 것이 좋다.

세계 공통 에티켓

- 길을 걸을 때는 사람과 부딪치지 않게 조심하라.
- 만약 닿거나 부딪치면 반드시 사과해라.
- 음식은 흘리지 말고 먹어라.
- 공공장소에서 줄을 설 때는 너무 바짝 다가서지 마라.
- 남의 집을 방문하거나 미팅이 있을 때면 복장을 갖춰라.
- 식품점에 가서 계산 전에 뜯어먹지 마라.
- 여럿이 걸을 때는 한쪽으로 걸어라.
- 대화할 때는 눈을 쳐다보고 손으로 입을 가리지 마라.
- 공공장소에서 화장 고치지 마라.

1) 아이 컨택(Eye Contact)

눈은 사람이 가진 가장 매력적인 구조로써 눈을 바라보면 상대의 생각을 읽을 수가 있다. 눈을 이리저리 피하는 것은 자신감이 없어 보이고 눈빛 교환을 피하는 것은 내가 가진 매력을 포기하는 것과 같다. 눈빛으로 상대에게 주파수를 맞춰 의사를 표현하는 아이 컨택은 대화의 시작이며, 메시지 전달의 중요한 방법이다.

다른 사람과 눈을 마주칠 때 뇌에서는 타인의 평가에 반응하는 부위가 활성화되면서 심리적 흥분상태가 된다. 심지어 실물이 아닌 광고나 포스터에서도 눈을 마주하는 것이 더 매력적으로 보이고, 강한 인상을 남기기 때문에 광고 모델들은 스크린 속에서 강한 눈빛을 발산하고 선거 포스터는 정면을 향하는 사진을 사용한다.

고객과의 아이 컨텍은 눈높이를 맞춘 자세로 시선은 얼굴 전체를 보는 듯한 느낌으로 눈을 맞추면서 응대해야 한다. 눈과 미간, 콧등 사이를 자연스럽게 번갈아 보면서 시선을 이동하면 상대방은 자신을 바라본다고 느끼면서도 거부감을 갖지 않게 된다.

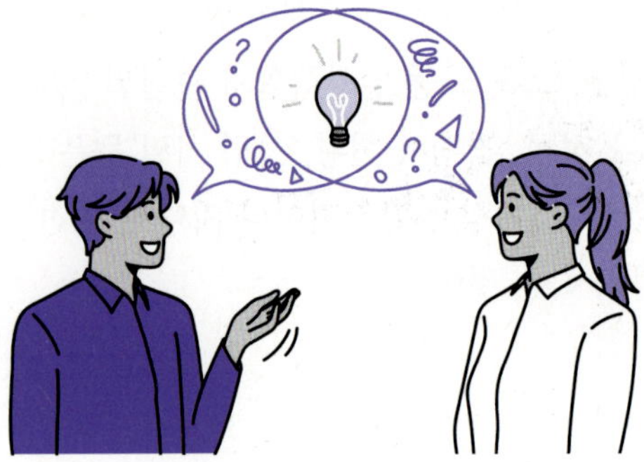
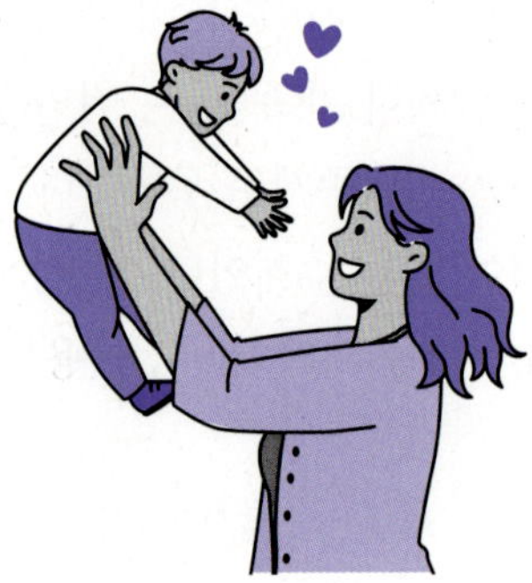

(1) 아이 컨택(Eye Contact)의 중요성

① 아이 컨택은 말하는 사람과 듣는 사람을 연결시켜준다.
눈은 제2의 입이 될 수 있다. 위로와 격려, 축하를 할 때 제대로 된 눈맞춤은 열 번의 말보다 효과가 있을 때가 있다.

② 피드백(Feedback) 도구가 될 수 있다.
대화를 하는 동안 청중이나 상대방의 반응을 확인할 수 있다. 상대가 지루해하면, 화제를 바꾸거나 조금 쉬었다 말해야 하며, 이해를 못하는 것 같으면 좀 더 구체적인 설명이 필요하다.

③ 자신감을 표현할 수 있다.
청중과 눈을 맞추면서 발표를 하는 경우, 그렇지 못한 경우와 청중의 반응은 판이하게 달라질 수 있다. 눈을 맞추면서 발표를 하면 자신감이 있어 보이고, 발표의 설득력도 훨씬 높아진다. 특히 중요한 부분이나 강조하는 부분에서 확신에 찬 눈빛은 반드시 필요하다.

④ 커뮤니케이션 효과를 높일 수 있다.
화자(話者)가 집중 받고 싶다면, 상대방의 입장에서 말을 하고, 아이 컨택을 해야 한다. 아이 컨택 교감을 통해 관심과 친근감을 이끌 수 있다. 전달하고자 하는 메시지나 내용에 맞는 눈빛으로 메시지 전달의 효과를 높일 수 있다.

(2) 아이 컨택(Eye Contact) 방법

① 상대를 보는 것이 아니라 상대를 관찰한다는 느낌을 가진다.
아이 컨택은 그냥 바라만 보는 것이 아니라 상대방을 파악하는 것이다. 필요이상으로 눈

을 마주치거나 모든 행동에 집중하면, 상대방이 시선을 불편하게 느낄 수 있기 때문에 편안하게 바라본다.

② 적절한 미소를 동반해서 본다.

서로 눈만 마주보면 부담스러울 수 있다. 눈을 마주치면서 가벼운 미소를 동반하면 상대로 하여금 부담스럽게 느끼는 부분을 환기시킬 수가 있다. 아이컨택은 얼굴에 나타나는 미세한 감정적 표현들을 서로 보게 되기 때문에 상황에 맞는 리액션과 미소를 동반하는 것이 좋다.

③ 시야를 확장시킨다.

상대방의 눈만을 보는 것이 아니라 얼굴 전체를 바라본다는 느낌으로 시야를 확장시켜야 한다. 자연스럽고 편안하게 상대를 바라볼 수 있다면 표정이나 눈빛 변화를 느낄 수 있어 상대방의 마음이나 대화의 의도를 파악하는데 도움이 된다.

④ 상대방의 왼쪽 눈을 바라본다.

상대의 양쪽 눈을 번갈아 보려고 하면 빠르게 좌우 안구운동을 해야 한다. 오른쪽을 봤다가 왼쪽을 봤다가 하면 불안하게 보이기 때문에 신뢰를 줄 수가 없다. 왼쪽 눈은 우뇌와 연결되어 있기 때문에 왼쪽 눈(상대방 기준)을 바라보면 상대방은 더 호의적이고 편안함을 느끼게 된다.

2) 인사하기

인사는 극히 순간적인 것이므로 타이밍을 놓치지 않고 적절하게 하는 것이 중요하다. 인사는 예의의 기본이며, 인간관계의 출발로 선배나 상사에 대한 존경심의 표현이고, 동료에 대한 우애의 상징이며, 고객에게는 존중의 표현이다.

인사를 먼저 하는 것은 상대에게 이끌려 가는 것이 아니라, 대화의 주도권을 잡아서 적극적이고 주도적인 관계로 만들어 나갈 수 있게 한다. 인사하는 습관 하나만으로 이미지가 결정될 수 있고, 직무 능력을 평가받을 수도 있다.

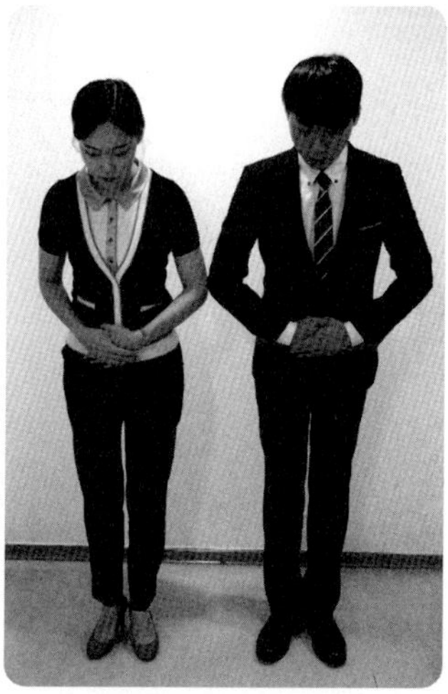

상대에 따라 인사법이나 인삿말은 달리해야 하며, 인사말은 서로 공감할 수 있는 날씨, 이슈, 안부 등이 적당하다.

(1) 인사의 구분

인사는 상대나 상황에 따라 그 방법을 달리할 수 있다.

본 교재에서는 목례, 보통례, 정중례, 3가지로 구분하였다. 아이컨택하며, 가볍게 나누는 인사는 목례에 포함하였다.

① 목례(눈 인사)

허리는 숙이지 않고 눈을 마주치면서 가볍게 인사하는 방법이다. 앉아서 업무 처리 중이나 걸어가다가 친한 사람과 마주쳤을 때, 짧은 시간에 여러 번 마주쳤을 때, 공중화장실이나 사우나 등 다소 민망한 장소에서 만났을 때 하는 인사이다.

상체를 숙일 수 있는 상황에서는 15도 정도 숙이면 되고, 목만 가볍게 숙여도 된다.

② 보통례(일반적인 인사)

상체를 30도 정도 숙여서 하는 인사로, 가장 기본적인 인사 방법이다.

비슷한 나이나 직급의 사람을 처음 만나거나 소개받았을 때, 직장 내 상사를 만났을 때, 고객을 맞이하거나 배웅하는 일반적인 상황에서 주로 사용한다.

③ 정중례(정중한 인사)

상체를 45도 정도 숙여서 하는 정중한 인사 방법이다.

연장자나 상급자를 만나거나 소개받았을 때, 진심으로 사과를 하거나 정중하게 감사를 표현하는 방법이다.

인사를 할 때 손은 주먹을 가볍게 쥐어 바지 옆선에 붙이거나 공수자세를 하면 된다.

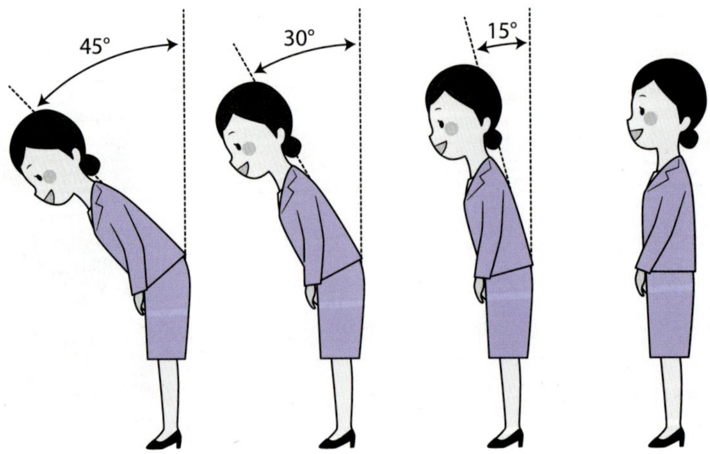

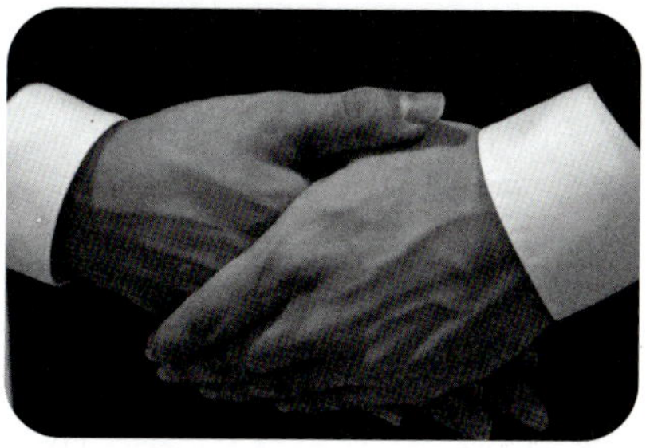

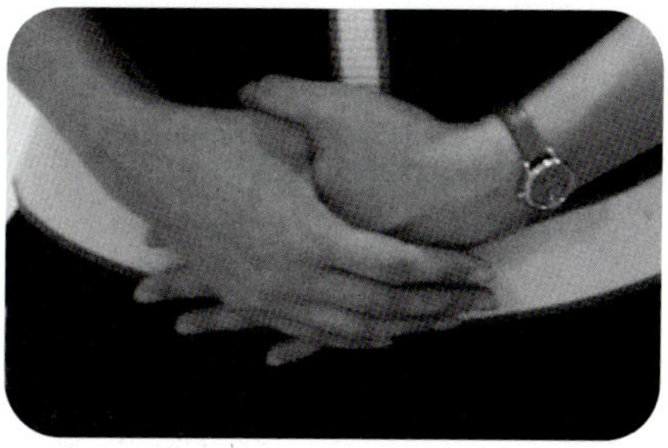

격식을 갖춘 의식이나 행사에서는 양 손을 모으는 공수(空手)자세를 하면 된다. 공수자세는 손가락을 붙이고, 두 손의 엄지손가락이 엇갈리게 깍지를 껴서 집게손가락 이하는 앞으로 가지런히 포갠 자세를 말한다.

평상시에는 남자는 왼손이, 여자는 오른손이 위로 가게 한다. 흉사 시에는 손의 위치가 반대가 된다.

인사를 할 때에는 적절한 표정과 상황에 맞는 인사말도 함께 하는 것이 메시지 전달에 효과적이다.

(2) 인사하는 방법

인사는 상체를 숙이기 전에 상대와 아이 컨택 하는 것이 매우 중요하다. 앉아 있는 상황이라면, 눈을 마주치고 허리를 곧게 펴서 가볍게 인사하며, 걸어가는 상황이라면 잠깐 멈추고 눈을 마주치며 정중한 자세로 인사한다.

인사 동작은 정중하고 자연스럽게, 표정은 밝게, 몸가짐은 단정하게 해야 한다. 꾸준한 연습을 통해 익숙해질 수 있다.

인사 동작은 다음과 같은 순서로 한다.

표 11-1. **인사 동작 순서**

단계	동작
1단계	양쪽 발을 가지런히 모으고 선다.
2단계	상대방과 눈을 맞춘다.(자연스럽게)
3단계	인사말을 한 뒤 상체를 45도 각도로 숙인다. * 머리, 등, 허리가 일직선이 되도록 펴고, 배를 끌어당기며 허리부터 숙인다. 엉덩이가 뒤로 빠지거나 턱을 앞으로 내밀지 않도록 주의한다.
4단계	숙인 상태로 1초 정도 멈춘다

5단계	천천히 상체를 들어올린다. * 굽힐 때 보다 천천히 들어올린다.
6단계	반듯하게 선 후, 다시 눈을 맞춘다.

(3) 인사말

인사를 할 때 상황에 맞는 메시지를 전달하면 인사의 효과를 높일 수도 있고, 좋은 이미지 형성에도 도움이 된다. 안녕하십니까?, 감사합니다. 수고하십시오. 외에도 날씨가 참 좋네요. 오늘따라 유난히 활기가 있어 보입니다. 다음에 연락주세요 등 만남의 처음과 마지막 상황에 오갈 수 있는 모든 말은 인사말에 해당된다.

병원에서 주고받을 수 있는 아침 인사말은 불편한 점은 없으세요?, 오늘 컨디션은 어떠신가요? 등이다. 상대에 따라서 아이에게는 어느 ㅇㅇ학교 다녀요?, 기다리기 지루하죠? 등 눈높이를 맞춰 친근한 인사말을, 어르신께는 어젯밤은 편안하게 주무셨습니까?, 건강하세요. 등 진심을 담아 정중하게 인사한다. 그리고 보호자에게는 오늘 퇴원하시죠?, 점심 드셨어요? 등 간단한 질문을 곁들여 인사를 하게 되면 자연스럽게 대화가 시작될 수 있다.

표 11-2. 상황에 맞는 인사 방법

상황		인사말	인사
출근 상황		안녕하십니까?, 좋은 아침입니다. * 상사에게는 보통례를 한다.	목례 보통례
지각한 출근한 상황		늦어서 죄송합니다. * 상사에게 가서 사과하고, 사유를 분명하게 말한다.	정중례
퇴근 상황	같이 퇴근하는 상황	오늘도 수고하셨습니다. 내일 뵙겠습니다.	목례 보통례
	먼저 퇴근할 상황	아직 일이 많이 남았습니까? 제가 도와드릴 일은 없습니까?	
	나중에 퇴근할 상황	먼저들 가십시오. 제가 정리하고 가겠습니다.	
처음 만난 상황	약속된 상황	처음 뵙겠습니다. 반갑습니다.	보통례
	모르는 사람이 인사하는 상황	네 반갑습니다. * 우선 인사를 한 후에 주위 사람에게 확인한다.	목례 보통례
화장실에서 만난 상황		가볍게 목례한다. * 인사하지 않고 자연스럽게 행동해도 되지만, 눈이 마주친 경우는 조용히 인사한다.	목례

상황	인사말	인사
서로 멀리 있는 상황	안녕하세요? * 목례한 후, 서로 거리가 1~2m 이내로 가까워졌을 때 걸음을 멈추고 자세를 갖춘 후 인사한다.	보통례
업무 미숙, 실수로 사과를 하는 상황	불편을 드려서 죄송합니다. 제 실수입니다. * 정중한 자세와 진심을 담은 태도를 취한다.	정중례
고객에게 감사한 상황	정말 감사합니다. 더 필요하신 건 없습니까? 언제든지 필요하시면 연락주십시오.	정중례

3) 악수하기

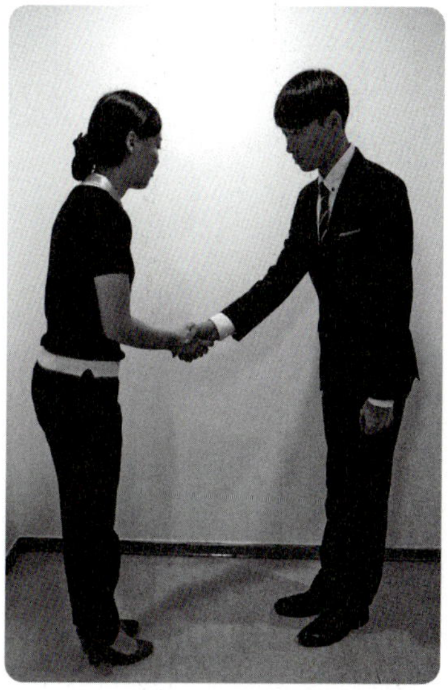

악수는 바디랭귀지의 기본이며, 타인과의 첫 번째 신체 접촉이다.

사회적으로 성공한 사람들의 공통적인 바디랭귀지는 활동적으로 악수를 청한다는 것이다. 악수는 상대를 반기는 동시에 자신을 표출하는 자신감 넘치는 의사표현이므로 되도록 먼저 다가가는 것이 중요하다. 안면이 없는 사람이 다가와 악수를 청하는 일은 가끔 부담스러울 수도 있으나 먼저 다가가 악수를 청하는 것은 긍정적인 의사 전달이다.

처음 만났을 때 물끄러미 시선을 맞추며 머뭇거리는 사람과 먼저 다가가서 악수를 청하는 사람을 비교한다면, 자신감과 호의의 전달은 후자가 훨씬 우세하다.

악수를 신청하는 데는 순서가 있다.

표 11-3. **악수 신청 순서**

먼저(~가)	여성	상급자	선배	연장자	기혼자	호스트 (초대한 사람)
나중(~에게)	남성	하급자	후배	연소자	미혼자	게스트 (초대받은 사람)

(1) 악수하는 방법

악수는 미소 띤 얼굴로 한발을 앞으로 내밀고 상대의 눈을 보면서 오른손을 내밀어서 하는 것이다. 손은 너무 꽉 쥐어서도 안 되지만 힘을 주지 않으면 호의가 느껴지지 않을 수도 있다. 악수는 안정감과 신뢰감이 전달될 수 있도록 어느 정도 손에 힘을 주어야 한다.

손을 잡을 때에는 엄지를 위로 세우고, 엄지와 인지 사이의 깊숙한 부분이 서로 닿도록 잡는다.

윗사람이나 존경하는 분께는 약간 고개를 숙이며, 예를 표하는 것은 한국적 악수법이다. 허리를 굽히는 인사를 하려면 악수를 먼저 하고 손을 놓은 후, 인사를 하거나 인사를 먼저 하고 악수를 할 수도 있다. 즉 상황에 따라서 자연스럽게 악수하면 된다.

손에 땀이 많거나 손이 오염되어 있을 때, 상대에게 양해를 구하고 수건으로 가볍게 닦은 후 악수하고 가방을 들고 있을 때에는 왼손으로 옮기거나 내려놓고 악수한다.

(2) 악수 동작 순서

악수 동작은 다음과 같은 순서로 한다. 꾸준하게 연습하면, 정중하고 자연스럽게 악수를 할 수 있다.

표 11-4. 악수 동작 순서

단계	동작
1단계	상대방과 눈을 맞춘다.
2단계	자신의 소속과 이름을 말한다. * 만나서 반갑습니다. ○○병원 ○○○과장입니다. ○○병원 ○○과 ○○○과장입니다.
3단계	한 발을 앞으로 살짝 내밀면서 오른손을 내민다
4단계	손을 잡는다.
5단계	적당한 힘을 주며 가볍게 서너 번 흔든다. * 손은 가볍게 흔들되 어깨보다 높이 올리지 않는다. 윗사람과 악수를 할 때에는 윗사람이 흔드는 데로 맡겨둔다. 여성과의 악수 시에는 손을 되도록 흔들지 않는다.
6단계	반듯하게 선 후, 다시 눈을 맞춘다.

4) 명함 교환하기

사회생활에서 명함은 처음 만남에서 교환하는 것이 일상이지만, 사회 초년생은 처음에는 명함을 전달하는 것이 어색할 수 있다.

명함은 자신의 소속과 이름을 소개하는 수단이기도 하지만, 명함을 주면 자연스럽게 상대도 자신을 소개할 기회를 가진다. 업무상 처음 만나거나 소개받는 자리에서인사와 명함교환은 상견례의 시작이라 할 수 있다.

명함은 즉시 교환할 수 있고, 훼손되지 않도록 별도의 보관지갑에 넣어 가방이나 옷 주머니에 준비하고, 받은 명함은 만남이 끝난 후 잘 정리해서 업무에 활용해야 한다.

명함을 교환하는 데는 순서가 있다.

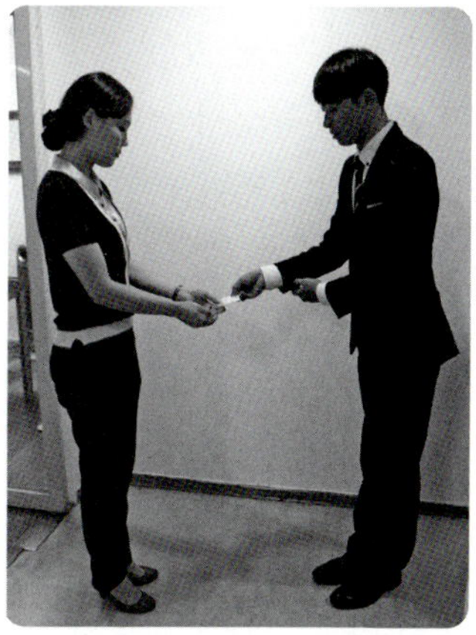

표 11-5. **명함 교환 순서**

먼저(~가)	남성	하급자	후배	연소자	미혼자	만남을 제안한 사람
나중(~에게)	여성	상급자	선배	연장자	기혼자	만남을 수락한 사람

(1) 명함 교환 방법

명함은 서서 두 손으로 주고, 받는 것이 원칙이다. 교환 순서에 다소 어긋나더라도 상대방이 먼저 명함을 꺼냈으면, 일단 받고, 자신의 명함은 받는 사람이 바로 볼 수 있는 방향으로 전달한다.

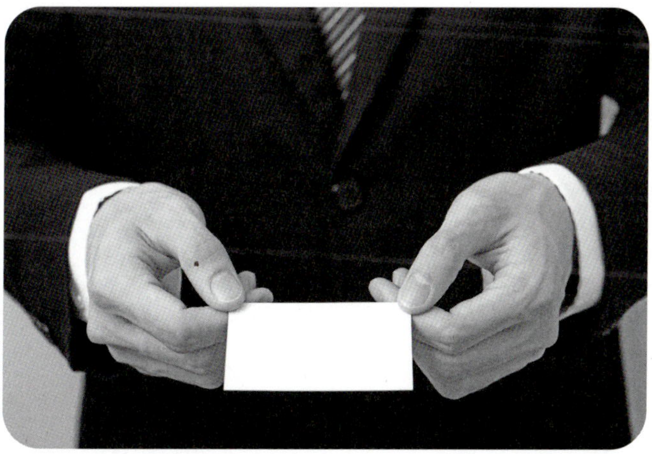

인사와 악수, 명함 교환하는 것은 순서가 정해져 있지는 않다. 처음 만나는 상황이라면, 먼저 가볍게 통성명을 한 후, 명함을 교환하고, 악수를 하거나, 인사와 악수를 동시에 하고 명함 교환을 그 이후에 하기도 한다. 즉 상황에 따라서 자연스럽게 악수하면 된다.

깨끗한 명함이 없거나, 명함에 기재된 사항이 변경되었을 경우, 상대에게 양해를 구하고 수정해야 한다. 또한 명함에 어려운 글씨나 내용이 있다면, 부연설명을 하면서 전달한다.
그리고 명함을 받으면 기재 내용을 한번 읽어보고 관심을 보인 후 명함지갑이나 가방에 보관해야 한다. 명함에 모르는 외래어나 확인 사항이 있으면 그 자리에서 정중하게 물어보고 확인하는 것이 좋다.
여러 명과 명함을 교환한 후 업무를 진행 하는 경우에는 테이블에 앉은 순으로 명함을 나열해서 상대의 이름과 직위를 확인하면서 대화를 하면 도움이 된다.

받은 명함을 소중하게 관리하는 것은 상대에 대한 존중이기에 방치하지 말고, 컴퓨터에 내용을 저장하여 업무에 활용하는 것이 좋다.

(2) 명함 교환 동작 순서

명함 교환은 다음과 같은 순서로 한다. 꾸준하게 연습하면, 정중하고 자연스럽게 악수를 할 수 있다.

표 11-6. 명함 교환하는 순서

단계	동작
1단계	상대방과 눈을 맞춘다.
2단계	인사한다. * 상황과 만남의 목적에 적합한 인사말을 한다.
3단계	소속과 직위, 이름을 밝히면서 두 손으로 전달한다 ○○○에 근무하는 ○○○입니다.
4단계	상대의 명함을 정중하게 받는다. * 받은 명함은 상대가 보는데서 기재사항을 확인하고, 필요하면 물어본다. 명함은 만남이 진행되는 동안 테이블에 놓아둔다.
5단계	용무가 끝나면, 명함지갑이나 수첩에 반듯하게 넣는다.
6단계	명함 내용을 컴퓨터를 이용해서 저장하고, 이 데이터를 활용한다.

5) 사람 소개하기

사람들은 만남에서 소개는 서로를 이어주는 가교 역할을 한다. 다른 사람을 통해 자신이 소개를 받게 되는 경우도 있고, 자신이 소개자가 되어 다른 사람들을 소개해야 하는 경우도 있다.

자신을 소개하거나 다른 사람을 소개하는 일은 거의 첫만남이나 친해지기 전에 이루어지기 때문에 이미지 형성에서 매우 중요한 부분이다.

(1) 소개하는 순서

3명 이상의 만남에서 자신이 나머지 사람을 각각 서로에게 소개해야 할 때에는 순서에 맞게 소개를 해야 한다. 순서는 다음과 같다.

표 11-7. 소개 순서

먼저(~를)	남성	하급자	후배	연소자	(직위가) 낮은 사람	가족 (가까운 사람)
나중(~에게)	여성	상급자	선배	연장자	(직위가) 높은 사람	지인 (덜 친한 사람)

경우에 따라 몇 개의 기준이 충돌하는 수가 있다.

가족(어머니)과 함께 쇼핑을 갔다가 회사 부장님(남자)을 만났을 경우, 어머니는 여성, 가족, 연장자이고, 부장님은 남성, 지인, 연소자다.

이런 경우는 가족인 어머니를 회사 부장님께 먼저 소개해야 한다. 즉 가족을 먼저 소개해야 한다.

직위는 연령에 우선하고, 가족보다는 손님이 우선한다.

(2) 소개하는 방법

소개는 하는 사람, 받는 사람 모두 일어나는 것이 원칙이다. 자신이 소개 되면, 목례를 하거나 서로 악수를 하기도 한다.

직업이 서로 다른 사람을 소개할 경우는 출신학교, 지인, 친척에 대한 사항을 업무에 도움이 될 만한 정보를 덧붙이는 것도 효과적이다. 이 경우 이름이나 인적사항을 정확하게 전달하고, 예민하거나 지극히 개인적인 사항은 피하는 것이 좋다.

그리고 상대의 소개는 주의해서 듣고 기억하거나 메모해서 실례가 되지 않도록 한다.

6) 좌석 배치하기

의료서비스는 접점 곳곳에서 발생하는 상황에 맞는 좌석을 알고, 배치를 할 줄 알아야 한다. 좌석 배치는 상대를 배려하는 마음에서 시작된다. 잘못된 자리배치는 불편을 넘어 존중받지 못했다는 느낌도 줄 수 있기 때문에 세심하게 배치해야 한다. 특히 여러 명을 자리 배치해야 하는 상황에서는 특정 한명에게만 치우치지 않고, 모든 고객이 존중받는다는 느낌이 들도록 신경을 써야 한다.

상석은 동서남북을 기준으로 했을 때 북쪽이며, 의전 기준으로는 오른쪽이다. 상석은 전망이 가장 좋은 자리, 편한 자리, 모두를 볼 수 있는 자리 등 좋은 자리를 말하는 것이다.

일반적인 상석의 기준은 다음과 같다.

- 입구에서 가장 먼 자리(입구는 통로기 때문에)
- 전망이 좋은 자리
- 가장 공간이 넓은 자리
- 소음이 없거나 작은 자리
- 서열이 높은 분과 가까운 자리, 또는 오른쪽

표 11-8. **상석 구분하기**

구분	상황	상석
복도	2명이 걷는 상황	오른쪽
	3명이 걷는 상황	가운데
엘리베이터	엘이베이터 내부	안쪽 왼편　그림 삽입
자동차	운전자가 있는 상황	1인 탑승시　2인 탑승시　3인 탑승시　4인 탑승시 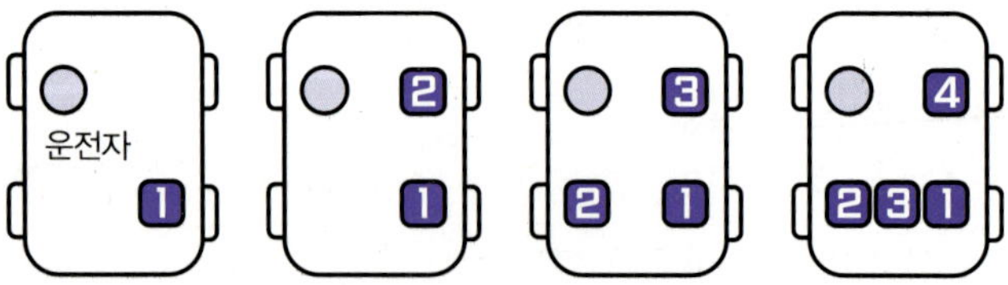 (가)　(나)　(다)　(라)
	상급자가 운전하는 상황	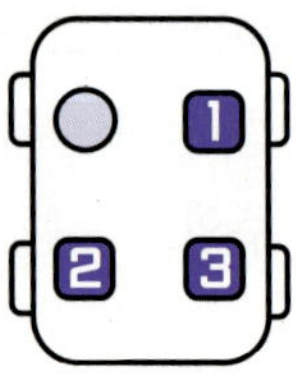

구분	상황	상석
회의실	스크린이 있는 상황	출입문 반대쪽 중앙자리 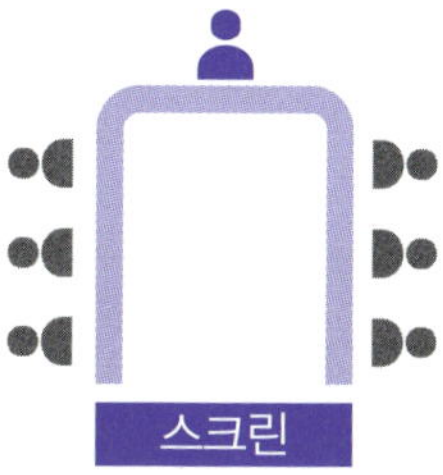
회의실	출입문이 테이블과나란히 있는 상황	출입문을 바라보는 쪽 중앙자리 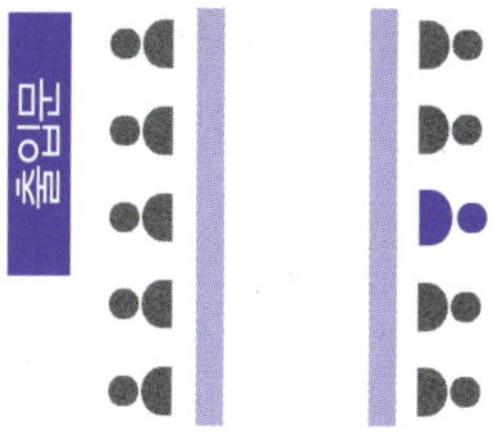
	출입문이 테이블과 나란히 있지 않은 상황	출입문 반대쪽 중앙자리 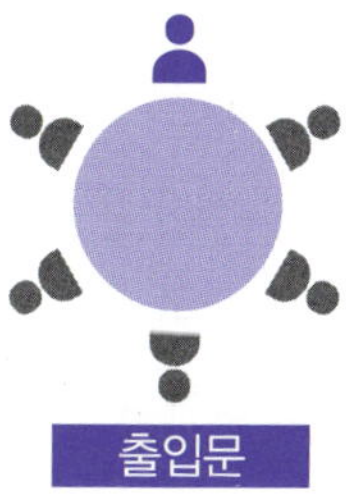
기차, 버스	방향이 있는 상황	순(진행) 방향
	창문과 복도가 있는 상황	창측
계단	올라가는 상황	위쪽 * 상급자가 먼저 올라간다. 여성과 같이 올라가는 경우, 남성이 앞장선다.
	내려가는 상황	아래쪽 * 상급자 및 여성이 먼저 내려간다.

2 의료서비스 자세와 동작

1) 자세

이미지가 바뀔 수 있을 정도로 자세는 이미지 결정의 중요한 요소이다. 아무리 고급스럽게 외모를 가꿨어도 자세가 품위가 없고, 당당하지 않으면, 신뢰감이 떨어질 수 있다.
체형에 상관없이 자세는 연습으로 좋아질 수 있으므로 의식적으로 허리와 어깨를 펴고 시선을 정면으로 향하는 습관을 가지면 누구나 바른 자세를 연출할 수 있다.

상황이나 상대에 따라 자세는 달리해야 한다.

커뮤니케이션에서 올바른 자세는 몸을 오픈하는 것에서 시작된다. 고객과 상담하거나 대화를 할 때에는 상대가 있는 쪽으로 몸을 오픈시켜 가슴 안쪽을 보여줘서 적극적으로 상대의 의견이나 이야기를 들을 준비가 되어있다는 표현을 적극적으로 해야 한다. 서류를 안거나 팔짱을 낀 자세로 대화하는 것은 옳지 않고, 테이블이나 컴퓨터를 설치할 때에는 앞이 가려지지 않는 위치나 높이를 고려해야 한다.

서 있는 자세가 반듯하면 전문적으로 보일 수 있어 상대에게 신뢰감을 높일 수 있다. 긴장을 하면 양쪽 어깨가 올라가는데 이런 자세는 건강에도 안 좋지만 부자연스럽고 주눅이 든 인상을 줄 수 있다. 긴장이 될 때에는 어깨를 살짝 흔들거나 가벼운 목운동으로 긴장을 풀어주고, 의식적으로 어깨를 내리거나 약간 뒤로 젖힌다는 느낌으로 자세를 교정하는 것이 좋다.

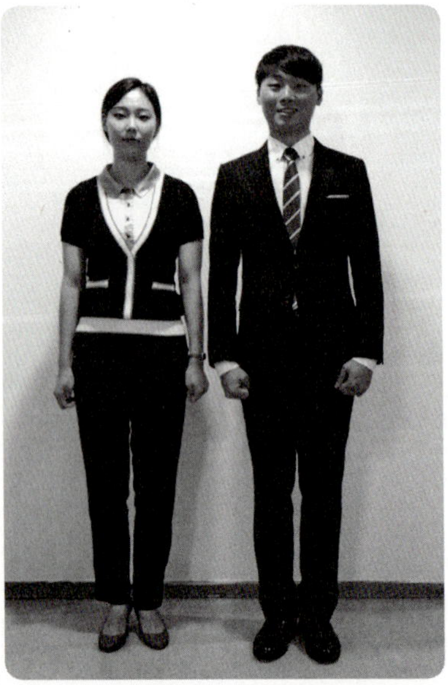

(1) 서 있는 자세

업무 중 서서 있는 자세는 반듯하고, 시선은 고객을 향해야 한다. 만약 자세가 반듯하지 않거나 고객과 자연스럽게 아이컨택을 하지 않는다면, 타부서 직원이거나 다른 업무 중이라고 오해를 받거나 전문성이 떨어져 보일 수 있다.

서서 일하는 경우, 바른 자세는 다음과 같다.

◎ 표 11-9. 서 있는 자세

적합한 자세	피해야 할 자세
• 머리 정수리 부분을 위에서 끌어당기는 느낌의 자세를 취한다. • 시선은 앞을 향하고, 표정은 부드럽게 연출한다. • 발의 뒤꿈치는 붙이고, 몸의 중심을 양쪽 발에 균형 있게 잡는다. • 남자는 양발을 45°, 여자는 30° 정도 벌리고 선다.	• 뒷짐을 진다. • 벽이나 가구에 기댄다. • 짝다리를 짚고 선다. • 손, 발을 흔들거나 몸을 꼬는 선다.

(2) 앉은 바른 자세

앉아서 일하는 경우, 바른 자세는 다음과 같다.

◎ 표 11-10. 앉은 자세

적합한 자세	피해야 할 자세
• 의자 깊숙이 엉덩이가 등받이에 닿도록 앉는다. • 등과 등받이 사이에 주먹 한 개가 들어갈 정도의 공간을 띄우고 등을 펴서 앉는다. • 시선은 상대의 미간을 본다. • 다리는 수직으로, 발끝은 가지런히 모아 정면을 향한다.	• 다리를 꼬거나 벌리고 앉는다. • 신발을 벗어 까닥거린다. • 의자가 아닌 책상이나 다른 사무용품에 걸터앉는다. • 손으로 턱을 괴거나 책상에 팔을 걸친다.

(3) 걷는 자세

업무 중이나 일상에서 바른 걸음걸이 자세는 다음과 같다.

◎ 표 11-11. 걷는 자세

적합한 자세	피해야 할 자세
• 밝은 표정으로 걷는다. • 허리는 곧게, 어깨는 수평으로 걷는다. • 팔은 앞으로 15°, 뒤로 45° 정도로 자연스럽게 흔든다. • 보폭은 자연스럽게 체격에 맞게 한다. • 좁은 복도나 계단에서 마주 오는 사람과 만나면 한쪽으로 약간 비껴 선다. • 앞서 걷는 사람을 앞지를 때에는 '실례합니다.'하고 몸이 부딪히지 않게 주의하면서 지나간다.	• 머리와 몸을 심하게 흔들면서 걷는다. • 발자국 소리가 나도록 신발을 끈다. • 발끝이 안쪽(안짱걸음)이나 바깥쪽(팔자걸음)으로 치우치게 걷는다. • 걸을 때 큰소리로 잡담한다. • 여러 명이 나란히 걸어서 다른 사람 통행을 방해한다.

2) 동작

합리적인 업무 수행과 몸에 익숙한 동작이 편하겠지만 다른 사람을 고려하여 신중한 동작은 좋은 이미지와 자신의 가치를 높이는데 도움이 된다. 일상에서 반드시 지켜야 할 에티켓을 상황에 맞춰 자연스럽게 연출할 수 있어야 한다.

표 11-12. **상황에 맞는 동작**

구분	동작
방향을 지시하는 동작	· 손가락을 모으고 손바닥 전체를 펴서 방향을 가리킨다. · 팔은 자연스럽게 뻗어서 설명한다. · 시선은 상대의 눈에서 가리키는 방향, 다시 상대의 눈으로 옮긴다. · 말을 할 때 턱이 나오지 않게 한다. 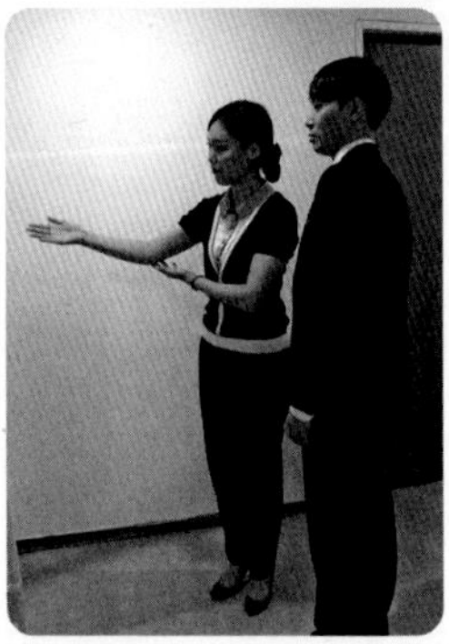
복도에서 안내할 경우	· 안내할 때는 고객보다 2~3 걸음 비스듬히 앞서서 안내한다.(고객의 시야를 가리지 않아야 하므로 정면이 아닌 사선으로 빗겨 서는 것이다.) · 몸은 조금 비켜선 자세로 사선 걸음으로 걸으면서 뒤에 고객이 잘 따라오는지를 확인한다. · 손가락은 가지런히 붙여서 펴고, 시선은 얼굴과 함께 움직이며 방향을 안내한다.(고객과의 거리를 항상 일정하게 유지하며 코너를 돈다거나, 계단을 이용할 때 방향을 잘 안내한다.)
엘리베이터 이용 동작	〈안내자가 없는 엘리베이터〉 · 하급자가 먼저 타서 조작판 층수를 누른다. · 내릴 때에는 하급자가 조작판 열림 버튼을 누르고, 상급자가 먼저 내린다. · 엘리베이터를 기다릴 때에는 문 입구에 너무 가까이 서 있지 않는다. · 사적인 통화나 큰소리로 잡담을 하지 않는다. · 다른 사람을 주시하지 말고 엘리베이터 내 거울이나 광고판을 보거나 아래쪽으로 시선을 둔다.
앉고 일어서는 동작	· 상급자가 자리에 앉은 후 하급자가 앉는다. · 오른손으로 의자를 빼내고 왼편으로 앉는다. · 손은 양쪽 허벅지 위에 나란히 올려놓거나 공수하여 허리와 무릎 중간쯤에 올려놓는다. · 일어설 때는 양쪽 발에 힘을 주며 한 번에 일어선다. · 일어설 때는 의자를 약간 뒤로 밀고, 왼쪽으로 물러서서 의자를 조용히 밀어 넣는다.
들어가고 나가는 동작	· 들어갈 때에는 노크를 두 번 가볍게 하거나 '실례합니다'라는 인사로 안에 있는 사람에게 양해를 구한다. · 나올 때에는 바로 돌아서지 말고 뒷걸음으로 몇 걸음 옮기고 돌아선다.

구분	동작
문을 여닫는 동작	· 문을 열고 닫을 때에는 반드시 손으로 한다(어깨나 등, 발로 밀거나 닫으면 안 된다.) · 문 입구에 기대거나 너무 가까이 서 있지 않는다. · 두 손에 물건을 들고 있을 때에는 물건을 내려놓고 문을 여닫는다. · 문을 닫을 때에는 소리가 나지 않도록 신경을 써서 닫는다. · 미닫이문은 문이 밀리는 방향으로 선다. · 회전문은 안내인이나 아랫사람이 먼저 들어가서 민다. · 자동으로 닫히는 문은 뒤에 오는 사람이 다치지 않도록 문을 잡아준다.
물건을 주고받는 동작	· 물건은 상대의 허리선과 가슴 중간위치에서 전달한다. · 시선은 상대의 눈에서 전달하는 물건, 다시 상대의 눈으로 옮긴다. · 가벼운 물건의 경우, 손위에 얹어서 받는 사람이 편하도록 전달한다. · 무거운 물건의 경우, 미리 무겁다는 것을 말한다. · 신문, 책 등을 받는 사람이 바르게 볼 수 있는 방향으로 전달한다. · 컵은 입이 닿는 부분에 손이 닿지 않고 손잡이 잡기 편한 방향으로 전달한다. · 상급자에게 전달할 때에는 두 손으로 전달한다.

고객만족을 위한
병원코디네이터 실무

2022년 7월 20일 초판 발행

저　　자 **최 영 진**

펴 낸 이 **윤 진 영**

펴 낸 곳 도서출판 **대학서림**

03076
서울특별시 종로구 혜화로 2길 8
전화/(02) 744-2811~3, 763-1220
FAX/(02) 744-1210
등록/1965. 1. 20.
번호/1-88

ISBN 978-89-6940-290-5 93510

정가 23,000원

저자와의 협의에 의해 인지를 생략합니다.